新・現代の起立性低血圧

編　著
本多和雄　　稲光哲明

株式会社 新興医学出版社

序　文

　このたび新興医学出版社より「新・現代の起立性低血圧」が刊行される運びとなった。

　本書の執筆の代表者である本多和雄先生は長年にわたって起立性低血圧に関して，ひたすら研究に従事されていることから，今までの研究業績を臨床的立場から掘り下げてまとめるには，うってつけの研究者として評価されてよい。

　先生は内科学の領域のなかで循環器学からスタートされ，薬理学にも身を投じるなかで起立性低血圧の研究分野を拡げ，自律神経学や心身医学の領域も含めて幅広い視野のもと研究を発展させている。

　今回，本多，稲光両先生を中心にして，この方面の専門家を結集して現代における起立性低血圧のレヴューがなされたことの意義は大きい。

　本書の前身として1997年に改訂新版・現代の起立性低血圧（日本医学館）が出版されているが，その後の起立性低血圧の研究・進歩は目ざましく，本書ではその部分として神経調節性失神，遺伝学的研究　特殊な起立性低血圧（登校拒否ならびに不登校，うつ病，うつ状態），糖尿病起立性低血圧，起立性低血圧と近縁疾患（体位性頻脈症候群/起立不耐性，慢性疲労症候群と起立性低血圧，慢性疲労症候群と小児の起立性低血圧，食後低血圧，宇宙飛行と起立性低血圧）などが詳細に記述されている。

　起立性低血圧は小児はもとよりのこと成人ならびに中・高年者においても注意すれば広く認められるものである。

　従来から高血圧とはうらはらに，低血圧に関心をもつ医学研究者は少ないなかで，本書を突破口として広く起立性低血圧に関する関心がたかまり，この領域の研究者が増え，その発展の一助として，本書が役立つことを願って止まない。

　　平成13年9月4日

　　　　　　　　　　　　　　　　　　　　　　　　　　　　人間総合科学大学
　　　　　　　　　　　　　　　　　　　　　　　　　　　　　筒井　末春

序

　本書の前身の"改訂新版・現代の起立性低血圧"(第4版,日本医学館 1997)は主に専門家の間で話題になった著書であった。これは第3版が"Modern Orthostatic Hypotension"として International Angiology の出版元の Edizioni Minerva Medica 社の国際出版部より Schirger 教授(メイヨークリニック,米国)の監修で英訳,出版されたことも原因の一つであったことは否定できない。しかし,当時 Schirger 教授も指摘したが「この本は難しい」とのことであった。

　今回の"新・現代の起立性低血圧"は米国を中心としたこの方面の研究が急速に細分化,発展することに伴い,われわれ日本の研究家としての責任を感じての上梓であった。前書の序文にも書かせて頂いたが,この書が日本のこれからの人達の踏み台ともなれば筆者らの望外の幸せである。こうした意味で今回はこの方面の日本の専門家の分担執筆,ご査読をお願いするのが良心的であろうと考えた次第であった。

　起立性低血圧の研究の歴史は古く,国際的にも問題のある領域であり,特に近年は航空医学,遺伝学,心身医学との関係が注目され,特に遺伝学,心身医学に関しては近い将来,日本の基礎的研究が脚光を浴びるのではないかとも考えられる。

　こうした状況下においての日本での本書の出版に関しての意味と責任を痛感している次第である。また,出版を支援して頂いた鳥取大学精神科・川原隆造教授,人間総合科学大学・筒井末春教授,共同執筆者,協同研究者,ご査読頂いた諸先生,出版に同意頂いた日本医学館・菊澤俊明氏,協賛頂いた新興医学出版社・服部治夫氏のご好意に謝意を表したい。

　2001年

本多　和雄
稲光　哲明

分担執筆者および査読者欄（役職省略）

分担執筆者（ABC順）

1) 稲光哲明先生（鳥取大学・保健学科）
   項目－慢性疲労症候群と起立性低血圧ならびに関連病態
2) 河合康明先生（鳥取大学・第二生理）
   項目－頭部循環・head-down tiltと起立性低血圧
3) 水牧功一先生（富山医科薬科大学・第二内科）
   項目－神経調節性失神
4) 田中英高先生（大阪医大・小児科）
   イ）小児の起立性低血圧－直後型を中心にして－
   ロ）なぜ日本に登校拒否が多いのか－日本の登校拒否をスウェーデンの心理社会的背景から考える－
   ハ）慢性疲労症候群と小児の起立性低血圧
5) 田村直俊先生（埼玉医大・神経内科，短期大学）
   項目－体位性頻脈症候群／起立不耐性

   他は本多和雄著ならびに稲光哲明査読

査読者欄（ABC順）

1) 荒木登茂子先生（九州大学・心療内科）
   項目－心身医学的研究
2) 平山惠造先生（千葉大学・神経内科）
   北　耕平先生（北神経内科・平山記念クリニック）
   項目－汎自律神経異常症
3) 長澤紘一先生（日本医科大学・多摩永山病院）
   項目－神経循環無力症
4) 髙橋　昭先生（名古屋大学・神経内科）
   古池保雄先生（名古屋大学・保健学科）
   項目－食後低血圧
5) 筒井末春先生（東邦大学・心療内科，人間総合科学大学）
   項目－起立性低血圧の治療
6) 宇尾野公義先生（東京大学・国立静岡病院，康済会病院）
   項目－自律神経機能検査および血管運動神経反射

目　次

第 1 章　起立性低血圧の概念 …………………………………… 1

第 2 章　起立性低血圧の歴史 …………………………………… 6

第 3 章　臨床症状および判定基準と再現性 …………………… 9
　1．臨床症状 ………………………………………………………… 9
　2．判定基準 ………………………………………………………… 13
　　a．起立試験の方法 …………………………………………… 14
　　b．主成分分析結果 …………………………………………… 19
　3．症状および起立試験の再現性 ……………………………… 19
　4．症状および起立試験の概日リズム ………………………… 21
　5．OD の追跡調査 ……………………………………………… 22

第 4 章　自律神経機能検査および血管運動神経反射 ………… 26
　1．Valsalva maneuver ………………………………………… 32
　2．ノルアドレナリン（norepinephrine 静注）試験 ………… 33
　3．頸動脈閉塞試験（carotid occlusion）……………………… 33
　4．過換気試験（hyperventilation test）……………………… 33
　5．Handgrip test ……………………………………………… 34
　6．深呼吸法（HR response to deep breathing）…………… 34
　7．心拍変動のパワースペクトル解析 ………………………… 35
　8．暗算試験（mental arithmetic test）……………………… 35
　9．寒冷昇圧試験（cold pressor test）………………………… 36
　10．起立試験と norepinephrine（NE）値の変動 …………… 36

第5章 循環動態 ………………………………………………… 40
1. 自律神経反射 ……………………………………………… 43
2. 内分泌学的検査 …………………………………………… 43
3. 起立試験に伴う循環動態 ………………………………… 46

第6章 頭部循環, head-down tilt と起立性低血圧 …………… 61
1. HDT 負荷による頭部循環動態の変化 ………………… 62
2. ヒト脳循環動態に及ぼす HDT の影響 ………………… 63
3. 動物実験の成績 …………………………………………… 65
4. HDT と起立性低血圧 …………………………………… 66

第7章 イヌにおける起立性低血圧の実験モデル作成 ………… 72
1. 材料と方法 ………………………………………………… 72
2. 結　果 ……………………………………………………… 74

第8章 内分泌および代謝異常 ………………………………… 78
1. 神経成長因子（nerve growth factor：NGF）………… 84
2. DBH（dopamine-β-hydroxylase）………………………… 86
3. Hyperbradykinism ………………………………………… 86
4. Vasopressin ………………………………………………… 87
5. Prostaglandin ……………………………………………… 87
6. Coenzyme Q_{10} ……………………………………………… 88
7. HVA（homovanillic acid）と norepinephrine ………… 89
8. Erythropoietin ……………………………………………… 89
9. 貧血および鉄・銅・亜鉛代謝 …………………………… 89

第9章 背筋力テストおよび握力検査 ………………………… 101

第10章 小児の起立性低血圧－直後型を中心にして－ ……… 105

1．能動的起立と受動起立の循環動態の差異 ……………………………106
　2．起立直後性低血圧（INOH） ……………………………………………108
　　a．INOHの能動的起立試験における血圧心拍変動と循環動態 ………109
　　b．INOHの起立時循環動態 ………………………………………………110
　　c．血漿カテコラミン濃度 …………………………………………………110
　　d．静脈収縮不全の関与 ……………………………………………………112
　　e．INOH患者における臨床症状 …………………………………………112
　　f．INOHにおける脳循環動態 ……………………………………………112
　3．症　　例 …………………………………………………………………113

第11章　神経調節性失神 …………………………………………………118
　1．神経調節性失神の病態 ……………………………………………………119
　　a．Tilt試験で誘発される神経調節性失神の機序 ………………………119
　　b．神経調節性失神と自律神経活動 ………………………………………119
　　c．神経調節性失神の病態に関する新たな知見 …………………………121
　2．Tilt（head-up tilt）試験 …………………………………………………123
　　a．Tilt試験の適応 …………………………………………………………123
　　b．Tilt試験の方法 …………………………………………………………123
　　c．Tilt試験の評価 …………………………………………………………124
　　d．Tilt試験の感度，特異度，再現性 ……………………………………126
　3．神経調節性失神の治療と予後 ……………………………………………126
　　a．神経調節性失神の治療 …………………………………………………126
　　b．神経調節性失神の再発と予後 …………………………………………128
　4．症　　例 …………………………………………………………………128

第12章　心身医学的研究 …………………………………………………132
　1．CMI（Cornell Medical Index，健康調査表）…………………………132
　2．YG試験（Yatabe-Guilford Test，矢田部・ギルフォード試験）…134
　3．MAS（Manifest Anxiety Scale，顕在性不安尺度）…………………134
　4．SDS（Self Rating Depression Scale，抑うつ尺度）…………………134

5．FSS（Fear Survey Schedule，恐怖心調査表） ……………………135
6．MPI（Maudsley Personality Inventory．モーズレイ性格検査）……135
7．MMPI（Minnesota Multiphasic Personality Inventory，
　　　　ミネソタ多面的人格検査）………………………………………137
8．P-F Study（Rosenzweig Picture Frustration Study，
　　　　絵画－欲求不満テスト）…………………………………………138
9．K-SCT（Sentence Completion Test，文章完成テスト）……………139
10．ウェクスラー成人知能診断検査とクレペリン精神検査．
　　　WAIS（Adult Intelligence Scale）and Kraepelin-Uchida
　　　Psycho-Diagnostic Test．…………………………………………140
11．MDT（Mirror Drawing Test，鏡映描写法）…………………………141
12．QOL（quality of life）的評価 …………………………………………142
13．心身医学的治療 …………………………………………………………143

第13章　遺伝学的研究 ……………………………………………………145
1．対象と方法 ………………………………………………………………146
2．結　　果 …………………………………………………………………147
　a．発端者の近親と対照発端者の近親との比較 ………………………147
　b．双生児の所見 …………………………………………………………153
　c．起立反応とOD症状数の遺伝率 ……………………………………153
　d．遺伝学的考察 …………………………………………………………154

第14章　特殊な起立性低血圧 ……………………………………………159
1．脳波異常を伴う症例 ……………………………………………………159
2．過敏性腸症候群 …………………………………………………………165
3．Holmes-Adie症候群－求心路障害を求めて－ ………………………169
4．Shy-Drager症候群と多系統萎縮症 ……………………………………171
　a．Shy-Drager症候群の疾病概念 ………………………………………175
　b．Shy-Drager症候群の臨床症状 ………………………………………175
　c．Shy-Drager症候群の病理学的所見 …………………………………177

d．Shy-Drager 症候群の神経化学 ……………………………181
　　e．Shy-Drager 症候群と高血圧 ………………………………181
　　f．Shy-Drager 症候群の病気進行過程 ………………………182
　　g．Shy-Drager 症候群の死の転機 ……………………………183
　5．登校拒否ならびに不登校 ………………………………………186
　6．なぜ日本に登校拒否が多いのか
　　　－日本の登校拒否をスウェーデンの心理社会的背景から考える－ ……194
　　a．子どもを取り巻く心理社会的背景 …………………………194
　　b．スウェーデンには登校拒否がない …………………………194
　　c．日本とスウェーデンの子どもの身体と精神の健康比較研究 ………195
　　d．現代の日本の子どもを救う手立てはあるのか？ …………196
　7．過換気症候群 ……………………………………………………198
　8．神経性食欲不振症 ………………………………………………203
　9．ポルフィリン尿症 ………………………………………………208
　10．うつ病，うつ状態 ………………………………………………211
　　a．抗うつ剤の副作用による OH ………………………………217
　　b．自律神経障害のための OH …………………………………218
　　c．心理療法 ………………………………………………………220
　11．透明中隔腔および Verga 腔嚢胞 ……………………………223

第15章　老人性起立性低血圧 ……………………………………228
　1．治　　療 …………………………………………………………234

第16章　症候性起立性低血圧
　　　　　－特に糖尿病性起立性低血圧を中心にして－ ………238
　1．糖尿病性起立性低血圧 …………………………………………239
　　a．疫学的調査 ……………………………………………………249
　　b．糖尿病性 OH の病態生理 ……………………………………249
　　c．発汗障害 ………………………………………………………250

第17章 起立性低血圧と近縁疾患 …………………………256

1．体位性頻脈症候群/起立不耐性 …………………………256
 a．診断基準 …………………………257
 b．臨床的特徴 …………………………259
 c．病態生理 …………………………262
 d．症例呈示 …………………………264

2．神経循環無力症（neurocirculatory asthenia, NCA）…………………………269
 a．自覚症状 …………………………270
 b．心電図 …………………………270
 c．病態生理 …………………………271
 d．心理テスト …………………………271

3．心臓神経症 …………………………274

4．慢性疲労症候群と起立性低血圧 …………………………277
 a．慢性疲労症候群の起立試験 …………………………277
 b．慢性疲労症候群と低血圧 …………………………280
 c．慢性疲労症候群と起立性低血圧, 起立性頻脈 …………………………280
 d．心拍変動解析からみた慢性疲労症候群の自律神経機能 …………………………281
 e．慢性疲労症候群の自律神経機能 …………………………282

5．慢性疲労症候群と小児の起立性低血圧 …………………………285
 a．症　例 …………………………285
 b．考　察 …………………………287

6．小心臓症候群と低血圧 …………………………289
 a．概念と判定基準 …………………………289
 b．起立試験と症状分析 …………………………290
 c．自律神経機能検査 …………………………293
 d．心理テスト …………………………296
 e．脳　波 …………………………296
 f．起立試験および運動負荷 …………………………297
 g．症例（精神発汗減少を伴う小心臓症候群の親子例）…………………………299

7．食後低血圧 …………………………………………………308
  a．概　　念 ……………………………………………308
  b．判定基準 ……………………………………………309
  c．症　　状 ……………………………………………309
  d．循環動態 ……………………………………………309
  e．病態生理 ……………………………………………310
  f．原　　因 ……………………………………………311
  g．治　　療 ……………………………………………313
8．汎自律神経異常症（pandysautonomia）………………………318
  a．急性本態性汎自律神経異常症（acute idiopathic pandysautonomia, AIPD）または急性治癒性汎自律神経異常症（acute curable pandysautonomia, ACP）………………………………318
  b．慢性進行性汎自律神経異常症（chronic progressive pandysautonomia, or progressive autonomic failure, PAF）……………………………………………………321
9．薬物性起立性低血圧（drug-induced orthostatic hypotension）……324
  a．抗うつ剤 ……………………………………………324
  b．硝酸塩 ………………………………………………325
  c．L-DOPA（Dopaston, Dopasol）……………………325
  d．アルコール …………………………………………326
  e．インスリン …………………………………………326
  f．抗精神病薬と分裂病 ………………………………326
10．宇宙飛行と起立性低血圧 ………………………………329
  a．循環動態 ……………………………………………330
  b．Head Down Tilt（HDT）と脳循環 …………………332
  c．宇宙酔い ……………………………………………332
  d．意識消失 ……………………………………………333
  e．生理学的変化 ………………………………………333
  f．動物実験 ……………………………………………334
  g．治　　療 ……………………………………………334

第18章　起立性低血圧の治療 ………………………………339
- 1．一般療法 ……………………………………………339
  - a．安静および運動 ……………………………339
  - b．体位および就眠 ……………………………340
  - c．被　　服 ……………………………………340
  - d．食　　事 ……………………………………340
- 2．理学的療法 …………………………………………342
  - a．過換気症候群 ………………………………342
  - b．心房（AAI）・心室（VVI）ペースメーカー療法 ……342
  - c．リハビリテーション ………………………342
  - d．老人性起立性低血圧の治療 ………………343
- 3．薬物療法 ……………………………………………343
  - a．血管収縮剤 …………………………………343
  - b．心臓作用薬 …………………………………345
  - c．血管拡張予防およびその他の作用薬 ……346
  - d．臥位高血圧を伴うOH ………………………349
  - e．漢方薬 ………………………………………349
- 4．心理療法 ……………………………………………350

むすび ………………………………………………………355

索　引 ………………………………………………………357

第1章

起立性低血圧の概念

　Hill (1895)[7]は，ヘビやウサギが立位に長く耐えられないことを認めた．彼はある種類のヘビを平板に張りつけて直接に心臓を観察できるようにし，この平板を立位にすると，ヘビの心臓は虚血を起こして，その後短時間で死亡することを知った（Wagnerによる[22]）．

　人類が起立して最初に歩きだした時点において，すでに血圧調節機構はあったに違いない．近年になり，日本では起立性低血圧の実験モデルも完成することができた（本多[11]）．

　しかし，男が狩りに生活の糧を求め，女が主食の果実を集めるというような，生きるための問題があまりに多い原始生活の時代には，現在のような多くの起立性調節障害（orthostatische Dysregulation, OD），起立性低血圧（orthostatic hypotension, OH）は無かったかもしれない．文明の進歩とともに社会機構が複雑化し，種々のストレスが増加し，加えて，日本のような社会保障制度が進歩してくると，不定愁訴を訴える人が増加してくるのは当然であるが，これらの不定愁訴を訴える患者のなかに，しばしばOD, OHを発見する．また，現在日本では不登校生徒が増加し，深刻な社会問題となっているが，「学校教育の制度疲労」ともいわれている（田中[21]）．この登校拒否の中にもOD, OHを発見できるようである．

　日本では，OHは成長期（特に中学生）に多く，突発的に発病するが，小児

期，成長期に入ってからも，また，老人になってからも突然発病する興味ある症例がある（本多，1983[8]，1986[9]）．

小児期に発病するものは本邦の小児科ではODと呼称され，かつて，盛んに研究されていたが，この時期に発病したものは成人になってからも20～40%は同じ状態が持続し，4～7月ごろにOD症状が再発現，あるいは増悪するという（大国，1971[15]）．また，日本の小児科のODは，vegetative Dystonieとしての一表現型であると考えられており（遠城寺[3]），古くより気管支喘息にODが出現することが研究され，アレルギーとの関係が現在も追求されている（市村[12]）．

近年，米国においてもOHの他に起立不耐性（orthostatic intolerance）という概念がGaffney[5-6]，Robertson[17]らの専門家により提唱された．彼らの意図するところは，OHという概念は認めながらもOHには余りに多くの近縁疾患があり，OHの研究と並行して研究すべきであるという考えが少なくとも一部にはあるのかも知れない．このorthostatic intoleranceという概念に対し，Low[13]らはOH＋症状群とOH（−）＋症状群，OH（＋）＋症状（−）群の三群に被験者を別けて各種自律神経機能検査（発汗刺激定量検査，adrenergic and cardiovagal 障害検査）を試み，結論としてOH＋症状群に，より多く自律神経障害を認めることを推論した．ともあれ，OHは症状と起立試験陽性例の両者を有するものをとるのがSchirger，Appenzeller，筆者らの考え方である．

現在，航空医学においては，高血圧の程度，年齢，治療などが乗務員資格に問題となっており，また，OHのある人は飛行乗務員として不適格であるとされ（Fuchs[4]），小心臓症候群のある人も操縦士として不適格とされている（Yu[23]）．一方，最近では無重力状態におかれた宇宙飛行士が宇宙飛行後に発病することで問題になっている（Martin[14]）．これらの異常は，高度の性能のある航空機の多くのストレスのためである可能性もあるが，宇宙飛行後においては血管内容量の減少が結果として現れるという（Robertson[17]）．

また，1961年，Schirger[20]らはOHの血圧下降と同じような変化が，臥位において患者を運動させたとき，臥位から頭部を下にして15度逆転したときに起こる場合もあることを報告した．現在，このhead-down tiltが航空医学

研究の基礎となっているようである（宇宙飛行と起立性低血圧の項目参照）。

最近では，OHと一過性脳虚血（TIA）と脳梗塞の関係など興味深い発表もなされるようになった（Dobkin[2]）。また，古くよりWernicke's encephalopathyには80％にOHを認め（Birchfield[1]，Schatz[18]），最近ではアルツハイマー病に伴うOHなど報告されるようになった（老人性起立性低血圧の項目参照）。

著者らは，すべての臨床家が，治療を必要とするようなひどい症状を有するOHに，少なからず遭遇していることを信じている。これらの患者は，臨床的には原則として起立による血圧下降，脈拍数の不変または増加を伴う。この血圧調節は複雑なhomeostatic mechanismによるものであり，この循環調節不全には神経および体液性調節因子または代謝異常が関与し，それらに関する報告は枚挙にいとまがない。

ともあれ，古くより原因不明で起こるものを特発性起立性低血圧（idiopathic orthostatic hypotension, IOH），器質的原因のはっきりしたものを症候性起立性低血圧（symptomatic orthostatic hypotension），または二次性起立性低血圧（secondary orthostatic hypotension）と言っているが，1960年，Shy & Drager[20]が原因不明で死亡したOHの剖検例を報告してより神経病理学者は本症例群に強い興味を示し，同様な報告が相次いでなされたが，現在では多系統萎縮症（mutiple system atrophy, MSA）という言葉で表現され，この中で自律神経失調の強いOHのみShy-Drager症候群と呼称されるようになった。しかし，これらは小児科領域で発病したOD，OHの延長のものとは異質のものであり，内科領域においても日常経験するOHとは原因を異にすると一般的に考えられている。

1999年，米国においては，American Autonomic SocietyのほかにAPOR学会（Association for patient-oriented research，会員数約200名）が発足した。彼らの中心にいるRobertsonまたはStreetenらの研究方向，成果は今後注目すべきものとなろう。

ODとOHは，日本においては異なるものであるという考えは根強く，筆者らのかつての調査でもODのうちOHは12〜13％（15％という報告もある）

に過ぎない。しかし，米国においても前述のごとく，OHと起立不耐性という二つの概念がある。これらはその道の学者の考えの相違に過ぎないと考えられる。ともあれ，日本においては，ODもOHも年々増加傾向にあり，臨床家として注意せねばならない領域と考えられる。

　ここにおいて，OHに関する我々の従来の知見をまとめ，今回は米国における現在の研究情勢を参考にして，日本を代表する専門科の分担執筆または査読をお願いして本書を纏めさせて頂いた。

文　献

1) Birchfield, R.I. : Postural hypotension in Wernicke's disease. Am. J. Med 36 ; 404-414, 1964.
2) Dobkin, B.H. : Orthostatic hypotension as a risk factor for symptomatic occlusive cerebrovascular disease. Neurology 39 (1) ; 30-34, 1989.
3) 遠城寺宗徳・他：小児喘息とOD. Clinical Report. 2 (2) ; 73-76, 1961.
4) Fuchs, H.S. : Hypertension and orthostatic hypotension in applicants for flying training and aircrew. Aviat. Space Environ. Med. 54 (1) ; 65-68, 1981.
5) Gaffney, F.A., Bastian, B.C., Lane, L.B., et al. : Abnormal cardiovascular regulation in the mitral valve prolapse syndrome. Am. J. Cardiol. 52 (3) ; 316-320, 1983.
6) Gaffney, F.A., Lane, L.B., Pettinger, W., et al. : Effects of long−term clonidine administration on the hemodynamic and neuroendocrine postural responses of patients with dysautonomia. Chest 83 (2 Suppl.) ; 436-438, 1983.
7) Hill, L. : The influence of the force of gravity on the circulation. Lancet. Feb. 9 ; 338-339, 1895. Proc. Physiol. Soci. December 11 ; 19-22, 1897.
8) Honda, K., Katsube, S., Nishitani, A., et al. ; Orthostatic hypotension in the elderly. Autonomic nervous system 20 (3) ; 193-201, 1983.
9) 本多和雄・他：老人性起立性低血圧. 臨床と研究 63 (1) ; 178-184, 1986.
10) 本多和雄・他：起立性低血圧とその治療. 日本医事新報 3318 ; 25-30, 1987.
11) Honda, K., Kashima, M., Honda, R., et al. : Orthostatic hypotension ; with paticular reference to experimentally−induced orthostatic hypotension in dogs. Int. Angiol. 12 (2) ; 110-112, 1993.
12) 市村登寿：アトピー素因の考え方と臨床. 日本医事新報 3517 ; 11-17, 1991.
13) Low, P.A., Opfer-Gehrking, T.L., McPhee, B.R., et al. : Prospective evaluation of clinical characteristics of orthostatic hypotension. Mayo Clin. Proc. 70 (7) : 617-622, 1995.

14) Martin, J.B. : Centrally mediated orthostatic hypotension. Arch. Neurol. 19 (2) ; 163-173, 1968.
15) 大国眞彦：起立性調節障害. 現代小児科学大系. 年刊追補. 東京. 中山書店. 1971-a, p 324-336.
16) Onrot, J., et al. : Management of chronic orthostatic hypotension. Am. J. Med. 80 (3) ; 454-464, 1986.
17) Robertson, D., et al. : Classification of autonomic disorders. Int. Angiol. 12 (2) ; 93-102, 1993.
18) Schatz, I.J. : Orthostatic hypotension. 1. functional and neurogenic causes. Arch. Intern. Med. 144 (4) ; 773-777, 1984.
19) Schirger, A., et al. : Orthostatic hypotension. Mayo Clinc. Proc. 36 ; 239-246, 1961.
20) Shy, G.M., Drager, G.A. : A neurological syndrome associated with orthostatic hypotension. Arch. Neurol. 2 ; 511-527, 1960.
21) 田中英高：なぜ日本に登校拒否が多いのか－スウェーデンとの国際比較研究－明治生命厚生事業団第4回健康文化研究助成論文集. 1998.
22) Wagner, H.M. : Orthostatic hypotension. Bull. Johns Hopkins Hospital. 105 ; 322-359, 1959.
23) Yu C.H., Qing, W.Q. : Research on the relationship between small heart syndrome and poor orthostatic endurance of aviators. Aviat. Space Environ. Med. 68 (3) ; 246, 1997.

第 2 章

起立性低血圧の歴史

1733年，イギリスの牧師 Hales（1677-1761）は，動物の頸動脈に小径の管を挿入し，血圧の高さを直接に測定した。これが血圧の発見の最初であると伝えられている（Rieckert[13]）。

OH の初期の記述は，1826年，フランスの医師 Piorry[12]が，意識消失を起こす患者をみて命名したという。この患者は呼吸が不規則で，いびきをかくようであり，意識消失，脈拍は弱く，友人に支えられて15分間は座位で座ることができたが，患者を臥位にしたところ，直ちに彼の眼は開き，呼吸が促進し，顔色は回復し，その後，短時間ですべての症状が消失したという（Wagner[19]）。また，Piorry らはこうした症例を"cerebral syncope"と呼称し犬による動物実験もやっていたようである（Hill[7]）。

その後，Da Costa（1871)[4]が南北戦争の時の同様な症状を呈する兵士について"irritable heart"という名称を使用し，これが現在の OH の起源であるという人達も米国にはいる。次いで米国の Oppenheimer（1918[11]）が第一次大戦中に英国で neurocirculatory asthenia（NCA）という名称を使い，これが現在の orthostatic intolerance の起源であるという人たちもいる。

下って，Lewis（1919[10]）の時代は，第一次大戦中の effort syndrome，NCA などと同意語と考えた時代もあったようである。1925年，Bradbury & Eggleston[2]により postural hypotension という名称のもとに，本症の3例が

かなり詳細に報告され，彼らが今日のOHのclinical entityを確立したと一般に信じられている．しかし，このpostural hypotensionという言葉ではいかなる体位かわからず，適当な言葉でないという（Allen[1]）．

1932年，Laubary, Doumer[9]は，L'hypotension orthostatiqueという名称で5例を発表した．これは臥位から立位に移ったあとの低血圧という意味であり，むしろこの方を使用すべきであるというのがAllenの意見であり，これに賛同するものが多い．

下って1938年，ドイツのSchellong[15]がこの起立性低血圧をorthostatische Dysregulationと呼称し起立試験を理論的に分析し，彼ら一派の考えが日本のOD, OHの基本的な考えになっているようである．

近年，米国においてはorthostatic hypotension (OH) のほかにorthostatic intolerance (OI) という言葉を米国の専門家，Gaffney[5], Robertson[14], Streeten[16]らが使い始め，OHとの混乱を日本では招いているが，彼らのgroupではNCAと同じものであり（Shannon[17]），語源は南北戦争の時のDa Costaのirritable heartであるという．

一方，本邦では倉田[8]，杉[18]が成人の本症について報告したのが最初である．当時，倉田は脳橋付近の病変により血圧調節障害が起こることを報告したが，その先見の明は驚異に値する．次いで1958年，大国らがドイツのSchellong一派の小児科医のGenz[6], Brück[3]らの影響を受けて小児に起こりやすいことを報告した．その後，日本の小児科では小児自律神経研究会を組織して起立性調節障害と呼称しこの研究に15年を費やした．

現在，日本では成人では主に起立性低血圧，小児では起立性調節障害の名称の元に自律神経学会をはじめ各学会において本症候群がさまざまな角度から研究されている．

文　献

1) Allen, E.V., Magree, H.R.：Orthostatic hypotension with syncope. Med. Clin. North. Am. 18；585-595, 1934.
2) Bradbury, S., Eggleston, C.：Postural hypotension. A report of three cases. Am. Heart J. 1；73-86, 1925.
3) Brück, K., Oltoman, D.：Zur Diagnosis und Therapie der orthostatischen

Dysregulation des Kindes. Prüfung des Präparates Carnigen. Mshr. Kinderheilk. 105：7, 1956.
4) Da Costa, J.M.：On irritable heart. Am. J. Med. Sci. 121：17-53, 1871.
5) Gaffney, F.A., Lane, L.B., Pettiger, W., et al.：Effects of long-term clonidine administration on the hemodynamic and neuro-endocrine postural responses of patients with dysautonomia. Chest 83(2. Suppl)：436-438, 1983.
6) Genz, H., Stolowasky, R.B.：Zur Diagnose und Therapie der orthostatischen Kreislaufstörung im Kindersalter. Deutsh. Med. Wshr. 81；407-411, 1956.
7) Hill, L.：The infuluence of the force of gravity on the circulation of the blood (part 1). J. Physiol. 18；15-53, 1895.
8) 倉田　誠：起立性循環障害について－特に神経病発生の一因としての考察. 総合臨床 3；1695-1701, 1954.
9) Laubary, C., Doumer, E.：L'hypotension orthostatique. Press Medicale. 1；17-20, 1932.
10) Lewis, T.：The soldier's heart and the effort syndrome. New York. Paul. Hoeber. 1919.
11) Oppenheimer, B.S., Rothschild, M.A.：The psychoneurotic factor in the "irritable heart" of soldier's. Br. Med. J. 2；29-31, 1918.
12) Piorry, P.A.：Influence de la pesanteur sur la cours sang：diagnostic de la syncope et de l'apoplexie. J. Held de Med. 2；292, 1826.
13) Rieckert, H.：Hypotonie. Berlin. Springer-Verlag. 1979.
14) Robertson, D., Beck, C., Gary, T.：Classification of autonomic disorders. Int. Angiol. 12(2)；93-102, 1993.
15) Schellong, F.：Regulationsprüfung des Kreislaufes. Dresden und Leipzig. Theodor Steinkopff. 1938.
16) Streeten, D.H.P., Anderson, G.H., et al.：Delayed orthostatic intolerance. Arch. Intern. Med. 152(5)；1066-1072, 1992.
17) Shannon, J.R., Flattem, N.L., Jordan, J., et al.：Orthostatic intolerance and tachycardia associated with norepinephrine-transporter defficiency. N. Engl. J. Med. 342(8)；541-549, 2000.
18) 高野朔太郎, 石神俊徳, 杉　静男：起立性循環障害とその診断法. 日内会誌. 46；315-316, 1957.
19) Wagner, H.M.：Orthostatic hypotension. Bull Johns Hopkins Hospital. 105；322-359, 1959.

第 3 章

臨床症状および判定基準と再現性

1. 臨床症状

　本症候群は，日本では小児期に発病することが多く，初期の臨床症状と成人期のそれとは多少異なる。こうした意味で病気の初期を捉えるための症状の分析には，日本の小児自律神経研究会の使用していた criteria を使用するのが最も良いと考えている。

　しかし，本邦の中学生に関する筆者らの調査では，症状の数が増えるに伴って，起立性血圧低下（起立による血圧の下降）の程度が高くなっており，年齢的に血圧が上昇し，正常血圧として安定してくる頃からは，症状と起立試験の両方で判定することが望ましいと考えている（図1）。現在，こうした考えは米国においても支持されている（Appenzeller[1]）。

　成人では，起立性低血圧の criteria として Bradbury & Eggleston 以来，次の 15 項目があげられている（Wagner[42]）。

　（1）起立性血圧低下
　（2）意識消失
　（3）心拍固定（重症例であり，軽症のものは逆に心拍増加例が多いという）

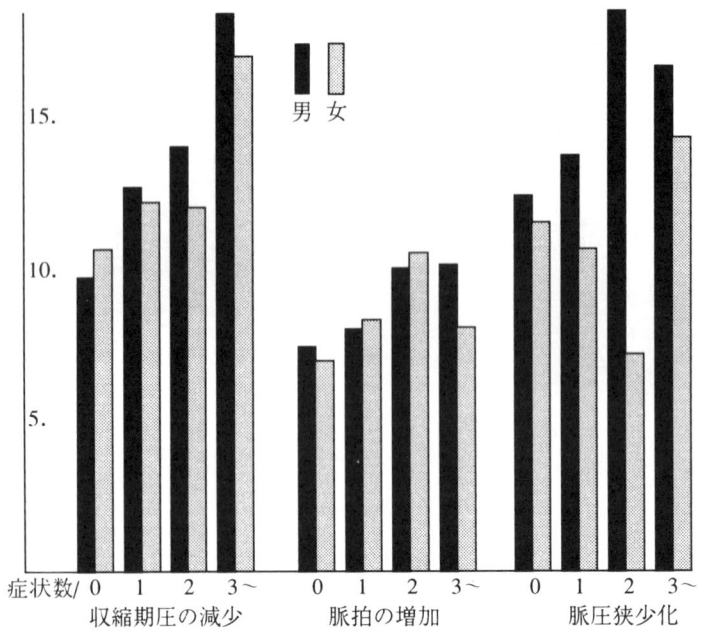

図1 症状数と起立試験反応の平均値（中学生）（本多，1971）

- （4） 暑さへの不耐性
- （5） 発汗異常
- （6） 基礎代謝の低下
- （7） 尿素窒素の増加
- （8） 軽度の不定な神経愁訴
- （9） 夜間多尿
- （10） インポテンツ
- （11） 性欲減退
- （12） 外観上若くみえる顔貌
- （13） 顔面蒼白
- （14） 軽度貧血
- （15） 便通異常

以上の項目中，（1）起立性血圧低下，（5）発汗異常，（10）インポテンツ

を米国においては歴史的に OH の三大症状といっていた。

しかし，筆者らは非常にまれではあるが，疼痛（時に関節痛）を主訴とする OH を経験している。

発汗減少の問題は初期の報告者 Springarn ら[32]によれば，軽症または一過性 OH を除いた 50 例についてみると，発汗減少は症例の 1/3 に認められ，発汗減少の強さ，広がりは一様でないという。また，Wagner[42]は，発汗減少は主に四肢に認められ，顔面を除いて全身に及ぶという。しかし，近年，Streeten ら[33]は 7 人の delayed orthostatic hypotension のうち 2 例に発汗増加症例があったという。

発汗減少は，筆者のみたところでは全身的に減少するといっても（エクリン系統，cholinergic 支配），両腋窩，鼻の頭（アポクリン系統，adrenergic 支配），手掌に増加している症例が多く認められた（図 2）。また，室温（25°C）にてかつて皮膚電気抵抗を測定したが，両腋窩に 80%，会陰部に 40%，両手掌に 35% に皮電点を認めた。

なお，IOH の 10 例中 8 例に腋窩に発汗増加を認め，その汗腺生検（腋窩）では，腺腔の拡大が認められるものがあった（本多 1971[9]）（図 3）。（症例は汗腺無刺激である）。しかし，これには当時，代償性発汗増加を否定していない。

Cohen[6]，Baser[4]らは，OH の発汗減少を pure autonomic failure (PAF) と multiple system atrophy (MSA) にわけ，前者は postganglionic disorder であり，後者は preganglionic disorder と仮定し，発汗障害を検討しているが，いずれもエクリン系統のみに限定しているようである。しかし，彼らの高度の技術をもってすれば，これらの問題が立体的に解決できる日も遠くないと考えられる（Kennedy[18]）。

症例の推移に関しては，発病後の期間が問題になると考えられ，最初は小児の OD の criteria に示す症状で始まり，次第に Bradbury らの示した症状に移行するものと一般には考えられ，ついに発病後 4〜5 年もすれば自律神経系に変性を起こすという（Thomas, 1970[40]）。

12 第3章

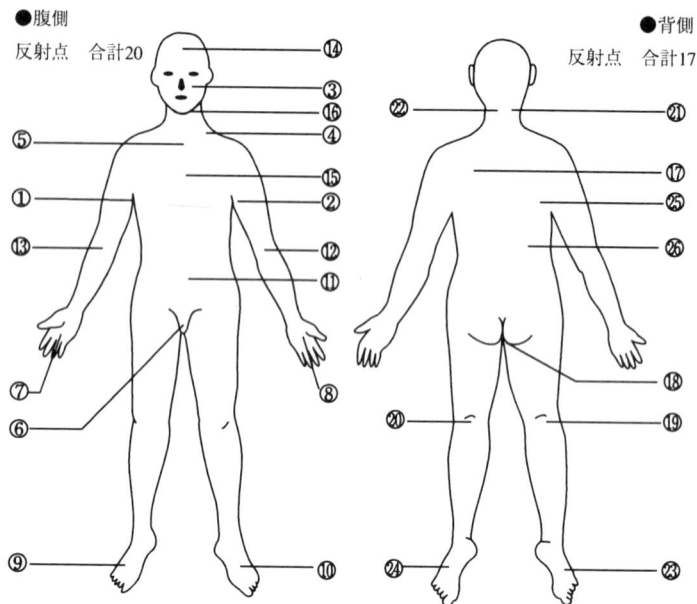

図2 起立性低血圧の電気皮膚抵抗（本多・他，1971）

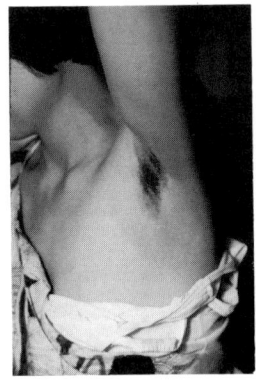
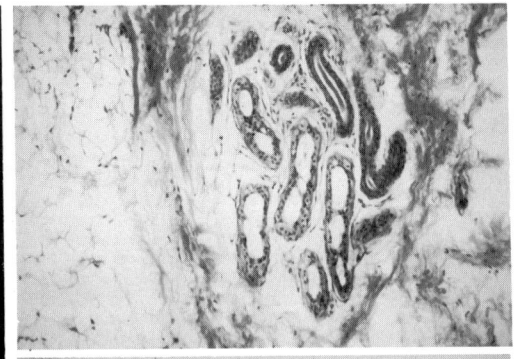
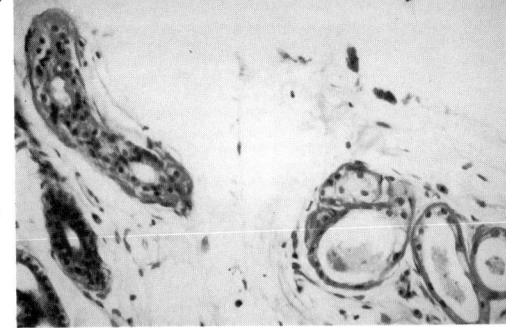

図3 腋窩汗腺の発汗試験
　　（Minor 法）と生検所見
　　（41歳の女性）
　　（本多，1971）

　　　　　　　　　Axilla sweat gland H.E 染色　　　（200×）

2．判定基準

　上記 Bradbury & Eggleston の criteria をもとにして OH の 40 例を症状分析した結果は表1に示す通りである。

　小児の場合，日本の小児自律神経研究会は OD の判定基準として表2に示す通りの criteria を定めている。筆者はかつて，小児の OD の判定基準を修飾して表3に示す通り小児の判定基準に合致するもののうち，起立性収縮期圧 21 mmHg 以上を必要条件にして OH の判定基準にしていた（表3）。

　現在，米国においては OH の定義として（American Autonomic Society と American Academy of Neurology の委員会の一致した意見。1996[7]）OH は起立3分以内に少なくとも収縮期圧が 20 mmHg 以上，あるいは拡張期

表1　40例の起立性低血圧の症状頻度

症状分類	陽性例数	陽性率(%)
1. 起立性血圧低下	40	100
2. 意識消失	10	25
3. 心拍固定	6	15
4. 厚さへの不耐性	18	45
5. 発汗異常		
全身的 ｛増加	11	28
｛減少	10	25
部分的 ｛増加	17	43
｛減少		
6. 基礎代謝の低下	10	25
7. 尿素窒素の増加	7	18
8. 軽度の不定な神経愁訴	30	75
9. 夜間多尿	7	18
10. インポテンツ	1	3
11. 性欲減退	22	55
12. 外観上若くみえる顔貌	29	73
13. 顔面蒼白	33	83
14. 軽度貧血	11	28
15. 便通異常 ｛下痢	2	5
｛便秘	17	43

圧が 10 mmHg 以上減少するものをとり。また，OH には症候性のもの，非症候性 OH（IOH）があると提案した。また，症状としては－立ちくらみ，めまい，視力障害，全身倦怠，認知障害，嘔気，動悸，振え，頭痛，項部痛などを挙げており，もし，患者が症状があり，OH を確認できないときは，起立試験の血圧測定を繰り返し施行すべきであると提案している。

a. 起立試験の方法

起立試験には従来，大別して受動的（passive）と能動的（active）の二方法があり，前者は起立試験台に被験者を載せて受動的に臥床 10 分と起立 10 分間（症例により 20 分まで）の血圧，脈拍を連続的に測定する方法である。これに対し，active なものは被験者自身の力で起立させる方法であるが，随意

表 2　OD の診断基準

大症状		
	A	立ちくらみ，あるいはめまいを起こしやすい．
	B	立っていると気持ちがわるくなる，ひどくなると倒れる．
	C	入浴時あるいはいやなことを見聞すると気持ちがわるくなる．
	D	少し動くと動悸あるいは息切れがする．
	E	朝なかなか起きられず，午前中調子がわるい．

小症状		
	a	顔色が青白い．
	b	食欲不振
	c	強い腹痛をときどき訴える．
	d	倦怠あるいは疲れやすい．
	e	頭痛をしばしば訴える．
	f	乗物に酔いやすい．
	g	起立試験で脈圧狭少化 16 mmHg 以上
	h	起立試験で収縮期圧低下 21 mmHg 以上
	i	起立試験で脈拍増加 1 分間 21 以上
	j	起立試験で立位心電図の T_{II} の 0.2 mV 以上の減高，その他の変化

判定：大 1 ＋小 3，大 2 ＋小 1，または大 3 以上で器質的疾患を除外できた場合を OD とする．　　　　　　　　　　　　　　　（大国眞彦，1974）

筋の力が働き，前者より弱く起立試験の結果が現れる（Wagner[42]）。

同様な結果は，日本では島津ら[30]が観血的上腕動脈血圧測定により確認している。

しかし，active な起立試験が自然体であり，active な起立試験の方を使用すべきであるという人もある。

近年，Finapres を使用しての指血圧測定において active な起立試験は起立直後に血圧が下降し，この血圧の初期下降は上腕肘動脈測定とすぐれた相関があるという（Imholz[15]）。Smith ら[31]はこの Finapres を使用しての active な起立における時間を問題にし，起立に要する時間が 2.2 秒の場合は active と passive の起立試験の循環動態に差がなく，起立に 6 秒間かけると active の方が強く現れるという。

日本においては，Tanaka ら[38]が小児の active な起立試験はその初期相において passive な起立試験より強く現れ，これは起立時の筋肉収縮により，内臓，筋肉から血液が急に移動するためだとしている。

表3　111例の起立性低血圧の症状頻度および判定基準

		症状頻度（111例）	陽性例数	陽性率
大症状	A	立ちくらみ，あるいは目まいを起こしやすい．	107	96(%)
	B	立っていると気持がわるくなる，ひどくなると倒れる．	58	52
	C	入浴時，あるいはいやなことを見聞すると気持がわるくなる．	52	47
	D	少し動くと，動悸あるいは息切れがする．	60	54
	E	朝なかなか起きられず，午前中調子がわるい．	61	55
小症状	a	顔色が青白い．	82	74
	b	食欲不振	57	51
	c	強い腹痛を時々訴える．	43	39
	d	倦怠，あるいは疲れやすい．	101	91
	e	頭痛をしばしば訴える．	88	79
	f	乗物に酔いやすい．	66	59
起立試験	g	脈圧狭少化（16 mmHg 以上）	58	52
	h	収縮期圧低下（21 mmHg 以上）	111	100
	i	脈拍増加（21/分以上）	34	31
	j	ECG（T_{II} 0.2 mV 以上の減高）	63	57

判定：上記症状のうち大2以上，または大1，小2以上を持ち，しかも起立性血圧低下21 mmHg以上陽性のもの

　これらの報告はいずれも国際会議で話題となっている．

　田中[39]は「小児におけるこの起立直後性低血圧」に注目して報告をしているが起立直後に≥60%の血圧下降をもたらし，起立25秒以内のnoradrenalineは対照値より有意に低下しているという（小児の起立直後低血圧の項目参照）．また，この起立直後の血圧下降は若年者においては成人よりも強く現れ，収縮期血圧低下20 mmHg以上の上記のAmerican Autonomic Societyのcriteriaは理論的でないという（Boddaert[5]）．

　起立試験は条件を一定にして施行せねばならないのは勿論であるが，passiveな起立試験は生体の起立角度で起立試験を評価できる利点があり，特に神経反射をみるためにはpassiveな起立試験を使用すべきであろう．

　また，Friedberg[8]は，40歳以下のOHを一過性といい，40～70歳までのものを慢性起立性低血圧といっているが，老大家の臨床体験から出たものと推察

される。筆者らの場合も，年齢別による起立反応は，成人の場合でも40歳以下と40〜98歳のものとは異なる。こうした点からみても，血圧のごとく年齢により異なる形質をもつ小児のODと成人のOHを同一観点から論じることには難しい問題がある（糖尿病性起立性低血圧の項目参照）。

起立試験については，Schellong[28]（Nylin[21]）は起立により収縮期圧と拡張期圧の両者が下降するものをHypodyname Form（asympathicotonic orthostatism）といい，収縮期圧が下降し，拡張期圧が上昇または不変のものをHypotone Form（symathicotonic orthostatism）と言った。前者は一次性動脈障害であり，後者は一次性静脈障害という人（Schneider[29]）もあるが疑問である。また，血圧調節の面からみると，前者が中枢性であり，後者が末梢性であると考えた（笹本，楊[25]）時代もあったがこれも疑問であるという。起立時の心拍反応は，正常人では5〜25/minの心拍増加を起こす。起立という些細なbaroreceptor刺激は，心臓交感神経活動を高め，加えて安静時の迷走神経心臓求心性緊張をある程度抑制するという（Schatz[27]）。

Schellong[28]は，起立時収縮期血圧低下20 mmHg以上を病的とし，15〜20 mmHg血圧下降するものを境界域といった。Åkesson[2]は，収縮期血圧低下20 mmHg以上，脈拍増加27/min以上を，石神[16]は収縮期血圧低下21 mmHg以上，脈拍増加26/min以上を病的とした。

筆者らは約1300名の集団に起立試験を施行して血圧低下量をみたが，連続スペクトルであり，20 mmHgのところに一線を引くことができなかった。引くとすればあくまで人為的なものであろう（遺伝学的研究の項目参照）。

我々は成人では，activeな起立性血圧低下は収縮期圧16 mmHg（Schellongの境界域）と起立性失調症状を加えて判定することが理論的だと考えている。こうした考えはMayo ClinicのThomas（1968）ら[41]も古くより持っているようである。いずれにしても，起立性血圧低下と起立性失調症状の発現頻度の間の重相関係数（5％水準で有意であるが）は高くなく（田中[35]），起立性血圧低下は自律神経失調をはじめとして，生体に種々の要因が加わり，その日，その時に起立性血圧下降が起こると理解した方が一般的である（Honda, 1997[13]）（図4）。かつて，Mayo ClinicのProf. Schirgerもこうした考えに賛意を表していた。

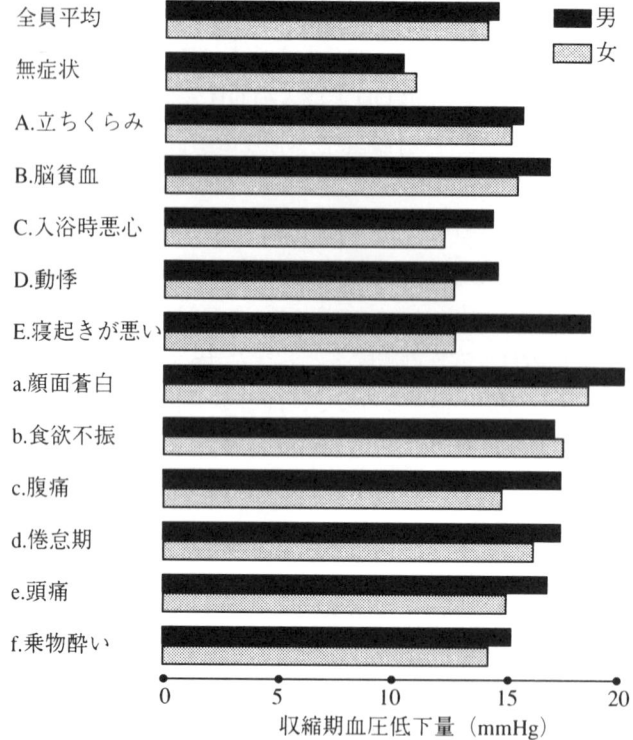

図4 症状の発現と収縮期血圧低下量との関係（中学生）

筆者ら（永田[22]）は，OH の起立性血圧低下の最低に達する時間と脈拍の病的増加がピークに達する時間を連続血圧測定装置で測定し，起立試験を評価するのに起立直後型と起立遅延型（起立 10 分前後以後），またはその中間型があることを報告した（循環動態の項目参照）。

Streeten ら[33]は，起立 10 分以後に起こる OH を delayed OH といい，潜在的な衰弱者，加療すべき疾病があると考えた。

斉藤[26]らは，OH を呈する多系統萎縮症（MSA）患者，およびパーキンソン病（PD）患者に 20 分間の 60° head-up tilt test を行い，血圧，脈拍，および血中カテコラミン濃度の経時的変化を検討した。

対象は起立により 20 mmHg 以上の収縮期圧の低下を認め，20 分間の tilt test を施行しえた MSA 19 例，PD 11 例である。

OH のパターンには，1）tilt up 後 5 分以内に最低血圧となる初期低下型と，2）tilt up 後 10 分以上経過し，最低血圧となる遅延低下型，および 3）分類不能型に分けられた。遅延低下型は PD 11 例中 1 例のみに，MSA では 19 例中 9 例に認められ，MSA でより高率であった。初期低下型と遅延低下型の機序の違いに，血中ノルアドレナリンの関与は否定的であるという。

b. 主成分分析結果（本多[11]）

前記小児自律神経研究会の criteria（表 2）の症状 A～f 間の各症状の間に相関があり，また，例えば大症状 A と小症状 b・d を支配する成分 1 があり，大症状 B と小症状 e・f を成分 2 が支配するといった具合に，数種の症状を共通な要因が支配している可能性がある。これを検定するために，主成分分析を行ったのであるが，その結果は表 4 に示す通りで，第 1 主成分は変異全体のわずか 16.6～19.9％を説明することができるにすぎず，第 1～4 主成分を合計しても 50％しか説明することができない。したがって，多くの因子がこれらの症状の発生に寄与していることは明らかである。

第 1 主成分の因子負荷量は，性別と学校によって分類した 4 群の症状すべてについて正の値になっている。これはすべての症状の発現に対し共通な因子の存在を示唆するものである。

このように，OD 症状の理論的説明はできるとしても，前述のごとく日本では OH は OD の 12～13％に過ぎず，OD のうち程度の強いもの，すなわち OD 症状もあり，起立性血圧低下のあるものを日本では OH といっている可能性が強い（遺伝学的研究の項目参照）。

3．症状および起立試験の再現性

中学生と高校生について，同じ日に同一人に起立試験の血圧測定を 3 回繰り返して行った資料，1 カ月に 5 回行った資料，および 1 年間隔で 2 回行った資料を用い，分散分析によって検討した。

時間の経過とともに再現性の低下がみられ，中学生の方が高校生よりも再現

表4 中学・高等学校生における主成分分析結果

性別		男子				女子			
主成分		1	2	3	4	1	2	3	4
中学校	固有値	1.83	1.21	1.09	1.07	2.19	1.25	1.05	0.99
	(%)	16.6	11.0	9.9	9.7	19.9	11.4	9.6	9.0
	A	0.51	−0.22	0.42	0.14	0.43	0.29	0.01	−0.17
	B	0.11	0.67	0.34	0.00	0.28	0.41	0.34	−0.55
	C	0.31	−0.45	0.40	−0.05	0.44	−0.14	−0.52	−0.06
	D	0.35	0.40	0.30	0.14	0.49	0.11	−0.15	0.31
	E	0.53	−0.20	−0.48	0.25	0.40	−0.29	0.47	0.00
	a	0.09	0.50	−0.19	−0.31	0.31	0.60	−0.18	−0.10
	b	0.58	0.03	−0.20	−0.08	0.44	−0.43	−0.19	0.12
	c	0.30	0.03	−0.10	−0.28	0.46	−0.39	0.47	−0.10
	d	0.54	0.12	−0.38	−0.18	0.64	0.05	−0.05	0.08
	e	0.53	−0.08	0.29	−0.34	0.65	0.04	−0.07	0.08
	f	0.24	0.20	−0.05	0.80	0.03	0.42	0.36	0.72
高等学校	固有値	2.10	1.33	1.12	1.03	1.87	1.23	1.12	1.08
	(%)	19.1	12.1	10.2	9.4	17.0	11.2	10.2	9.8
	A	0.68	−0.17	0.19	−0.03	0.49	0.18	−0.21	−0.08
	B	0.38	−0.07	0.14	−0.68	0.56	−0.06	−0.18	−0.42
	C	0.44	0.48	0.07	−0.01	0.33	0.02	−0.54	0.35
	D	0.51	0.04	−0.41	−0.02	0.46	0.08	−0.23	−0.24
	E	0.37	0.44	0.33	0.31	0.39	0.36	0.46	0.27
	a	0.33	0.11	−0.24	0.48	0.18	−0.40	0.43	0.17
	b	0.25	0.08	−0.72	−0.04	0.33	−0.12	0.05	0.64
	c	0.19	−0.56	0.28	0.45	0.31	−0.50	0.35	−0.17
	d	0.65	−0.18	−0.09	0.05	0.64	−0.34	0.07	−0.16
	e	0.49	−0.39	0.18	0.16	0.43	0.42	0.04	0.25
	f	0.17	0.60	0.29	−0.07	0.11	0.59	0.42	−0.31

(本多・他, 1977)

性が低く,起立試験の再現性は年齢とともに増加していることが推定された。また,症状の再現性では1年間隔でも有意であり,起立試験よりも症状に重点をおく日本の小児科領域の考えかたが理解できた(Tanimura[37])(表5)。また,老人における起立試験の再現性の低下も近年になり報告されている(Youde[43])

表5 OD症状の有無について（1年後における再現性）

調査人数		中学男子 （165人）	中学女子 （210人）	高校女子 （106人）
関連係数	A	0.261***	0.439***	0.374***
	B	0.303***	0.253***	0.420***
	C	0.162*	0.353***	0.290**
	D	0.044	0.354***	0.365***
	E	0.209**	0.383***	0.343***
	a	0.309***	0.251***	0.117
	b	0.107	0.217**	0.301**
	c	0.306	0.231***	0.207*
	d	0.151	0.184**	0.295**
	e	0.563***	0.359***	0.271**
	f	0.614***	0.625***	0.375***
相関係数		0.344**	0.504**	0.452**
症 状 数		〜0.422**	0.526**	0.521**

有意水準は*（5％）**（1％）***（0.1％）　（谷村・他，1977）

4．症状および起立試験の慨日リズム

Mannら[19]は，再現性の独立性を認めながらも患者の血圧の慨日リズムは正常人と逆となり，朝が最低であり，夜間は高くなり，最低のときに起立性失調症状が強くなるという．これに対しNagasawaら[20]は，OD患者（20例）の症状発現および起立試験成績と血圧の慨日リズムとの関係について検討を行い，次のごとく述べている．

1）心血管系愁訴の発現数と24時間拡張期血圧の最高値，および日中の拡張期血圧最高値との間に有意の負の相関が認められた．
2）起立時における心電図T_{II}の減高と夜間睡眠中の収縮期圧の標準偏差と最大変動幅，および拡張期血圧の標準偏差と最大変動幅との間に有意の負の相関関係が得られた．
3）起立時の収縮期血圧下降は，24時間および夜間の拡張期血圧最低値との間に有意の相関がみられた．

以上の結果より，ODの心血管系愁訴は拡張期血圧の低い人に多く認められ，起立試験にみられるT_{II}の減高，収縮期血圧下降，および脈圧の変化は夜間睡眠中の収縮期血圧，拡張期血圧，心拍数と関係がみられた。また，ODの患者の血圧は，健康人と同様日中活動中は高く，夜間睡眠中は低い日内リズムを有していた。収縮期血圧は午後2時に最高値を示し，拡張期血圧は午後6時に最高値を示した。収縮期血圧，拡張期血圧ともにその最低値は午前2時に認められた。心拍数は午後2時に最大であり，午前1時に最小であった。

しかし，竹宮[36]は，健常者の若年，中年，および老年群を検討し，一般に全身血圧は，日中の活動期には高く，夜間睡眠中は低く，脈拍も同じ傾向を示すが，80歳以上の高齢者では，むしろ日中よりも夜間において高いという。

5．ODの追跡調査

本邦の小児科領域において，OD症状の追跡調査が組織的になされていた。大国[24]は，ODの20〜40％は成人期まで移行することが明らかになったとしている。しかし，少なくともODの半数は成人になるまでに症状が消失してしまうのであるから，症状の各項目による再現性の追跡が問題となろう。小症状の方が成人期まで残存するという人（堀田[14]），大症状の方が残るという人（貴田[17]），大症状と小症状に残存傾向に一定の差がみられないという人（馬場[3]）があるようである。

しかし，男子よりも女子にOD症状が持続するという全般的な傾向はあるようである。

一方，ODの継続的経過観察の必要性が主張され，20〜22年後の状態を調査し，高校・大学の卒業，就職，結婚などの環境的変化後の症状について検討し，全体の36％にOD陽性者が残っているという成績が得られたという（鈴木ら[34]）。

主成分分析にも前述した通り，OD症状，A〜f間すべての症状の発生に対し共通な因子の存在が示唆されるが，小児期のODの長期予後調査によれば，内科領域まで移行するものは，自律神経失調症，NCA，OH，本態性低血圧，

心臓神経症など多彩な病名がついているという。また，内科医もこうした診断をつけるときには少なくとも病歴を小児期まで溯り，問診するくらいの良心的立場が必要と考えられる（本多，1988[12]）。

近年，日本におけるODについて幾つかのタイプがあることも報告されており，今後の研究が期待される。

文　献

1) Appenzeller, O., Oribe, E. : "Testing autonomic reflexes". The Autonomic Nervous System. 5th. ed. Appenzeller, O. and Oribe, E. ed. Amsterdam, Elsevier. 1997. p 671-710.
2) Åkesson, S. : Über Veränderungen des Electrokardiograms bei orthostatischer Zirkulationsstörung. Upsala Lakarefornen. Forhandl. N. F. 41 ; 383-495, 1936.
3) 馬場一雄・他：OD例－両親よりみたODの遠隔予後について. Clinical Report 9 (3) ; 36-38, 1968.
4) Baser, S.M., Meer, J., Polinsky, R., et al. : Sudomotor function in autonomic failure. Neurology 41 (10) ; 1564-1566, 1991.
5) Boddaert, J., Magula, D. : Diagnosis of orthostatic hypotension. Lancet 352 (9141) ; 1705-1706, 1998.
6) Cohen, J., Low, P., et al. : Somatic and autonomic function in progressive autonomic failure and multiple system atrophy. Ann. Neurol. 22 (6) ; 692-699, 1987.
7) Consensus statment : The definition of orthostatic hypotension, pure autonomic failure, and multiple system atrophy. Neurology 46 ; 1470, 1996.
8) Friedberg, C.K. : Diseases of the heart. Philadelphia and London. Sunders C. 1966. p-464.
9) 本多和雄, 亀山弘道, 重松俊夫, 吉田暢夫：成人の起立性低血圧. 自律神経 8 (3) ; 160-170, 1971.
10) 本多和雄：成人における起立性調節障害－起立性低血圧を中心にして－, 薬物療法 9 (11) ; 29-34, 1976.
11) Honda, K., Nose, T., Yoshida, N., Tanimura, M., Tanaka, K. : Responses to the postural change and orthostatic dysregulatoion Jap. Circ. J. 41 ; 629-641, 1977.
12) 本多和雄, 沢口正彦：成人の起立性低血圧の小児期リスクフアクター. 小児内科 20 (3) ; 428-432, 1988.
13) Honda, K., Tanaka, K., Tanimura, M., et al. : "Clinical manifeatations, criter-

ia and reproducibility of orthostatic hypotension." Modern Orthostatic Hypotension. Honda, K. ed. Torino. Edizioni Minerva Medica. 1997. p 7-16.
14) 堀田正之・他：当教室におけるOD予後調査成績. Clinical Report 9 (3) ; 60-64, 1970.
15) Imholz, B.P.M., Setteles, J.J., Meiracker, A.H., et al.：Non−invasive continuous finger blood pressure measurement during orthostatic stress compared to intraarterial pressure. Cardiovas. Res. 24 (3) ; 214-221, 1990.
16) 石神俊徳：体位変換試験に関する臨床的研究. 福岡医学雑誌 50 ; 3622-3640, 1959.
17) 貴田丈夫・他：OD追跡6年. Clinical Report 9 (3) ; 52-54, 1968.
18) Kennedy, W.R., et al.：Three dimensional innervation and vasculature of human sweat glands. Clin. Autonom. Res. 4 ; 197, 1994.
19) Mann, S., et al.：Circadian variation of blood pressure in autonomic failure. Circulation 68 (3) ; 477-483, 1983.
20) Nagasawa, K., Kurihara, H., Yamanaka, H., et al.：Relation of blood pressure circadian rhythm to cardiovascular complaints and orthostatic test results in patients with orthostatic dysregulation. Int. Angiol. 12 (2) ; 103-109, 1993.
21) Nylin, G., Levander, M.：Studies on the circulation with the aid of tagged erythrocytes in a case of orthostatic hypotension (asympathicotonic hypotension). Ann. Int. Med. 28 ; 723-746, 1946.
22) 永田勝太郎：起立性低血圧. 自律神経 22 (4) ; 320-330, 1985.
23) 大国眞彦：起立性調節障害. 東京. 中外医学社. 1975. p 7.
24) 大国眞彦：起立性調節障害. 現代小児科学大系. 東京. 中山書店. 1971-a, p 324-336.
25) 笹本 浩, 楊 俊哲：起立性低血圧. 慶應医学 41 ; 89-97, 1964.
26) 斉藤之伸, 横田隆徳, 林 理之, 田辺 等：遅延性起立性低血圧. 自律神経 30 (5) ; 446-450, 1993.
27) Schatz, I.J.：Orthostatic hypotension 11. clinical diagnosis, testing and treatment. Arch. Intern. Med. 144 (15) ; 1037-1041, 1984.
28) Schellong, F.：Regulationsprüfung des Kreislaufes. Dresden und Leipzig. Theodor Steinkopff. 1938.
29) Schneider, K.W.：Hypotonie, Klinik und aktuelle Therapie. Stuttgart. Schattauer Verlag. 1968. p 1-7.
30) 島津邦男：老年者における起立性低血圧と食後低血圧. 自律神経 31 (4) ; 365-372, 1994.
31) Smith, J.J., et al.：Hemodynamic response to the upright posture. J. Clin. Pharmacol. 34 (5) ; 375-386, 1994.

32) Springarn, C.L., Hitzig, W.：Orthostatic circulatory insufficiency；its occurrence in tabes dorsalis and Addison's disease. Arch. Intern. Med. 69；23-40, 1942.
33) Streeten, O.H.P., Anderson, G.H.Jr.：Delayed orthostatic intolerance. Arch. Intern. Med. 152 (5)；1066-1072, 1992.
34) 鈴木幸雄, 内山　聖：起立性調節障害 (OD) 長期予後, 自律神経　24 (6)；513-517, 1987.
35) 田中克己, 本多和雄, 馬渡和夫, 能勢隆之, 吉田暢夫, 中村克己：成人の起立性低血圧 (第5報). Clinical Report. 14 (1)；24-36, 1973.
36) 竹宮敏子：老年者の Circadian Rhythm. 自律神経 31 (4)；400-407, 1994.
37) Tanimura, M., Honda, K., Nose, T., Tanaka, K., Yoshida, N.：Reproducibility of the orthostatic responses and orthostatic dysregulation complaints in Japanese junior and senior high school students. Jap. Circ J. 41 (3)；287-298, 1977.
38) Tanaka, H.：Cardiovascular responses to orthostatic stress in children. Linköping, Sweden. Linköping Univ. 1994.
39) 田中英高：起立性調節障害とその近縁疾患-小児における起立性低血圧- 自律神経 36 (3)；297-303, 1999.
40) Thomas, J.E., Schirger, A.：Idiopathic orthostatic hypotension. Arch. Neurol. 22 (4)；289-293, 1970.
41) Thomas, J.E., Schirger, A.：Orthostatic hypotension-etiologic considerations, diagnosis and treatment. Med. Clin. North. Amer. 52 (4)；809-816, 1968.
42) Wagner, N.M.：Orthostatic hypotension. Bull. Johns Hopkins Hospital. 105；322-359, 1959.
43) Youde, J.H., Manktelow, B., et al.：Measuring postural changes in blood pressure in the healthy elderly. Blood Press. Monit. 4 (1)；1-5, 1999.

(田中克己, 谷村雅子, 能勢隆之, 吉田暢夫, 黒沢洋一, 楊俊哲, 宇尾野公義, 長澤紘一, 堀田正之, 田中英高, 永田勝太郎)

第4章

自律神経機能検査および血管運動神経反射

　自律神経機能検査は一つではなくて，標準化されたいくつかの検査で，高感度で，非観血的，再現性のあるもので，検査時間が長時間かからないものを目的に応じて選ぶべきである（Low[20]）。また，検査前は自律神経系に影響を及ぼす投薬，アルコール，お茶，ニコチンなどはある期間避けるべきである。

　血管の神経調節に関しては，古くよりBarcroft & Swan[3]の研究がある。彼らによれば，血管の神経調節障害は初期のものと，後期とでは病態像が異なるという。OHの場合も留意すべきである。そして，障害を起こす場所もbaroreceptorを介する求心路，血管調節中枢，心血管に至る遠心路にわけて考えるべきだと思う。

　Sharpey-Schafer[33]，Lewisら[19]は，寒冷昇圧試験，暗算試験が正常であれば，障害部位は反射弓の求心路，あるいは求心路と遠心路のシナプスにあり，遠心路には障害がないと考えた。しかし，Johnsonら[13]の症例では，遠心性交感神経障害の存在を示している。また，Roessmann[28]は，暗算試験，寒冷昇圧試験が正常反応を示すので，vasomotor障害が遠心路にあるという考えを否定している。

　筆者らは，血管中枢の機能をみるために，過換気テストを施行した。過換気テストでは，正常人は過換気のために血液が呼吸性アルカローシスを起こし，末梢血管が拡張し，血圧が下降する（収縮期圧20 mmHg以上の下降するもの

を正常とした。Schatz[32])のに対し，血管中枢の機能低下または不安定の人は，血圧は不変か，動揺することを認めた。

また，筆者らのデータから推察すると（表6〜表10），OH の病態として，

表6　過換気試験

判　定	症　例
血圧不変	8　●●●●●●●●
血圧不変＋動揺性	8　●●●●●●●●
血圧下降＋動揺性	8　●●●●●●●●
血圧下降	7　●●●●●●●
血圧上昇	1　●
合　計	32

表7　Handgrip

判　定	症　例
血圧上昇	23　●●●●●●●●●●●●●●●●●●●●●●●
不変	9　●●●●●●●●●
合　計	32（平均 15.0±10.0 mmHg ↑）

表8　暗算試験による血圧反応

判　定	症　例
血圧上昇	27　●●●●●●●●●●●●●●●●●●●●●●●●●●●
不変	5　●●●●●
合　計	32（平均 15.8±9.2 mmHg ↑）

表9　頸動脈閉塞試験

判　定	症　例
血圧上昇	22　●●●●●●●●●●●●●●●●●●●●●●
不変	10　●●●●●●●●●●
合　計	32（平均 13.4±9.3 mmHg ↑）

表10 寒冷昇圧試験（4℃）

判　定	症　例
昇圧反応の低下	15 ●●●●●●●●●●●●●●●
正常なる昇圧反応	13 ●●●●●●●●●●●●●
昇圧反応の増加	4 ●●●●
合　計	32 　平均　収縮期圧 19.7±11.5 mmHg ↑　拡張期圧 13.6± 7.0 mmHg ↑

1) Baroreceptor を介する求心路
2) 血管中枢（広く中枢全体にまたがる）
3) 心血管に至る遠心路

の三つを区別するとすれば，1) か 3) かの議論よりも 2) を最も疑う。次は 3) であり，1) の可能性もある。

Johnson ら[13]は，求心路障害のある OH には Holmes-Adie 症候群，脊髄癆に多く，糖尿病，アルコール性神経障害にもみられるという。

また，近年，Hui[8]，Davis ら[5]は，OH の cardiac-β-receptor の数が増加し，相対的にカテコラミンの不足を起こすという注目すべき報告をしている。そして，Brevetti ら[4]は，OH は末梢神経系における α and β-adrenoceptor の活性不均衡の結果であると考えた。また，Schatz[32]は sympathicotonic OH は α-response が減少しているが，β-response は正常であるという。

Stead ら[36]は，交感神経中枢障害，遠心路の障害が広範になれば発汗障害を起こし，血管収縮の欠如，体温が変化したときの四肢の血管拡張，血圧下降時の四肢の血管拡張，膀胱機能障害などが認められるという。

また，Schatz[31]は，遠心路障害の検査において，節前，節後の区別ができず，遠心路障害は postsynaptic であり，これは血中に注入したカテコラミンに対し，血圧増加反応があり，tyramine では効果がないという。また，筋肉，伏在静脈生検標本における末梢カテコラミン貯蔵の枯渇を認めるという。

さらに，Low[20,21]は，無汗症の症例において，温度調節性発汗試験（thermoregulatory sweat test：TST）と定量的軸索反射発汗試験（quantitative sudomotor axon reflex test：QSART）の両者に障害が認められるときは障害が節後にあるが，無汗症が TST に記録され，しかも，QSART が正常反応

表11 Valsalva ratio

	健康人 (N=200) (Levin による)	起立性低血圧 (N=32)	糖尿病性起立性低血圧 (N=11)
Valsalva ratio (M±SD)	正常値下界 1.38〜1.50	1.20±0.19	1.06±0.12***

(t-test) ***P<0.001

$$\text{Valsalva ratio} = \frac{\text{最大頻脈 (心拍数/毎分)}}{\text{最大徐脈 (心拍数/毎分)}}$$
$$= \frac{60/\text{最小 R-R 間隔 (秒)}}{60/\text{最大 R-R 間隔 (秒)}}$$
$$= \frac{\text{最大 R-R 間隔 (秒)}}{\text{最小 R-R 間隔 (秒)}}$$

(Levin, A.B.: Am. J. Cardiol. 18; 90-98, 1966)[18]

を呈するときは障害はむしろ節前にあるという。

Bannister ら[1]は，suction maneuver, Valsalva maneuver, "Reflex" heating, prolonged heating などの神経反射検査を併用し，自律神経系のどこに障害があるかを追求すべきだとしている。しかし，筆者が日常遭遇する IOH は，Valsalva maneuver の overshoot は消失せず，Valsalva ratio の低下のみ問題があるようである。

Thomas ら[41]は，Valsalva ratio=1.0 以下を Valsalva block といって baroreflex の機能障害を示唆し，また，1.25 以上を正常とした。しかし老人の場合は 1.45 以上を正常とする人もある（Robbins[27]）。

前述の 32 例は Valsalva ratio=1.20±0.19 であり，同条件で施行した Lewin[18]の正常値（最低値 1.38〜1.50）より低い傾向にあった。また，糖尿病性 OH の Valsalva ratio は 1.06±0.12（N=11）で overshoot の消失のみられるものがあり，IOH に比して有意に ratio が低下していた（P<0.001）（表11）。

この Valsalva ratio の低下は，糖尿病性 OH では神経と心臓が障害される可能性が強いので，少なくとも心臓を含む遠心性の交感神経障害が示唆される。

IOH において Valsalva ratio が糖尿病性 OH より大きいことは，少なくとも

表12 心電図のR-R間隔の変動係数（CV%）

a. 健康人

性別＼年代	20代	30代	40代	50代	60代	70代
男子 (N=75)	6.89±0.58 (N=18)	4.92±0.42 (N=11)	3.96±0.29 (N=13)	3.42±0.21 (N=16)	2.69±0.32 (N=11)	2.22±0.15 (N= 6)
女子 (N=89)	6.54±0.67 (N=20)	5.22±0.39 (N=16)	4.03±0.36 (N=15)	3.43±0.18 (N=15)	2.72±0.14 (N=19)	2.08±0.18 (N= 4)

b. 起立性低血圧

	20代	30代	40代	50代	60代	70代
IOH (N=16)	3/3	2/3	3/3	4/5	2/2	0/0

減少例＝14/16＝87.5%

(永田[23])

心臓を含む遠心性の交感神経以後が比較的障害が少ないということであろう。

すなわち，後述するごとく，IOHは小心臓の傾向にある（IOH 22例のCTRは0.45±0.05であり，うち3例がCTR 0.4以下であった）。

心拍出量も低下している。また，overshootも少なく，Valsalva ratioの分母も表11のごとく反射効果が少ない。

Palmero[26]は，このValsalva maneuverの4相からbaroreceptor reflex sensitivity index（BRSI）を計算できるとしたが，日本では小澤一門（北澄[17]，Shimada[34-35]，Ogura[24]）の研究がある。彼らによれば，Valsalva maneuverでの2相，4相のBRSIは加齢とともに低下し，Valsalva ratioも加齢により低下することを認めている。一方，副交感神経系の機能検査として，心電図R-R間隔変動率（CV%）を測定することが，一般的に用いられている（景山[15]）。

永田[23]は，男子75名，女子89名，合計164名の健康人について年代別にCV%の対照値をつくったが，IOH 16名をこの対照値と比較すると，14名（87.5%）にCV%の減少傾向を認めている（表12）。また，このCV%はある程度，中枢の副交感神経機能も反映しているといわれている。

近年，心電図のQT間隔が自律神経機能，特に交感神経系に影響すると考えられ，OHのQT間隔は健康人に比較して延長する。そのために心電図QT

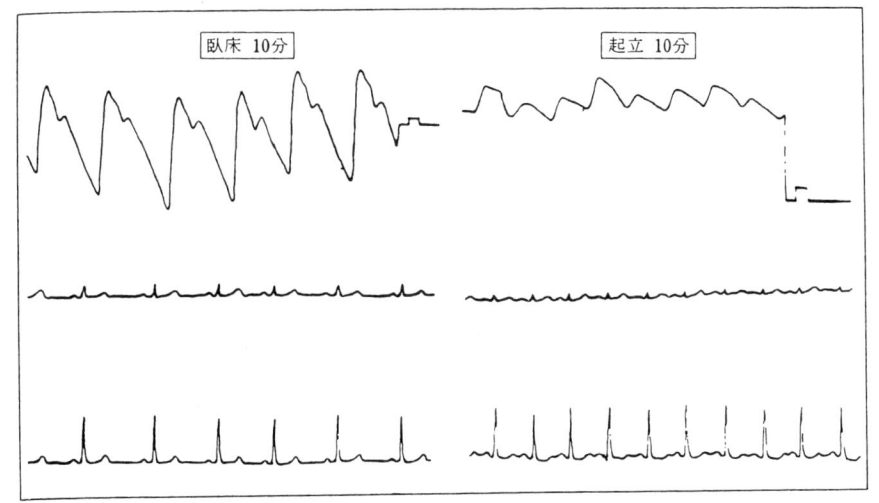

図5 起立性低血圧の脈波と心電図

間隔は交感神経機能検査として使用できるという（Milne[22]，岡[25]）。

　実際には，QTc＝QT 時間/$\sqrt{\text{R-R 時間}}$ の式で5個計算して，これを平均し，このQTcが0.44秒以上となれば延長といえるという。

　近年，田中ら[37,38]は，IOHにおいてbaroreceptorの機能と自律神経緊張度とわけて考えることを提唱したが，IOHにおいてはbaroreceptorの機能は7例中全例に低下していなかったという（未発表）。

　小児OD領域において田中（英）ら[39]は，OHを起こすものは α-secretion が低下しており，小児におけるODは，成人に比較して α-sensitivity は高値，α-secretion は低値を示したという。

　また，我々のMicrovibration検査では，12例に検査したが β-wave が主であり，2例がirregular wave（$\alpha+\beta$），1例が α-wave に富んでいた。

　OHの脈波については，本邦の小児科領域（寺脇[40]，堀田[7]），内科領域（筒井[16]）において報告があるが，波高の減少（拡張波），切痕係数の減少が認められている（図5）。これは，末梢血管拡張の証拠とされており，また，糖尿病性OHの場合は重複波の消失，または減弱が認められるといわれ，動脈硬化が関係するとされている。

1. Valsalva maneuver

　筆者らは，Valsalva maneuver を自律神経の観血的機能検査として最初の10年間使用し，以後は非観血的方法により施行している（トノメトリ法）。
　健康者における Valsalva maneuver の理論的説明は以下の通りである。
1相：増加した胸腔内圧，動脈圧のために血圧のわずかな増加反応を最初にもたらす。
2相：ついで平均動脈圧，脈圧の減少を起こし，血圧は横這い状態になる。この血圧減少は静脈還流と心拍出量の減少によるものであり，baroreceptor 刺激の結果，血管収縮を起こし，血圧は横這い状態になる。
3相：努力呼気の停止後，血圧のより以上の突然の下降がある。これは動脈圧縮が突然に取り去られたときである。
4相：ついで正常なる心拍出量の再開が起こり，収縮した動脈に血液が急速に流入し，hypertensive overshoot とよばれる血圧の上昇反応が起こる（Thomas[41]）。また，この4相後の徐脈は副交感神経系の機能の指標とされている（図6）（Schatz[30]）。

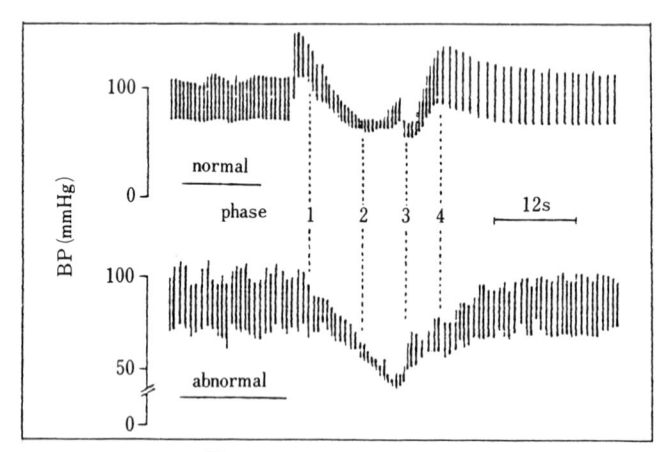

図6　Valsalva maneuver
(Schatz, I.J.：Orthostatic hypotension, Arch. Intern. Med. 144；1037-1041, 1984[30] より引用)

2. ノルアドレナリン (norepinephrine 静注) 試験

ノルアドレナリン静注による副交感神経中枢の機能検査は日本でも古くより施行されていたが，時に臥位高血圧，脳出血の原因となる危険性があるといわれ (denervation hypersensitivity)，現在では中止している (Bannister[2])。

3. 頸動脈閉塞試験 (carotid occlusion)

方法：ヒトでは甲状軟骨の上縁の高さより，尾部へ 3～5 cm の高さで一側の総頸動脈を術者の親指で頸椎に向かって圧迫する。実際には総頸動脈の拍動のあるところを指標とし，頸動脈分岐部 (carotid sinus) を避けることと，呼吸運動を停止しないことを確かめる必要がある。Valsalva maneuver の影響を合併しないようにするためである。また，血圧を持続的にモニターしながら閉塞試験を行うことが望ましい。血圧が安定状態にあることを確かめる必要があるからである。

判定：この頸動脈閉塞試験は carotid sinus の血液による抑制を除去するのが目的であり，このインパルスは血管中枢の抑制をとり，結果として健常者では昇圧反応が起こる (循環動態の項目参照)。

動物実験：両側総頸動脈分岐部の尾部において，管の輪をつくり，輪をコッヘルで遮断して頸動脈分岐部への血流を遮断する。勿論，血圧を観血的にモニターしながら徐々に chloralose を使用するのは神経反射以外の影響を可及的に少なくするためである (楊, Glaviano[6])。

4. 過換気試験 (hyperventilation test)

OH の領域では古より，Ibrahim[12]，Schatz[32]などによる報告がある。

方法：筆者らは長い経験から，正常人，OHの患者に3分間の過換気負荷を行っている。正常人では血液が過換気のために呼吸性アルカローシスを起こし，末梢血管を拡張し，収縮期血圧が20 mmHg以上下降する。

判定：血管中枢の機能低下のあるOH患者は，この血圧下降反応が減少するか，または消失する。しかし，実際にはこの過換気テストにより血圧が動揺性になるものがあり，こうした症例は血管中枢機能が不安定であると判定している。また，過換気発作を伴うOHは検査中途で発作を誘発することが考えられ検査プログラムの最後に施行すべきであろう。

5．Handgrip test

持続的な筋肉の収縮は，収縮期圧，拡張期圧と心拍の上昇の原因となる。筆者は，Valsalva maneuverと相関があるという初期の報告に基づいて一貫して把握15秒間負荷とし，血圧，脈拍の連続記録をしているが，現在では3～5分間を主張する学者もある（Low[20]）。本法も交感神経機能検査として認められるようになった。

刺激は運動筋に由来し，中枢に支配され，筋肉と心臓に向かう遠心路は心拍出量，末梢抵抗の増加を起こし血圧を上昇させる。しかし，筋肉よりの求心路，中枢支配に関してはなお議論の余地がある。

正常値は3～5分間の負荷で拡張期圧が16 mmHgあるいはそれ以上増加したものをとり，11～15 mmHgの増加を境界域とするとの報告もある（Low[20]）。

6．深呼吸法（HR response to deep breathing）

副交感神経遠心路の機能を評価するために用いられるようになった。一般に，吸気時に心拍数が増加し，呼気時に心拍数が減少する。

方法：被験者は，6回の規則的な呼吸（5秒間吸気Iを行い，5秒間の呼気

Eを行う）を1分間行う。深呼吸時の心電図のR-R間隔を測定し，最大瞬時心拍数の最大値と最小値を測定し，その差あるいは比（E：I比）を求める。

正常人では最大値と最小値の差（ΔI-E）は15心拍以上であるが，自律神経異常の例では10心拍以下である。ΔI-Eは加齢とともに減少する。OHの領域でも応用可能と考えられる（市丸[11]，Low[20]）。

7．心拍変動のパワースペクトル解析

1）低周波数（LF）成分（0～0.05 Hz）は血管運動活動，レニン-アンジオテンシン系そして体温調節を反映し，2）中間周波数（MF）成分（0.05～0.20 Hz）は圧受容体系を，3）高周波数（HF）成分（0.20～0.35 Hz）は呼吸運動を反映するという。また，この心拍変動のHF成分は呼吸によって生じる副交感神経活動の原因と考えられ，MF成分は交感神経および副交感神経活動によって生じ，LF成分は主として交感神経活動，一部副交感神経活動により影響をうけ，LF/HFは交感神経機能の指標として用いられている。

現在，この心拍変動のパワースペクトル解析は各種循環器疾患に施行されているが，LF/HF，HF成分の分析は，IOH，ODの領域では従来のR-R間隔のCV％，QTc時間の測定以上にその病態生理を説明しうる報告を知らない。今後の研究が期待される（佐藤[29]）。

8．暗算試験（mental arithmetic test）

前述のごとく，筆者らは交感神経遠心路の評価法として，OH検査に最初から使用しているが，暗算のような急性のストレスは皮膚の交感神経活性の原因となる。われわれは100から7を順次引く方法を最初から使用しているが，十分な負荷を与えるには，1000から17を2秒間隔で順次引く方法を4分間にわたり続けるという方法も行われている。

暗算試験は中枢において交感神経放電を伝達し，血圧の上昇反応は交感神経性 adrenergic 活性の指標として使用され，自律神経機能検査として標準化されるようになった。昇圧反応は暗算ストレスにより心拍出量が50%増加することによるが，末梢交感神経活性は変化がないか，または減少し，約30%の全末梢抵抗の下降をもたらすという（平田[9]，Low[20]）。

9. 寒冷昇圧試験（cold pressor test）

前述のごとく，筆者らは交感神経遠心路の評価法として，OH 検査に最初から使用している。

方法：被験者を20〜30分間安静臥位とし，血圧，脈拍の安定を確認後，これを前値とし，一側の手を手関節の上まで4°Cの冷水中（外国文献では単に氷水と記載しているものが多い）に浸し，1分後負荷手を冷水中から出す。

その間，血圧，脈拍は負荷前値に回復するまで持続的にモニター記録する。

判定：Hines[10]は，拡張期圧上昇度に応じ，10 mmHg 以下を hyporeactor，10〜20 mmHg を normoreactor，20 mmHg 以上を hyperreactor としている。しかし，この反射は脊髄，延髄，中枢レベルを介する反射とも考えられている。

また，日本ではこの寒冷昇圧試験を精神発汗定量負荷試験として応用しているが，指尖発汗定量では発汗減少例は寒冷昇圧試験で hyperreactor を示すこもあるようである。

10. 起立試験と norepinephrine（NE）値の変動

節前障害の OH においては，安静臥位の NE は正常であるが起立試験による反応が欠如している。節後障害の OH においては，その障害が広範囲にわたっていれば，NE 臥位値は減少している。

起立試験時の NE の変動は，臥位値よりも adrenergic の機能の敏感な指標

となる（Low[20]）。

しかし，この検査は，pure autonomic failure における節後障害を証明するには検出力が欠如しているとの批判もある。

この感度を改善するために，plasma dihydroxyphenylglycol (DHPG) と vanillylmanderic acid (VMA) を NE と同様に測定することが奨められている。DHPG を節後障害のよき指標とする報告もある。

また，起立により NE が 600 pg/ml 以上に上昇し，頻脈を伴うものは別のメカニズムを考えるべきだとも提唱されている（POTS の項目参照）。

文　献

1) Bannister, R., Ardill, L., Fentem, P. : Defective autonomic control of blood vessels in idiopathic orthostatic hypotension. Brain 90 (4) ; 725-746, 1967.
2) Bannister, R., et al. : Defective cardiovascular reflexes and supersensitivity to sympathomimetic drugs in autonomic failure. Brain 102 (1) ; 163-176, 1979.
3) Barcroft, H., Swan, H.J.C. : Sympathetic control of human blood vessels. London. Arnold. 1953. p 1-165.
4) Brevetti, G., et al. : 24-hour blood pressure recording in patients with orthostatic hypotension. Clin. Cardiol. 8 (7) ; 406-412, 1985.
5) Davis, B., et al. : Beta-receptor in orthostatic hypotension. N. Engl. J. Med. 305 (7) ; 1017-1081, 1981.
6) Glaviano, V.V., Yo, S. : "Cardiovascular effects of bilateral common carotid occlusion in hemorrhagic shock". Baroreceptor and Hypertension. (Proceedings of an international symposium held at Dyton Ohio.). Kezidi, P. ed. New York. Pergamon Press. 1966. p 376.
7) 堀田正之：小児の指尖容積脈波について. Clinical Report 7 ; 30-34, 1966.
8) Hui, K.K., Conolly, M.E. : Increased numbers of beta receptors in orthostatic hypotension due to autonomic dysfunction. N. Engl. J. Med. 304 (24) ; 1473-1476, 1981.
9) 平田幸一，片山宗一：計算・暗算試験. 自律神経機能検査（第 1 版），東京，文光堂，1992. p 30-32.
10) Hines, E.A., Brown, G.E. : The cold pressor test for measuring the reactability of the blood pressure ; Data concerning 571 normal and hypertensive subjects Am. Heart J. 11 ; 1-9, 1936.
11) 市丸雄平：呼吸反射検査. 自律神経機能検査（第 1 版），東京，文光堂. 1992. p 41-44.

12) Ibrahim, M.M., et al.：Idiopathic orthostatic hypotension.；Circulatory dynamics in chronic insufficiency. Am. J. Cardiol. 34 (3)；288-294, 1974.
13) Johnson, R.H., et al.：Autonomic failure with orthostatic hypotension due to intermediolateral column degeneration. Quart. J. Med. 35 (138)；276-292, 1966.
14) Johnson, R.H.：Orthostatic hypotension in neurological disease. Cardiology 61 (Suppl. 1)；150-167, 1976.
15) 景山　茂, 谷口郁夫. 相原一夫：心電図, 間隔変動－その意義と臨床症状（起立性低血圧）との関連. 最新医学 39 (3)；466-472, 1984.
16) 加藤義一, 筒井末春：起立性低血圧の脈波. 自律神経 11；164-168, 1974.
17) 北澄忠雄, 貞包典子, 嶋田和幸, 小澤利男：自律神経性循環調節に及ぼす加齢と高血圧の影響. 日老年医誌. 22 (1)；1-12, 1985.
18) Levin, A.B.：A simple test of cardiac function based upon the heart rate changes induced by the Valsalva maneuver. Am. J. Cardiol. 18 (1)；90-99, 1966.
19) Lewis, H.D., Dun, M.：Orthostatic hypotension syndrome. Am. Heart J. 74 (3)；396-401, 1967.
20) Low, P.A.：Autonomic nervous function. J. Clin. Neurology 10 (1)；14-27, 1993.
21) Low, P.A.：Non-invasive evaluation of autonomic function. Neurology Chronicle. 2 (5)；1-8, 1992.
22) Milne, J.R., Camm, A.J., Ward, D.E.：Effects of intravenous propranolol on QT interval. A new method of assessment. Br. Heart J. 43；1-6, 1980.
23) 永田勝太郎：起立性低血圧. 自律神経 22 (4)；320-330, 1985.
24) Ogura, H., et al.：Use of a computer in analysis of heart rate and blood pressure response to the Valsalva maneuver. Comput. Biomed. Res. 18 (1)；89-101, 1985.
25) 岡　尚省, 持尾聰一郎, 佐藤健一：糖尿病性交感神経障害の定量的評価法－ 心電図 QT 時間を用いた検討. 自律神経 29 (3)；283-288, 1992.
26) Palmero, H.A., et al.：Baroreceptor reflex sensitivity index derived from phase 4 of the Valsalva maneuver. Hypertension 3 (6 pt 2)；134-137, 1981.
27) Robbins, A.S., et al.：Postural hypotension in the elderly. J. Am. Geriatr. Soc. 32 (10)；769-774, 1984.
28) Roessmann, U.：Idiopathic orthostatic hypotension. Arch. Neurol. 24 (6)；503-510, 1971.
29) 佐藤　広："心疾患以外の各種疾患と心拍変動". 心拍変動の臨床応用. 林　博史 編集. 東京. 医学書院. 1999, p 119-135.
30) Schatz, I.J.：Orthostatic hypotension. Arch. Intern. Med. 144 (5)；1037-1041,

1984.
31) Schatz, I.J. : Orthostatic hypotension. 1, functional and neurorogical causes. Arch. Intern. Med. 144 (4) ; 773-777, 1984.
32) Schatz, I.J. : Orthostatic hypotension ; diagnosis and treatment. Hosp. Pract. 19 (4) ; 59-69, 1984.
33) Sharpey-Schafer, E.P. : Absent circulatory reflexes in diabetic neuritis. Lancet 1 ; 559-562, 1960.
34) Shimada, K., Kitazumi, I., Ogura, H., et al. : Effects of age and blood pressure on the cardiovascular responses to the Valsalva maneuver. J Am. Geriatr. Soc. 34 (6) ; 431-434, 1986.
35) Shimada, K., Kitazumi, T., Sadakane, N., et al. : Age-related changes of baroreflex function, plasma norepinephrine and blood pressure. Hypertension 7 (1) ; 113-117, 1985.
36) Stead, E.A., Ebert, R.V. : Postural hypotension. Arch. Intern. Med. 67 ; 546-562, 1941.
37) 田中信行・他：新しい観点からの自律神経機能検査. 自律神経 14 (2) ; 58-65, 1977.
38) 田中信行・他：Shy-Drager症候群の起立性低血圧の発現機構と高血圧発症の可能性について. 自律神経 14 (4) ; 188-196, 1977.
39) 田中英高, 竹中義人, 小西和孝, 美濃 眞：小児起立性調節障害における－作動性交感神経活動について. 自律神経 24 (1) ; 58-63, 1987.
40) 寺脇　保・他：OD児の体位変換による血圧と脈波の態度. Clinical Report 11 ; 11-15, 1970.
41) Thomas, J.E., Schirger, A., Fealey, R.D. : Orthostatic hypotension. Mayo Clinic Proc. 56 (12) ; 117-125, 1981.

（宇尾野公義, 田中　潔, 永田勝太郎, 本田龍三, 楊　俊哲, 田中信行, 堀田正之, 田中英高, 小松健次）

第 5 章

循環動態

　OH は従来 shock 症候群のなかに入れて論じられるごとく，その循環動態の中心は起立時の心臓への静脈還流の減少と心拍出量の減少，脳血流の減少，系統的末梢血管抵抗の変化が主体である。

　筆者らは，かつて起立試験による血圧，脈拍の時間的変動を心臓交感神経の inotropic, chronotropic 作用により検討を試みた。循環動態を検討するために，連続血圧測定装置（GP-303　S型，Paroma 社）と NCCOM (noninvasive continuous cardiac output monitor, Bomed 社）を使用した。さらに，自律神経系の障害部位を推定するために各種自律神経機能検査（ルーチン検査は COLIN, CBM-3000 の装着下）を施行した。

　IOH 80 例について，起立後血圧が最低に達するのに要する時間をみると，起立後 1〜2 分で最低に達するグループ（I型，起立直後型，immediate type）23 例（29％）と，起立 10 分前後で最低に達するグループ（II型，起立遅延型，delayed type）19 例（24％）があり，大体 2 ヵ所にピークがあることがわかった。また，その中間型ともいうべきグループがあることがわかったが，この中間型は時間の経過とともに半数は変化するようである（図 7）。

　起立試験により，脈拍の増加が 1 分間 21 以上のもの 34 例を検討すると，血圧の変動と同様に起立直後と起立 10 分前後にピークがあるようである（図 8）。

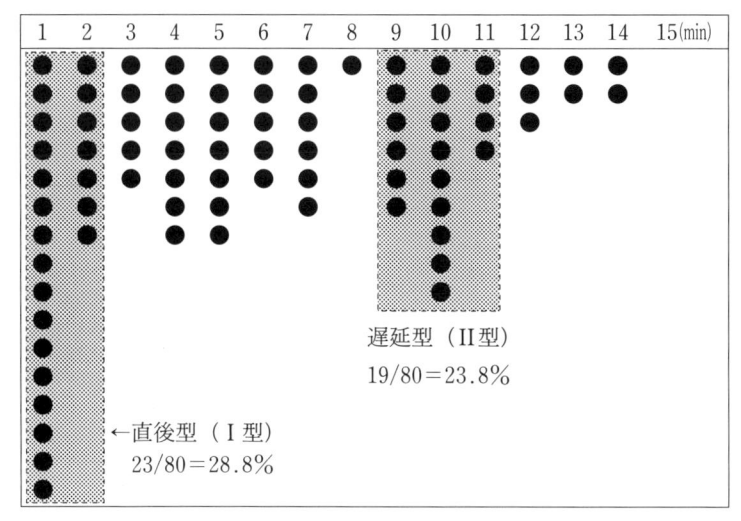

図7　起立時の最低血圧に達する時間（IOH の 80 例）

遅延型（Ⅱ型）
19/80＝23.8%

←直後型（Ⅰ型）
23/80＝28.8%

　近年，Streeten（1992[33]，2000[35]）らは，この delayed type は起立後 10 分以上で起立性血圧低下を起こすものを指し，強い虚弱者であり，しばしば加療を必要とする疾病を有し，循環血液量が減少しているものが多いという．また，この delayed type は MSA，hypocortisolism のこともあるという（Streeten, 1998）[34]．

　起立試験による血圧と脈拍の変動の同期性を個々の症例で検討してみると，起立直後型 20 例中，これと同期して脈拍が増加する型（図 9）は 5 例（25%）に過ぎない．こうした例では，代償性 chronotropic response があっても，血圧は下降している．これは代償性神経反応が作動しても，心拍数が増加しすぎて拡張期の心室充満が不十分になるために心拍出量は増加せず，また，血管収縮も不十分であり，Schellong の Hypodyname Form になると考えられる（永田[28]，Honda[14]）．

　また，起立試験により収縮期圧と拡張期圧の両者が下降し，脈拍増加のないもの，すなわち chronotropic，inotropic の圧反射性心臓交感神経作用の両者に障害があると考えられるものは，IOH 80 例中 40 例（50%）であり，他の半数は図 9 に示すような型で，chronotropic，inotropic 両作用の障害の程度に差があると考えられた．

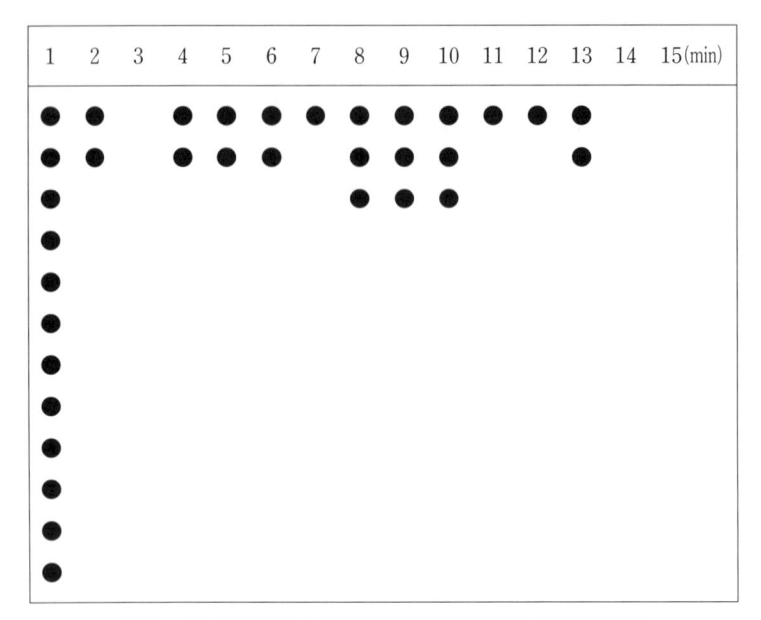

| | 1 | 2 | 3 | 4 | 5 | 6 | 7 | 8 | 9 | 10 | 11 | 12 | 13 | 14 | 15(min) |

図8　起立時の最大脈拍数に達する時間（IOH 34例）

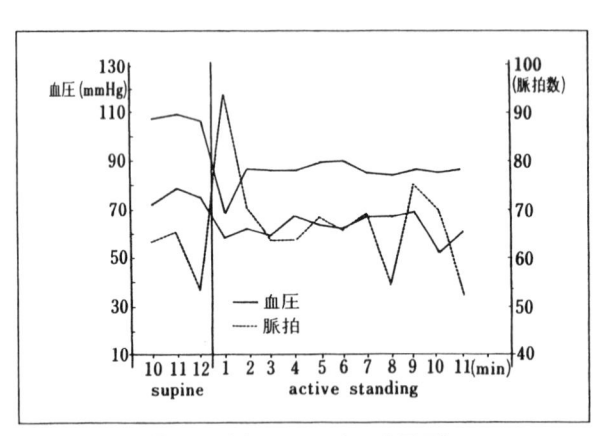

図9　症例：IOH（76歳男子）

起立直後型10例が治療の経過により，どのように変化していくかを検討してみると，約半数が次第に起立遅延型に変化している。これについては，OH治療が起立直後型に影響を及ぼしている可能性も考えられる。

1. 自律神経反射

　IOHの起立直後型10例，遅延型11例について，Valsalva maneuverのovershoot, carotid occlusion, handgrip, 暗算試験，寒冷昇圧試験を行ったところ，両群間に有意差を認めなかったが，過換気テストにおいては，起立直後型に血圧不変反応または動揺性反応が多く，血管中枢の機能低下および不安定のものが比較的多かった（χ^2-test, P＜0.025）。IOH 37例（18～59歳）と健康人10例（25～36歳）について，Valsalva maneuverのovershoot, 寒冷昇圧試験，過換気テストを行い両群間に有意差（t-test, P＜0.025）を認めたが，carotid occlusion, handgrip, 暗算試験においては有意差を認めなかった。これらの患者のIOHの原因は，血管中枢の機能低下または不安定，血管中枢より心血管に至る遠心路の機能低下と考えられた（表13）。

2. 内分泌学的検査

　IOHの起立直後型5例，起立遅延型7例について起立試験による血漿レニン活性の動態を検討したが，両者間に有意差はなかった。また，IOH 46例の血漿レニン活性の動態を検討したが，年齢別に検討するために，若年13例（15～39歳），中年23例（40～64歳），老年10例（65～81歳）について調べてみると，加齢によって血漿レニン活性は低下傾向にあり，起立試験による反応も少なくなるものが多いことが示された（図10）。
　IOHの起立直後型9例，遅延型10例について臥床10分後，起立10分後，起立30分後に血漿カテコラミン定量を行った。adrenaline, noradrenalineの起立試験による動態については，両群の間で大差がないようである（図11,

表 13　自律神経機能検査

(1) IOH と健康人との間の相違

IOH (N=37)	Valsalva maneuver overshoot	Carotid occlusion	Handgrip	Mental arithmetic	Cold pressor test	Hyperventilation test
(Type I + Type II) (N=37)	*36.1±15.0 mmHg Valsalva ratio less than 1.0　　　2	12.4±7.7 mmHg less than 5 mmHg　　　13	15.3±11.4 mmHg less than 5 mmHg　　　8	17.4±15.0 mmHg less than 5 mmHg　　　8	Syst. p. *17.0±10.4 mmHg Diast. p. *11.7±6.8mmHg less than 10 mmHg　　　21	B.P. decreased by *8.5±8.9 mmHg less than 20 mmHg　　　28 B.P. fluctuated　　　19
healthy subjects (N=10)	24.9±9.9 mmHg Valsalva ratio less than 1.0　　　0	14.4±7.9 mmHg less than 5 mmHg　　　0	19.0±6.9 mmHg less than 5 mmHg　　　0	14.8±6.5 mmHg less than 5 mmHg　　　1	Syst. p. 26.0±13.0 mmHg Diast. p. 20.2±10.0mmHg less than 10 mmHg　　　2	B.P. decreased by 25.6±6.6 mmHg less than 20 mmHg　　　0 B.P. fluctuated　　　3

(*t-test $P<0.025$)

(2) IOH の直後型と遅延型の相違

IOH (N=37)	Valsalva maneuver overshoot	Carotid occlusion	Handgrip	Mental arithmetic	Cold pressor test	Hyperventilation test
Type I (immediate type) (N=10)	disappearance of overshoot　　1 34.0±20.8	negative pressor reaction　　4 7.5±4.9	negative pressor reaction　　4 14.5±12.1	negative pressor reaction　　0 19.7±5.6	decreased　　9 Syst. 14.5±12.3 Diast. 9.5±6.0	hypofunction and instability of the vasomotor center 9/10(90%)*
Type II (delayed type) (N=11)	disappearance of overshoot　　1 40.0±21.3	negative pressor reaction　　1 13.2±6.8	negative pressor reaction　　2 14.5±6.9	negative pressor reaction　　2 15.0±8.2	decreased　　7 Syst. 11.4±11.6 Diast. 7.7±6.5	hypofunction and instability of the vasomotor center 8/11(73%)

(*x^2-test $P<0.025$)

図 12)。これらの症例については前述のごとく，DHPG と VMA の同時測定が望ましい。

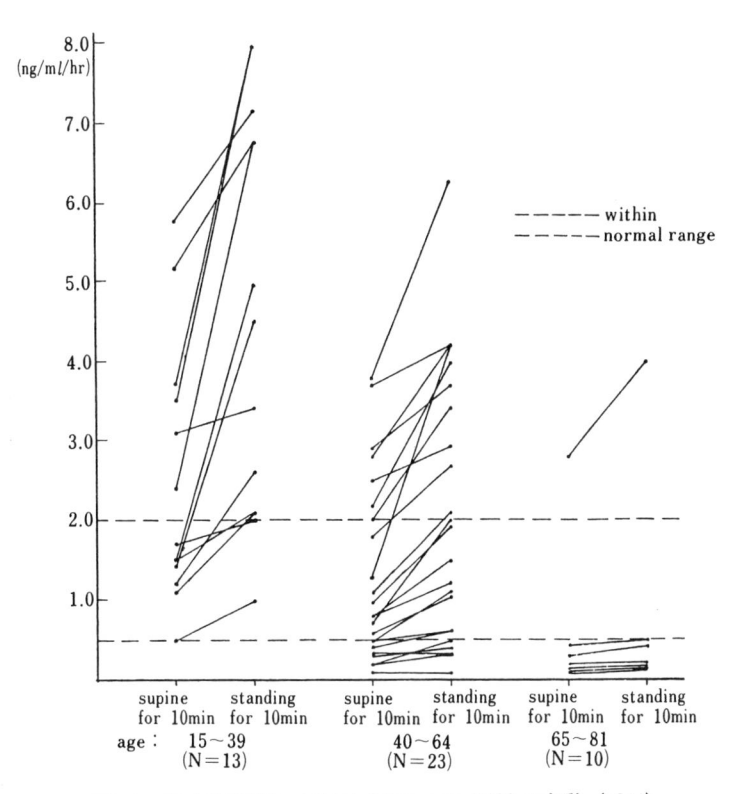

図10　起立試験時における血漿レニン活性の変動（IOH）

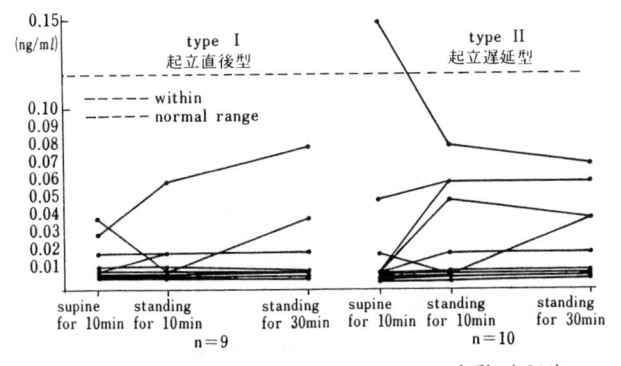

図11　起立試験時の血漿アドレナリンの変動（IOH）

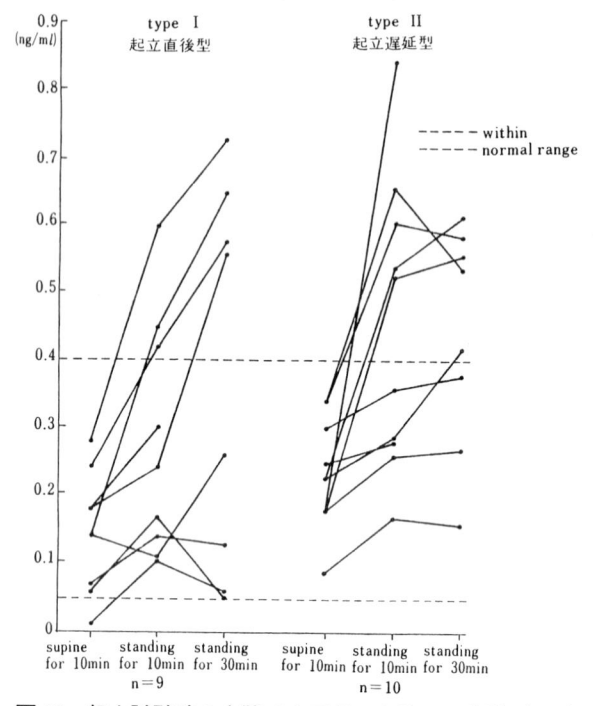

図12 起立試験時の血漿ノルアドレナリンの変動 (IOH)

3. 起立試験に伴う循環動態

体位変換による1回心拍出量 (stroke volume: SV, 1回心拍出係数に換算 stroke index: SI), 心拍数 (heart rate: HR), 分時心拍出量 (cardiac output: CO, 心係数に換算 cardiac index: CI), 全末梢血管抵抗 (systemic vascular resistance: SVR) の変化を健常対照群 (23例) と OH の起立直後型 (14例) と起立遅延型 (14例) について比較検討した (図13) (noninvasive continuous cardiac output monitor, Bomed 社を使用)。

SI は起立遅延型で大きく減少し ($P<0.001$), HR は起立直後型でより大きく増加する傾向があり ($P<0.01$), CI は起立直後型でほとんど変化せず, こ

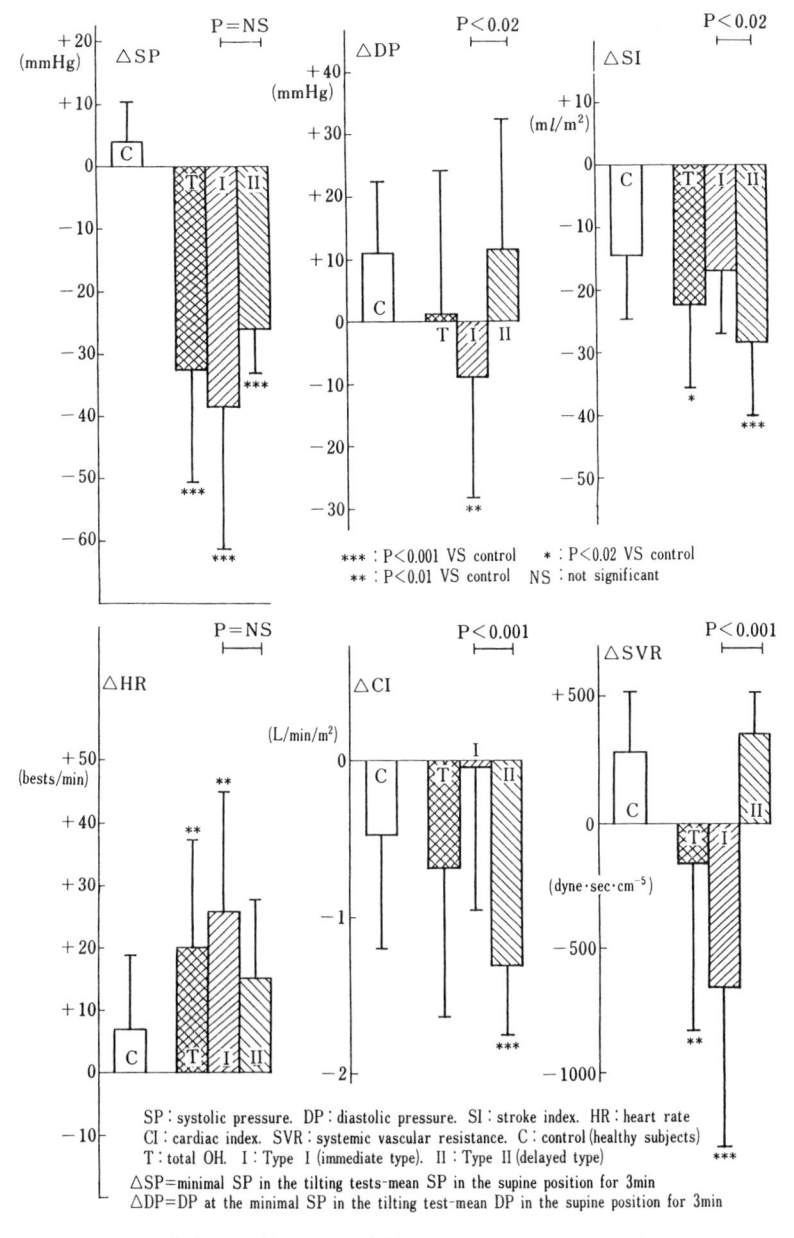

図13 起立試験時の循環動態の変動 (永田[28])
healthy subjects (control): 23. IOH: 28 (type I; 14, type II; 14)

れはOHをHRで代償して，辛うじてCIを保つものと考えられる。

CIは，起立遅延型では減少が認められ（P＜0.001），これはOHの心拍数代償不能によるものと考えられ，両型間には有意差があった（P＜0.001）。

また，SVRは起立直後型で大きく減少し（P＜0.001），HRで代償されると考えられ，起立遅延型ではむしろ増加し，HRで代償する必要がなく，1回心拍出量（心力）で代償されると考えられ，両型間には有意差があった。つぎに，baroreflexの障害部位を推定するために，各種自律神経反射（Valsalva maneuverのovershoot, carotid occulusion, handgrip, 暗算試験，寒冷昇圧試験，過換気テスト）を施行したが，起立直後型と起立遅延型との間には過換気テストを除いては有意差がなく，血圧低下反応そのものが早いか遅いかということの差によるものと考えられた。

また，過換気テストでは，起立直後型における血管中枢の機能低下，または不安定状態が遅延型に比して多かった（P＜0.025）。この遅延型も，本来は自律神経反射障害によるものと考えられるが，それが起立直後の反動によるものなのか，またはこの型では起立負荷後の心係数の低下が，直後型に比して有意に低い（図13）ことを考慮すると，血管中枢から末梢血管に至る遠心性交感神経の障害よりも，心臓交感神経の障害のほうが，より大であると考えねばならない場合もあるようである。ともあれ，現時点では起立遅延型は直後型に比してslow reactionというよりほかない。

筆者らはOHの直後型と遅延型について，血漿カテコラミン，血漿レニン活性の起立試験による動態を検討したが，この点では両型間に有意差を認めなかった。

また，IOHにおける自律神経反射について，起立試験による血圧，脈拍の変動をchronotropic or inotropic responseという心臓交感神経作用により説明を試みたが，これは自律神経機能の一側面を捉えた考察に過ぎない。今後，別の方法による検討の成果に期待するものである。

正常人において臥位から立位に体位変換すると，通常下肢に約200 ccの血液が移行し，最大500 ccの血液が同時に移行しうるとされている。また，全血液量の55％が胸腔以下にあり（Rieckert[30]），OHの起立時収縮期圧低下20 mmHgを一時的に回復するには700〜800 ccの血液を一時的に注入せねばな

表14 循環血液量,循環血漿量 (N=20)

例　数	血液量 (cc/kg)	血漿量 (cc/kg)
起立性低血圧 (M±SD)	106.8±31.5	57.5±16.4
健康人 (M±SD) (柴田による)	82±8	45±4

(本多・他,1968)[13]

らないという人もあり,OHを防ぐには1000 ccの血液を注入したとの報告もある (Stead[32])。近年,Cowingsら[8]は体血液量の約70%が静脈系に存在し,起立時に身体上部から静脈血の約700 ccが深い内部,そして,脚の筋肉内静脈に移行し,200 ccが骨盤内,臀部に広く移行するという。そして,起立時の心拍出量の減少は25%以上を病的とするという (Bickelmann[5])。

ところで,循環動態の調節不全は立位と同様に,臥位においても当然あらわれるであろうことが推察されるが,筆者の成績では循環血液量,循環血漿量は臥位においてわずかに増加傾向にあり (症例の約70%),10%において減少傾向を認めた (本多,1968[13]) (表14)。また,同時期に,Bannisterら (1969)[3]らが,測定方法は異なるが4例中3例に循環血液量,循環血漿量の増加傾向を認め,1例に減少傾向を認めている。しかし,この減少傾向を認めた1例は早朝測定したものよりも,夕方測定したもののほうが0.61 l 増加していたという。そして,この血液量の上昇は視床下部,副腎機能における日内リズムが起立不耐性を改善するものと考えた。

筆者らの症例は,一過性OHが60%,慢性OHが40%の比率であった。また,循環血液量,循環血漿量は,起立試験により12例中3例において13～19%の病的減少を示した (正常者7～8%) (表15)。

Ibrahimら[16]は,慢性OHに臥位で8例中7例に循環血液量の減少傾向を認め,この減少と起立性血圧低下とは相関があるという。また,彼らは,adrenergic blocking agentを生体内投与すると循環血液量が増加することを認めながらも (Weil[38]),この循環血液量の減少の原因は不明であるという。これに対しBannisterら[2]は,循環血液量減少例は重症で起立性失調が強く,長期に臥床している症例であるという。また,OH患者の循環血漿量と拡張期

表15 循環血液量および循環血漿量の体位変換の効果

症例	年齢	循環血液量			循環血漿量		
		臥位 (cc)	立位 (cc)	臥位と立位の差 (cc)　　(％)	臥位 (cc)	立位 (cc)	臥位と立位の差 (cc)　　(％)
1	58	4635	4545	－ 90 （－ 2）	2550	2500	－ 50 （－ 2）
2	27	6250	6913	＋ 663 （＋11）	3249	3001	－248 （－ 8）
3	21	7040	7244	＋ 204 （＋ 3）	3456	2781	－675 （－20）
4	39	6275	5054	－1221 （－19）	3204	3121	－ 83 （－ 3）
5	17	7381	6407	－ 974 （－13）	1781	1491	－290 （－16）
6	17	3066	2562	－ 504 （－16）	1750	1950	＋200 （＋11）
7	48	2870	3196	＋ 326 （＋11）	3449	3548	＋ 99 （＋ 2）
8	22	5600	5398	－ 202 （－ 3）	2798	2699	－ 99 （－ 4）
9	47	7721	7664	－ 57 （－ 1）	4549	4602	＋ 53 （＋ 1）
10	21	6404	6729	＋ 325 （＋ 5）	3751	3972	＋221 （＋ 6）
11	29	7710	7155	－ 555 （－ 7）	4008	3648	－360 （－ 9）
12	16	6551	6509	－ 42 （－ 1）	3927	3989	＋ 62 （＋ 2）

カッコ内は％　　　　　　　　　　　　　　　　　　　　　　　　（本多・他，1968）[13]

圧は逆相関（P＜0.02）があり，血液量減少のOHは起立により拡張期圧が上昇し，正常血液量のOHは拡張期圧が減少傾向にあるという（Jacob[17]）。

Mader[26]は，循環血液量の増加は，低血圧が持続するとvasopressinの遊離，レニン・アンジオテンシン-アルドステロン系の活性化が起こり，また，毛細管レベルにおける圧が減少すると，毛細管血流の変化が起こり，腸管体液の吸収が増加し，循環血液量が増加するという。

Magriniら[27]は，9人のIOHの臥位における循環動態を詳細に分析し，心肺循環量/総血液量の低下は低い心室充満圧と末梢血管内の血液貯留のために，二次的に心肺循環量が減少し，1回心拍出量/心肺循環量の減少は，心臓交感神経障害のためであるという。また，末梢血管抵抗に関しては，head-down tiltの場合は臥位安静時の逆になるという。

血液粘性の変化はhead-up tiltで正常血圧反応を伴うvenous pooling groupで，起立性頻脈を伴うものに増加しているという（Yamanouchi[39]）。

筆者らのウサギを使用しての頸部交感神経切断実験，神経節遮断剤（tetra-ethyl-ammonium bromide，TEA）による交感神経遮断などの実験では，循

表16 ウサギの循環血液量，循環血漿量への影響

症例	体重 (kg)	血液量			血漿量		
		切断前 (ml/kg)	切断後 (ml/kg)	増加率 (%)	切断前 (ml/kg)	切断後 (ml/kg)	増加率 (%)
a．頸部交感神経切断の影響							
1	3.2	89.4	113.8	+27.3	50.0	64.1	+28.2
2	3.0	87.0	166.0	+91.0	50.7	96.0	+89.3
3	3.0	93.0	99.5	+ 7.0	59.3	60.7	+ 2.4
4	3.5	83.0	79.1	- 4.7	48.9	51.4	+ 5.1
5	3.5	97.0	95.0	- 2.1	56.3	57.4	+ 2.0
b．神経節遮断剤（TEA）の影響							
1	3.0	77.7	105.7	+36.0	43.6	57.3	+31.5
2	3.7	93.0	99.7	+ 7.2	48.1	54.9	+14.1
3	3.2	125.0	111.5	-10.8	70.0	66.9	- 4.4
4	3.1	80.3	95.1	+18.4	47.4	70.0	+47.7
5	3.3	104.0	133.1	+28.0	62.1	78.8	+27.0

症例1～3．30 mg（TEA），4～5．20 mg（TEA）　　　（本多・他，1968）[13]

環血液量は10例中7例に増加し，循環血漿量は10例中9例に増加していた（表16）。ところで，前述の循環血液量，循環血漿量の起立による病的減少（表15）については近年はEvans blue法とimpedance plethysmographyを用いて検討しているようであるが（Brown[7]），我々はかつてこの微小循環について毛細血管の透過性実験を試みたところ，水分漏出，蛋白逸出ともに著明に亢進していた（表17）。これには毛細血管の脆弱性も考えていた（Honda[14]）。最近，この毛細血管透過性に心房性ナトリウム利尿因子が関与し，アルブミンの毛細血管透過性を増加させるとの報告がある（Lockette[24]）。そして，宇宙飛行適応症候群（space adaptation syndrome）の浮腫形成に寄与すると仮定した。OHの腎機能検査で，RPF（renal plasma flow）が臥位において11例中7例に増加していた（表18）。また，Lewisら（1967[23]）は，RPFが立位よりも臥位において増加していることを認めている。このため，筆者らは，ウサギを使って視床下部交感神経破壊実験を行い，心拍出量，RPFの影響をみたが，心拍出量は平均44％に減少を認めた（表19）。

表17 毛細血管透過性臨床実験（Landis法）

症例	1	2	3	4	5
a. 健　康　人					
水分漏出（ml）	2.2	16.5	5.4	5.2	0.7
蛋白逸出（gm）	0.13	0.61	0.18	−0.14	−0.02
b. 起立性低血圧					
水分漏出（ml）	24.7	21.2	15.4	21.6	10.0
蛋白逸出（gm）	1.17	2.29	1.18	1.02	0.83

(本多・他, 1971)[14]

表18 腎機能検査

症例	年齢	性別	PSP (%) (15分値)	Urea-N (mg/dl)	RPF (ml/min)	GFR (ml/min)
1	35	女	35	12.9	856.7	85.9
2	23	男	30	14.5	1668.6	97.4
3	29	男	35	3.7	983.3	156.0
4	36	女	25	10.6	472.2	85.5
5	31	女	35	3.7	531.8	80.4
6	18	男	30	11.1	662.4	89.5
7	35	女	20	6.4	463.7	81.7
8	12	男	35	7.1	693.2	185.8
9	13	男	40	1.1	768.0	225.6
10	54	男	25	13.3	809.6	132.9
11	27	女	20	19.8	335.5	73.8

(本多・他, 1968)[13]

　RPFは, 手術侵襲があるとはいえ, 5例中1例に減少を認めたのみであった（表20）。また, 動物実験で腎臓交感神経を切断すると10～20%RPFが増加するという。この動物実験の結果とOHのRPFの増加との相違は多分動物実験の手術侵襲のためであろう。

　ところで, 心拍出量の減少は, 交感神経中枢の興奮性低下によるものであろうか？

　視床下部交感神経破壊実験による心拍出量から推察すると, 心拍出量の減少はおそらく交感神経中枢の興奮性低下と心臓交感神経の興奮性低下と, 末梢交

表19 ウサギにおける視床下部交感帯破壊実験の心拍出量に及ぼす効果

症例	心拍出量 (l/min)		減少値 (%)
	破壊前	破壊後	
1	2.03	1.06	47.8
2	3.43	1.22	64.4
3	2.60	2.06	20.8
4	3.36	1.34	60.1
5	3.94	2.98	24.4
平均値	3.07	1.73	43.6

(本多・他, 1968)[13]

表20 ウサギにおける視床下部交感帯破壊実験の腎血漿流量に及ぼす効果

症例	腎血漿流量 (ml/min)		減少値 (%)
	破壊前	破壊後	
1	43.7	45.0	＋ 3.0
2	60.2	34.7	－42.4
3	59.2	65.5	＋10.8
4	33.2	35.5	＋ 7.0
5	32.3	32.5	＋ 0.6

(本多・他, 1973)[14]

感神経緊張低下による静脈還流の減少によるものと考えられる。

Botticelli ら[6]は, chronotropic または inotropic の交感神経心臓作用の欠如が OH の重要な役割をなし, 心拍数の固定が起こるというが, 彼らの症例はむしろ played dead reaction とでもいうべきものであろう。

では, なぜに心拍出量が減少するにもかかわらず RPF が増加するのであろうか。それは心拍出量の減少程度よりも, 腎臓交感神経緊張低下による腎血管の末梢抵抗の減少程度のほうが大であると考えればおそらく理解できよう。

RPF が起立により減少することは, すでに報告があるが (Lewis, 1967[23]), 筆者の経験では, 起立により減少しない3症例がある。また近年, renal autoregulation の概念が発表になっているが, OH の領域でも今後問題

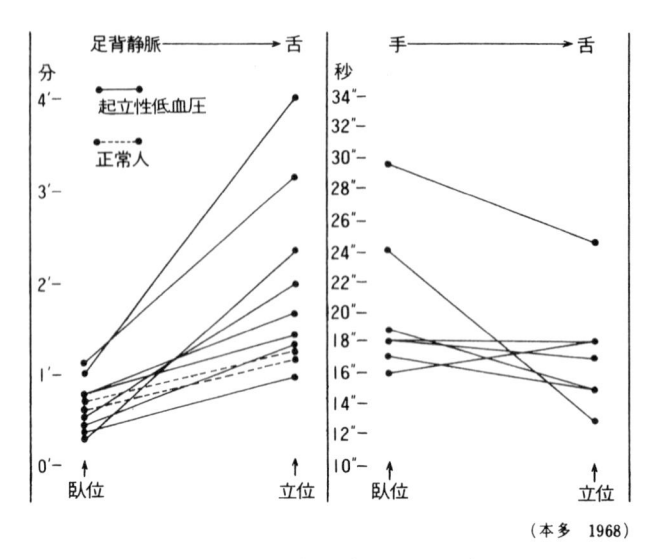

図14 循環時間（Decholin法）

になる可能性がある（Ott[29]）。

また，下腿より舌までの循環時間をDecholin法で測定してみると，OH群では起立により著明な延長を認めた。これは起立時に身体下部に血液貯留を起こすためと考えられる（図14）。

OHの網膜中心動脈圧は，上腕動脈圧と平衡関係をもつことはBickelmann[5]が述べたが，筆者らの成績では，網膜中心動脈圧の病的下降を示すものは脈拍数が起立により病的に増加する傾向にあった（本多，1968[13]）。

中枢性血圧調節機構について，日本では1950年代の筆者らの報告があるが（本多，1958[12]），当時血圧に関する中枢は大脳皮質，辺縁系，視床下部，橋，延髄と，多くの部位が指摘されており，ここでは中枢性血圧調節機構の新しい考え方として熊田ら[21-22]の発表したものを紹介しておく。

彼らの説によれば，延髄内の神経組織は血管収縮性交感神経と心臓交感神経に対する緊張性放電を生じ，同時に動脈の圧受容体や，他の受容体から入力を受けて反射を仲介する。その局在と，その基礎をなす神経機構は一世紀前より心臓血管生理の中心的問題となっている。彼らの研究においては，心臓血管調節における吻側延髄腹外側部（rostral ventrolateral medulla：RVLM）の役

割が示された。

　第1に動物実験と延髄スライス標本の結果から，RVLMの神経細胞よりペースメーカー電位を生じ，交感神経の緊張性放電を生じる。

　第2に，RVLMは動脈圧受容体または化学受容体のような末梢に源を発する多様なインパルスを受ける。また，中心灰白質，視床下部核などの中枢性の興奮性入力を交感神経節前ニューロンに送って，心臓，血管の交感神経活動を調節する。

　RVLMは尾側延髄腹外側部（caudal ventrolateral medulla：CVLM）などの中枢部位のバックアップにより血管運動中枢の機能を果たす。

　第3に，RVLMは多様な化学的刺激にも応答することが知られており，上記の神経性ならびにこの化学的因子による情報を統合し，脊髄の中間外側核にある交感神経節前ニューロンに出力を送って心臓，血管の働きを修飾する。

　以上のごとく，RVLMは心臓血管調節において中心的な役割を果たしており，まさに延髄血管中枢の名前に値する。

　図15はこれらの動脈圧受容器反射の中枢経路の模式図であるが，インパルスを受ける場所は孤束核（nucleus tractus solitarii：NTS）である。なお，Isaac[15]もまたcarotid sinusからの求心性インパルスは舌咽神経（glossopharingeal nerve）を経てNTSに入ると指摘しており，大動脈弓や大血管からの迷走神経のインパルスもNTSに入っていくという。

　前述した筆者らの施行しているcarotid occlusionは，carotid sinus部を直接に圧迫するのではなくて，頸動脈分岐部より下の一側の総頸動脈の血流を術者の指で止めることである。このcarotid sinusの血液による抑制を除去したインパルスがNTSに入り，つぎに抑制中枢といわれるCVLMに働き，RVLMの抑制をとり，そのためRVLMの刺激となると考えられ，ついで交感神経節前ニューロンに出力を送って心臓，血管の働きを修飾すると考えられる。これらの理論はすでにAppenzeller[1]らも認めているようである。従って我々のcarotid occlusionの操作結果は健常人では昇圧反応をもたらす（表13）。

　現在，弧束核ニューロンはCVLMニューロンに興奮性入力を与え，その伝達物質はグルタミン酸と考えられ，次いでCVLMニューロンがRVLM

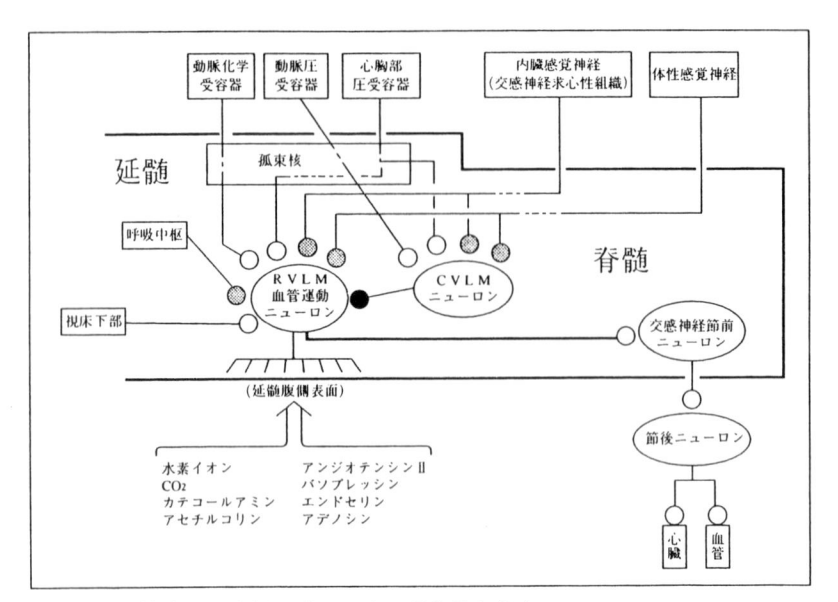

図15 心臓血管中枢の機能構成に関する現代的な考え
心臓血管中枢への神経性入力および延髄腹側表面への化学性入力は，主要なもののみを記入した．○は興奮性，●は抑制性，◎は両者の混在または性質不明のシナプス性入力を表わす．
RVLM：rostral ventrolateral medulla, CVLM：caudal ventrolateral medulla
(熊田[21)22)]より許可引用)

ニューロンを抑制するが，その伝達物質はGABAであるといわれている。
　竹内[36)]は，圧受容器からの求心性神経繊維の第1次シナプスは，NTSまたはこの近傍に存在し，この第2次ニューロンは延髄の中央付近から尾側にかけて正中部位に存在し，主として多シナプス結合をしているという。ここを減圧野とよび，電気刺激により血圧下降，徐脈および自発性血管運動神経活動の低下を起こすという。しかし，熊田らはこの減圧野は場所的には前述のCVLMと一致するという。
　強い精神的ストレスを伴う，ひどいOHの初期の血圧下降は，amygdalaから視床下部に向かうsympathetic cholinergicの上行性のインパルスが関与すると考えられるが，結局，このインパルスも皮質を介して遠心性にNTSに入ると考えられている（Tanaka[37)]）。しかし，視床下部を中継しないという人

もある（Benarroch[4])。

　場所的に血管中枢と重複している呼吸中枢からは，おそらくもっとも大きな影響を受けていると思われ，両者の相互作用は幾多の研究で知られている（Benarroch[4])。

　また，Korner[20]は，中枢神経のすべてのレベルは神経性心臓脈管調節の局面において実際上は関与していることがわかり，心臓調節と関係する中枢神経機構は，末梢循環を調節するものとはっきりつながっていることが明らかになったと述べている。OHの脳循環自動調節能について，Johnsonら（1976)[18]によると，起立時収縮期圧低下は起立時70 mmHg以上ではautoregulationが働いており，心配ないという。その後，Bannisterら（1992)[2]はautonomic failureと多系統萎縮症を合併する5人の患者について検査し，autoregulationが収縮期圧60 mmHgに下降するのに維持されていることを発見し，正常被験者においても，autoregulationが80 mmHg以下で障害されていることを発見した。そして，自律神経障害のあるOH患者においてOHの症状がなく，起立性血圧が下降するものは，低血圧に対して著明な耐性を持っていると考え，また，自律神経障害がよくなるとautoregulationが変化することを述べている。

　近年，米国ではPOTSの概念が拡がり，これに伴いautoregulationの研究も細分化されるようになった。

　autoregulationには，筋原性，代謝，神経因子が関与し，脳灌流も血圧のみでは説明できず，それにはautoregulationの機序が働いており，血圧と脳血流との間には非直線的相関があるという。そして，筋原性は平滑筋に関係する代謝調節からなり，神経調節により修飾されるという。

　平滑筋に関する代謝異常は局所の微小循環変化（H^+，K^+，Ca^{2+}，鉄，アデノシン，浸透圧の変化）と内皮細胞因子（thromboxane A, endothelinとその誘導物質，constritor factor，一酸化窒素，血小板凝集抑制因子）が関係するという。また，脳血流にはCO_2が強く影響を及ぼし，高炭酸ガス血症は脳血流を増加し，低炭酸ガス血症は脳血流を減少するという。また，神経性因子の影響としては，血管収縮性の神経伝達物質のnorepinephrine，neuropeptide Yの遊離によって血流が調節されている（Low[25])。日本では，後藤

(1974[9]), 1975[10]) らが Shy-Drager 症候群の起立時の脳虚血症状は，灌流圧の著明な低下というよりも autoregulation の障害のためといっている。

また，最近，脳 SPECT の研究が進み，OH では両側前頭葉領域における起立による脳灌流の低下を認め，これは起立中における血管反応の適応不良のためと考えられている（Hayashida[11]）。

我々は近年，46歳女性のアルコール依存症＋OH の患者で脳 CT で両側前頭葉萎縮を認め，また，精神発汗定量で non-responder に近い症例を経験しているが，これからの領域と考えられる。

文　献

1) Appenzeller, O., Oribe, E. : "Testing autonomic reflexes" The Autonomic Nervous System. 5th ed. Appenzeller, D. and Oribe, E. ed. Amsterdam. Elisevier. 1997. p.671-710.
2) Bannister, R., Mathias, C.J. : "Management of postural hypotension" Autonomic Failure. 3rd. ed. Bannister, R. et al. ed. Oxford. Oxford Univ. Prss. 1992. p 622-645.
3) Bannister, R., et al. : An assessment of various methods of treatment of idiopathic orthostatic hypotension. Quart. J. Med. 38 (152) ; 377-395, 1969.
4) Benarroch, E.E. : The central autonomic network : Functional organization, dysfunction, and perspective. Mayo Clin. Proc. 68 ; 988-1001, 1993.
5) Bickelmann, A.G., et al. : Hemodynamics of idiopathic orthostatic hypotension. Am. J. Med. 30 ; 26-38, 1961.
6) Botticelli, T., et al. : Circulatory control in idiopathic orthostatic hypotension. Circulation 38 (5) ; 870-879, 1968.
7) Brown, C.M., Hainsworth, R. : Assessment of capillary fluid shifts during orthostatic stress in normal subjects and subjects with orthostatic intolerance. Clin. Auton. Res. 9 (2) ; 69-73, 1999.
8) Cowings, P.S., et al. : Autonomic-feedback training : A potential treatment for orthostatic intolerance in aerospace crews. J. Clin. Pharmacol. 34 (6) ; 599-608, 1994.
9) 後藤文男・他：起立性低血圧における脳循環自動能．臨床神経学 14 (12)；904, 1974.
10) 後藤文男・他：脳循環の autoregulation. 臨床医 1 (3)；56-61, 1975.
11) Hayashida, K., et al. : Maladaptation of vascular response in frontal area of patients with orthostatic hypotension. J. Nucl. Med. 37 (1) ; 1-4, 1996.

12) 本多和雄：Reserpine の中枢作用－ことに中枢性血圧調節機構に対する影響. 米子医誌. 9 (6)；1139-1151, 1958.
13) 本多和雄：成人の起立性低血圧－循環動態を中心にして．Jap. Circ. J. 32；803-811, 1968.
14) Honda, K., Tanaka, K., Kimizima, K., Yo. S., Nagata, K., et al.："Hemodynamics". Modern Orthostatic Hypotension. Honda, K. ed. Torino. Edizioni Minerva Medica. 1997, p 25-40.
15) Isaac, L.：Clonidine in the central nervous system：Site and mechanism of hypotensive action. J. Cardiol. Pharmacol. 2 (Suppl. 1)；5-19, 1980.
16) Ibrahim, M.M., et al.：Idiopathic orthostatic hypotension：Circulatory dynamics in chronic autonomic insufficiency. Am. J. Cardiol. 34 (3)；288-294, 1974.
17) Jacob, G., Biaggioni, I., et al.：Relation of blood volume and blood pressure in orthostatic intolerance. Am. J. Med. Sci. 315 (2)；95-100, 1998.
18) Johnson, R.H.：Orthostatic hypotension in neurological disease. Cardiology 61 (Suppl. 1)；150-167, 1976.
19) Johnson, R.H., et al.：Autonomic failure with orthostatic hypotension due to intermediolateral column degeneration. Quart. J. Med. 35 (138)；276-292, 1966.
20) Korner, P.I.："Central nervous control of autonomic cardiovascular function." Handbook of Physiology (2). The Cardiovascular System. 1. Berne, R.M. et al. ed. Maryland. Am. Physiol. Society. 1979. p 691-736.
21) 熊田　衛, 照井直人, 桑本共之：延髄の血管運動中枢について．東女医大誌. 63 (1)；17-25, 1993.
22) 熊田　衛, 桑本共之：心臓血管中枢の局在と神経機構．自律神経 31 (4)；347-350, 1994.
23) Lewis, H.D., Dunn, M.：Orthostatic hypotension syndrome. Am. Heart J. 74 (3)；396-401, 1967.
24) Lockette, W., Brennaman, B.：Atrial natriuretic factor increases vascular permeability. Aviat. Space Environ. Med. 61 (12)；1121-1124, 1990.
25) Low, P.A., et al.：Cerebrovascular regulation in the postural orthostatic tachycardia syndrome (POTS). Am. J. Med. Sci. 317 (2)；124-133, 1999.
26) Mader, S., et al.：Postural hypotension. Geriatric Medicine Today 4 (10)；54-62, 1985.
27) Magrini, F., Ibrahim, M.M., et al.：Abnomalities of supine hemodynamics in idiopathic orthostatic hypotension. Cardiology 61 (Suppl. 1)；125-135, 1976.
28) 永田勝太郎：起立性低血圧, 自律神経 22 (4)；320-330, 1985.
29) Ott, C.E., Vari, R.C.：Renal autoregulation of blood flow and filtration rate in

the rabbit. Am. J. Physiol. 237 (6) ; 479-482, 1979.
30) Rieckert, H. : Hypotonie. Berlin. Spring-Verlag. 1979.
31) Shy, D.M., Drager, G.A. : A neurological syndrome associated with orthostatic hypotension. Arch. Neurol. 2 ; 511-527, 1960.
32) Stead, E.A., Ebert, R.V. : Postural hypotension—A disease of the sympathetic system—. Arch. Intern. Med. 67 ; 546-562, 1941.
33) Streeten, D.H.P., Anderson, G. : Delayed orthostatic intolerance. Arch. Intern. Med. 152 (5) ; 1066-1072, 1992.
34) Streeten, D.H., Anderson, G.H. : The role of delayed orthostatic hypotension in the pathogenesis of chronic fatigue. Clin. Auton. Res. 8 (2) ; 119-124, 1998.
35) Streeten, D.H., Thomas, D., Bell, D.S. : The roles of orthostatic hypotension, orthostatic tachycardia, and subnormal erythrocyte volume in the pathogenesis of the chronic fatigue syndrome. Am. J. Med. Sci. 320 (1) ; 1-8, 2000.
36) 竹内　享："血圧調節", 機能性心疾患（循環器の臨床）. 東京. 朝倉書店. 1980.
37) Tanaka, H. : Cardiovascular responses to orthostatic stress in children. Sweden. Linköping University. 1994. p 31.
38) Weil, J.V., et al. : Plasma volume expansion resulting from interference with adrenergic function in normal man. Circulation 37 (1) ; 54-61, 1968.
39) Yamanouchi, Y., Jaalouk, S., Shehader, A.A., et al. : Venous dysfunction and the change of blood viscosity during head-up tilt. PACE. 21 (3) ; 520-527, 1998.

（田中潔, 君島健次郎, 山崎迪代, 神田　滋, 永田勝太郎, 楊俊哲, 杉田峰康, 河合康明, 岡田博匡）

第 6 章

頭部循環，head-down tilt と起立性低血圧

　21世紀を迎え，人類による宇宙開発はより一層の進歩を遂げると予想される。地球の生物が宇宙に進出する際に，克服しなければならない問題がいくつかあり，その一つが微小重力である。宇宙の微小重力環境に長時間さらされていると，人体にはさまざまな変化が生じる。心循環系では，体液が下半身から上半身に移動（これを体液の頭方移動という）し，その結果，顔面浮腫，鼻閉，頭痛等の症状が現れる。さらに，地球に帰還した際に，起立位の維持が困難となる OH が多くの宇宙飛行士に認められる。したがって，微小重力負荷による頭部循環動態の変化や OH の発生機序は，宇宙医学の分野において大きな研究テーマとなっている。

　微小重力の研究は，これまで主にスペースシャトル計画の中で行われてきたが，これには莫大な費用と準備に膨大な時間を要するため，十分な研究が行われたとはいい難い。そこで，基礎的なデータは，地上で行われるシュミレーション実験によって集められている。ヒトを被験者とする実験では，水平仰臥位から頭部を6度下げた head-down tilt（HDT）位に姿勢を維持すると，心循環系の変化が微小重力負荷時の変化と類似することが知られている（Kakurin[12]，Nixon[20]）。また，動物実験では，ラットの尾部を懸垂し，30度ないし45度の HDT 位に維持する方法が一般的に用いられている。この項では，こうした実験により得られたデータを中心に，頭部循環動態ならびに

OH 発生機序等について概説する。

1. HDT 負荷による頭部循環動態の変化

　宇宙の微小重力環境にしても HDT にしても，一義的な影響は静水圧の変化として表れる。立位または座位では，頭部は心臓の上方に位置するが，HDT 位になると，心臓とほぼ同じかやや低い位置になる。したがって，立位から HDT 位に姿勢を変えると，静水圧の影響で頭部の血管内圧は上昇する（図16）。一方下半身では逆の効果が表れて，血管内圧は低下する。この圧勾配の変化が体液の頭方移動を惹起する。すなわち，立位では下肢の組織間隙や静脈内に分布していた体液が，上半身に再分配される。その結果以下のような身体症状が，しばしば観察される（Hargens[10]）。
（1）鳥の足現象：下肢が鳥の足のように細くなる。
（2）顔面浮腫：鼻唇溝の消失。
（3）鼻閉：鼻粘膜の浮腫により生じる。
（4）頸周囲径の増加。
（5）頭重あるいは頭痛。

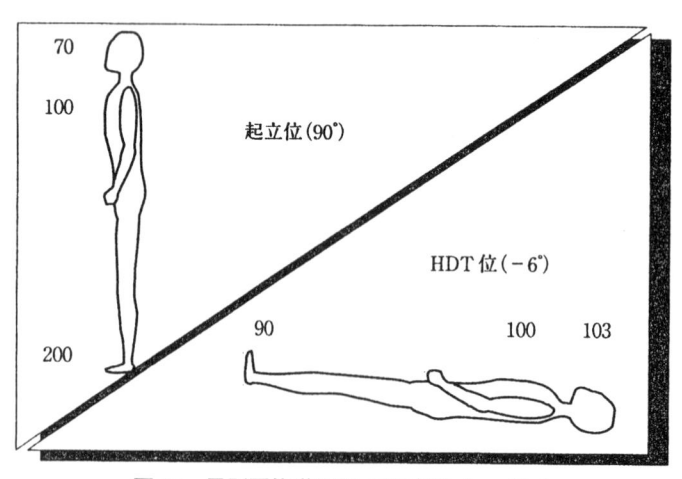

図16　局所平均動脈圧の理論値（mmHg）

これらの中で（5）の発生機序は明確にされていないが，（1）-（4）は体液移動の直接作用によることは明白である。HDTにより下半身から上半身に移動する体液量は，2〜3リットルにも及ぶといわれている。

しかし，頭部循環と一口でいっても，頭蓋骨の外（顔面の皮膚，口腔，鼻等の循環）と内（脳循環）では，様相が異なる。脳循環は，血液－脳関門や強い自己調節機構を有し，体循環の中で特異的な振る舞いをすることが知られている。したがって，HDT負荷時の変化についても，両者を分けて考える必要が有る。そこで以下には，脳循環に焦点を絞って，これまでの研究報告を紹介する。

2．ヒト脳循環動態に及ぼすHDTの影響

立位からHDT位に姿勢を変換することにより血管内圧が上昇するのは，頭蓋骨の外でも内でも変わりがない。しかし，この圧変化に対する血管反応は異なると予想される。何故なら，毛細血管壁の構造や血管平滑筋の機能が，脳組織では他の組織と異なっていて，こうした差違により脳循環の特殊性が発揮されるからである。

微小重力に暴露された時，脳循環がどのように変化するのか，古くより興味の的であった。しかし，脳血流測定には方法論的な制約があり，比較的近年に至るまでこの方面の研究は進展しなかった。1991年，BagianとHackett[1]は，経頭蓋超音波ドップラー法（TCD法）を用いて，宇宙で初めてヒトの脳血流を測定した結果を報告した。それによると，スペースシャトルに搭乗した8人の宇宙飛行士の脳血流速度を，打ち上げの10時間後に測定した結果，著明な変化は認められなかった。ここで問題となるのは，時間経過である。微小重力負荷による循環動態の変化は，時間経過とともに大きく変動することが知られている。しかし，スペースシャトルの任務中に宇宙飛行士が果たすべき役割が多いために，経時的に脳血流の観察を行うことは困難である。そこで筆者らは，米国NASA研究所のHargens博士らと共同研究を行い，HDT実験におけるヒト脳血流速度の変化を観察した。

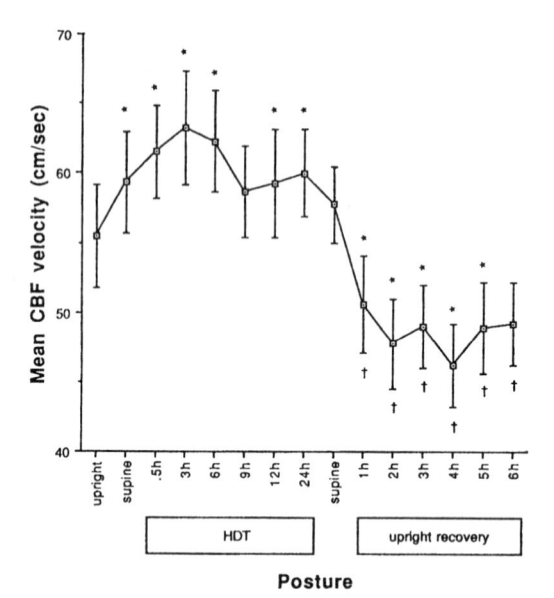

図17　24時間HDT負荷による中大脳動脈血流速度の経時的変化

　始めにHDT負荷直後の急性期の変化を調べるため，体位変換5分後の中大脳動脈血流速度（CBFv）を測定した。その結果，HDT位におけるCBFvは，座位における速度と比べて14％増加し，座位に戻すと対照値に向かって低下することが判明した[16]。次に，CBFvの変化を経時的に観察するために，24時間HDT負荷実験を行い以下の結果を得た（図17）。
（1）CBFvはHDT負荷前には，8例の平均で55.5 cm/secであったが，負荷直後から6時間にわたり有意に上昇した。その間，最高値は63.2 cm/secであり，対照値と比べると14％の増加であった。
（2）HDT開始後9時間から24時間の間は，CBFvは依然高値を示したが，HDT開始直後の値と比べると低下した。
（3）HDT終了後，姿勢を座位に戻すと，CBFvは一度対照値以下に減少し，その後徐々に回復した。
　Freyら[8]による48時間HDT実験においても（2）と同様な結果が報告されている。こうした事実より，HDTによるCBFvの増加は一過性であり，数時間の経過で消失することが示唆される。これは，前述のBagianと

Hackett[1]の報告とも一致する。

　以上述べた研究は、いずれも TCD 法を用いて、中大脳動脈の血流速度を観察したものである。TCD 法では血管径の測定ができないので、血流量の変化は記録できない。そこで近年、SPECT（Satake[22]）、近赤外線分光法（Kawai[17]）を用いてヒトの脳血流量を記録し、体位変換の影響を調べたところ、直後に脳血流量の有意な増加が観察された。これらの事実を総合すると、HDT 負荷直後に脳血流量が一過性に増加することは明らかである。その後、どのような時間経過で、いかなるメカニズムにより元のレベルに復するのか調べることが、今後の検討課題である。

3．動物実験の成績

　実際の微小重力あるいは HDT 負荷時に生じる脳循環動態変化のメカニズムを調べるために、動物モデルを用いた実験が行われている。Florence ら[7]は、レーザードップラー法によりウサギの脳血流量を測定し、放物線飛行（20 秒程度の微小重力環境を得る方法）の最中に、一過性ではあるが脳血流量が増加することを報告した。しかし、HDT 中の脳血流量を動物実験で経時的に記録した報告は見当たらない。

　頭蓋内圧は、脳血流の調節に重要な役割を演じるばかりでなく、宇宙酔いの発生に関与する可能性も指摘されており、宇宙医学の研究において注目を集めている。サル（Keil[19]）、ラット（Kawai[14]）、ウサギ（Doi[6]）を用いた実験で HDT 負荷直後に頭蓋内圧が上昇することが報告されていて、この圧上昇は脳静脈内への血液貯留と、脊髄クモ膜下腔から頭蓋内への脳脊髄液の移動に起因すると考えられる。その後、1 時間以内に頭蓋内圧は基線に向かって低下し始めるが、これは脳脊髄液の吸収による圧調節機構が働いた結果であると推測される。さらに長期間、数カ月から数年にわたり微小重力が継続した場合の変化を調べる必要があるが、実験が困難で実施されていない。

　微小重力負荷により脳浮腫が発生するか否かという問題も、大きな焦点のひとつである。浮腫が軽度な場合、ヒト被験者で非侵襲的に浮腫の存在を立証す

ることは難しい。動物実験では，ロシアの研究者がサルに7日間HDTを負荷した実験で，脳組織に血管周囲浮腫が発生したという報告をした（Kaplansky[13]）。また，ウサギに90度のHDTを負荷したところ，血液脳脊髄液関門が障害を受け，タンパク質が脳脊髄液内に漏出するという報告もある（Wen[24]）。しかし，筆者らがウサギに45度のHDTを8日間負荷した実験では，光学顕微鏡，電子顕微鏡，生体染色，免疫組織化学いずれの方法を用いても，浮腫の発生を検知し得なかった（Shimoyama[23]）。動物の種差や実験条件の違いがあるので，結論を導くには至っていないが，慎重な検討が必要である。ヒトが長期宇宙滞在する際に，もし脳浮腫が発生し，その状態が長時間にわたって持続するのであれば，有効な対応策の開発が不可欠となる。

4．HDTと起立性低血圧

　宇宙から地球に戻ると，再び1Gの環境にさらされる。この時，起立位を維持しようとすると，重力は身体の長軸方向に働く。すると，下肢への血液貯留が起こり，心拍出量が減少する。その結果，心拍数の上昇，脈圧の低下，著しい症例では脳貧血により失神をきたす。

　OHを定量化するために，起立試験（operational stand test）と下半身陰圧負荷（lower body negative pressure, LBNP）の二つの方法が一般的に用いられる。

　起立試験は，被験者を回転テーブルに載せ，仰臥位の状態から頭部の方が上になるように60-70度回転させる。LBNPでは，被験者の下半身を箱（または袋）の中に入れ，箱の中の圧を陰圧にする。血管内外の圧力差が大きくなって，下肢の静脈が拡張し血液の貯留が起こるので，地球上で立位姿勢を維持するのと同様の効果が得られる。LBNPの長所は，無重力状態でも実施することができるので，宇宙飛行中であっても用いることができる点である（図18）。また，被験者により強いストレスを加える必要の有る場合には，二つの方法を併用することもある。いずれの試験でも，血圧，心拍数，心電図，脳血流，下肢の周囲径などをモニターし，起立耐性を判定する。

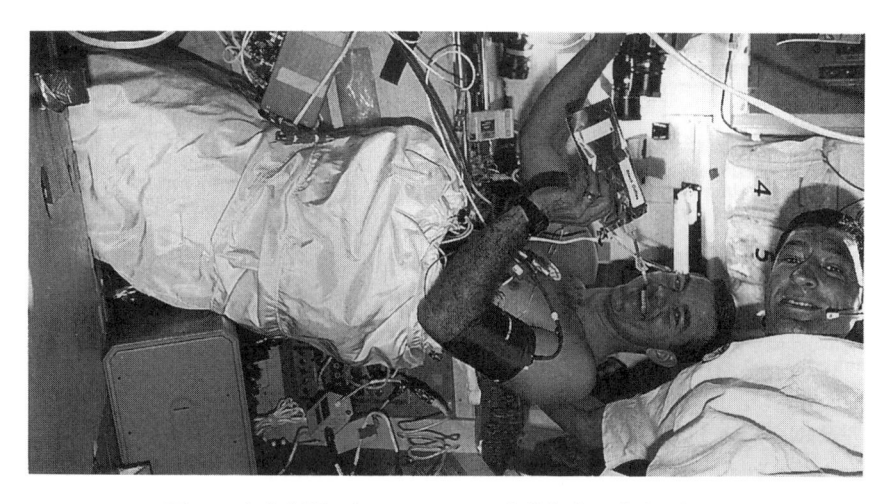

図 18　宇宙空間において，LBNP を施行中の宇宙飛行士

　これらの方法を用いて宇宙飛行あるいは HDT 負荷前後の起立耐性を比較すると，特徴的な変化が観察される。
（1）下肢の周囲径は，起立（あるいは LBNP）の最中に増加するが，その程度は HDT 前と比べて，負荷後には 2 倍程度強くなる。
（2）血圧は，HDT 前には殆ど変化しない（しても一過性）が，HDT 後は起立時に最高血圧と脈圧の持続性低下が認められる。
（3）起立時に圧受容器反射により生じる心拍数の上昇（ΔHR）は，HDT 前と比べて HDT 後では数倍になる。
　また前述のごとく，TCD を用いた測定で，HDT 後には脳血流速度は起立時に低下し，その回復には数時間要することが報告されている（Kawai[15]）。こうしたテストは，著しい心拍数の上昇や血圧の低下，不整脈の出現，悪心やめまい等の自覚症状が表れた場合には，失神前状態（presyncope）であると判定されて中止となる。起立試験では中止に至るまでの時間，LBNP では中止時の陰圧の程度，あるいは陰圧を段階的に負荷するテストでは，陰圧の強さと負荷時間の積により起立耐性が判定される。宇宙飛行や HDT 負荷後には，耐性が低下する（これを起立不耐性とよぶ）例が多い。
　微小重力環境に長時間暴露された時に生じる起立不耐性の原因は，複数の要

因が関与すると考えられている。

　原因のひとつは，循環血液量の減少であり，これは体液移動により生じる利尿効果に起因する。そこでその対応策として，地球に戻る前に1リットルの生理食塩水を摂取する方法が提唱され（Johnson[11]），1984年以降NASAでは，32オンス（約1リットル）の水またはジュースと8錠の食塩剤を帰還前に摂取することを宇宙飛行士に義務づけている。Bungoら[2]によれば，この対応策を行った宇宙飛行士は，17人中1人も失神前状態を示さなかったのに対し，水を飲まなかった宇宙飛行士は，9人中3人が起立不耐性を示したという。

　原因の第2として考えられているのは，圧受容器反射の障害である。心電図のR-R間隔を指標として，頸動脈洞圧受容器の応答を調べたところ，宇宙飛行（Fritsch[9]）やHDT負荷（Convertino[3]）により，反射応答が低下することが示された。この反射応答の低下は，4-5日の宇宙飛行であっても生じ，地球に戻った後10日間も続く場合があるという。こうした事実は，OHの発生と圧受容器反射の障害に有意な関連があることを示唆する。反射応答が低下する機序としては，迷走神経による洞調律の調節不全であるとする説が強いが，これには反論もあり，心電図のスペクトル解析を中心になお議論が続いている。

　第3の原因として挙げられるのは，血管平滑筋の反応性の変化である。HDTや尾部懸垂を負荷した動物から動脈を摘出し，種々の薬物に対する反応性を観察した実験によると，交感神経終末から遊離されるノルアドレナリンに対する収縮反応は，尾部懸垂により低下する（Purdy[21]）。この反応性の低下にはαアドレナリン受容体の活性低下（Delp[5]）とβアドレナリン受容体の活性化が関与すると考えられる。このうち後者は，ヒトの下肢の血管反応においても観察されている（Convertino[4]）。

　いずれもしっかりとした実験事実に基づいて提唱された仮説であるが，いずれかの因子が単独でOHを誘起するという確証は得られておらず，むしろこれらの因子が絡み合って，心血管系に複雑な影響を与えていると考えるのが妥当であるといえよう。

　宇宙からの帰還時にこうしたOHが生じることは，宇宙開発を進める上で極めて重要な問題である。シャトルの着陸時に，起立していられないようで

は，緊急避難さえ困難である。そこで，対応策の開発が必要になってきた。前述のごとく，一定量の水分負荷は効果的であるが，それだけで十分ではない。現在，試行の段階ではあるが，二つの方法が注目されている。一つは遠心法とよばれ，回転により生じる遠心力を利用して，人工的に重力を負荷する方法である。これにより，体液の頭方移動を防ぎ，症状の発現を未然に押さえる。遠心法は，宇宙空間で人工的に重力を生み出す大掛かりな方法であり，理想的ではあるが莫大な費用と高度な技術が必要で，開発には時間を要する。より現実的な第2の方法は，検査法として前述したLBNPを，対応策として用いようとするものである。既に述べたように，LBNPは血液を下半身に引き込む作用があるので，これを宇宙空間で行えば，体液の頭方移動を解消することができる。1日数時間にわたり箱（または袋）の中に拘束されるという短所があるが，簡単で安価な方法である。さらに，箱の中にトレッドミルをおいて，運動と組み合わせてLBNPを行えば，より有効な成果が得られると期待されている。

文　献

1) Bagian, J.P., Hackett, P.：Cerebral blood flow：comparison of ground-based and spaceflight data and correlation with space adaptation syndrome. J. Clin. Pharmacol., 31；1036-1040, 1991.
2) Bungo, M.W., Charles, J.B., Johnson, P.C.Jr.：Cardiovascular deconditioning during space flight and the use of saline as a countermeasure to orthostatic intolerance. Aviat. Space Environ. Med. 56；985-990, 1985.
3) Convertino, V.A., Doerr, D.F., Eckberg, D.L., Fritsch, J.M., Vernikos-Danellis, J.：Head-down bed rest impairs vagal baroreflex responses and provokes orthostatic hypotension. J. Appl. Physiol. 68；1458-1464, 1990.
4) Convertino, V.A., Polet, J.L., Engelke, K.A., Hoffler, G.W., Lane, L.D., Blomqvist, C.G.：Evidence for increased β-adrenoreceptor responsiveness induced by 14 days of simulated microgravity in humans. Am. J. Physiol. 273；R 93-R 99, 1997.
5) Delp, M.D., Holder-Binkley, T., Laughlin, M.H., and Hasser, E.M.：Vasoconstrictor properties of rat aorta are diminished by hindlimb unweighting. J. Appl. Physiol. 75；2620-2628, 1993.
6) Doi, M., Kawai, Y.：Mechanisms of increased intracranial pressure in rabbits

exposed to head-down tilt. Jpn. J. Physiol. 48 ; 63-69, 1998.
7) Florence, G., Lemenn, M., Desert, S., Bourron, F., Serra, A., Bonnier, R., Blanquie, J.P., Charbonne, R., Seylaz, J. : Cerebral cortical blood flow in rabbits during parabolic flights (hypergravity and microgravity). Eur. J. Appl. Physiol. 77 ; 469-478, 1998.
8) Frey, M.A., Mader, T.H., Bagian, J.P., Charles, J.B., Meehan, R.T. : Cerebral blood velocity and other cardiovascular responses to 2 days of head-down tilt. J. Appl. Physiol. 74 ; 319-325, 1993.
9) Fritsch, J.M., Charles, J.B., Bennet, B.S., Jones, M.M., Eckberg, D.L. : Short-duration space flight impairs human carotid baroreceptor-cardiac reflex responses. J. Appl. Physiol. 73 ; 664-671, 1992.
10) Hargens, A.R., Tipton, C.M., Gollnick, P.D., Mubarak, S.J., Tucker, B.J., Akeson, W.H. : Fluid shifts and muscle function in humans during acute simulated weightlessness. J. Appl. Physiol. 54 ; 1003-1009, 1983.
11) Johnson, P.C.Jr. : Fluid volume changes induced by space flight. Acta Astronautica 6 ; 1335-1341, 1979.
12) Kakurin, L.I., Lobachik, V.I., Mikhailov, V.M., Senkevich, YuA. : Antiorthostatic hypokinesia as a method of weightlessness simulation. Aviat. Space Environ. Med. 47 ; 1083-1086, 1976
13) Kaplansky, A.S., Savina, YeA., Kazakova, P.B., Khoroshilova-Maslova, I.P., Kharin, G.M., Yakovleva, V.I., Plakhuta-Plakutina, G.I., Durnova, G.N., Illina-Kakuyeva, YeI., Alekseyev, YeI., Pankova, AS., Shvets, V.N., Burkovskaya, TYe. : Morphological study of antiorthostatic hypokinesia in monkeys. Kosm. Biol. Aviakosm. Med. 19 ; 53-60, 1985.
14) Kawai, Y., Doi, M., Matsuura, K., Setogawa, A., Hargens, A.R., Murthy, G., Ballard, R.E., Watenpaugh, D.E. : "Cerebral hemodynamics during simulated microgravity in humans and rats." Adaptation Biology and Medicine. Sharma BK, Takeda N, Ganguly NK, Singal PK eds. New Delhi, Narosa Publishing House 1997. p 155-162.
15) Kawai, Y., Murthy, G., Watenpaugh, D.E., Breit, G.A., DeRoshia, C.W., Hargens, A.R. : Cerebral blood flow velocity in humans exposed to 24 h of head-down tilt. J. Appl. Physiol. 74 ; 3046-3051, 1993.
16) Kawai, Y., Murthy, G., Watenpaugh, D.E., Hargens, A.R. : Cerebral blood flow velocity increases with acute head-down tilt of humans. Physiologist 35 (suppl) ; S 186-S 187, 1992.
17) Kawai, Y., Okuda, Y., Ogura, K. : "Acute responses of brain oxygenation during postural change in humans." 6 th World Congress for Microcirculation Messmer K, Kubler WM eds. Bologna, Mondzzi Editore, 1996. p 697-701.

18) 河合康明：脳循環に及ぼす重力の影響. 日本医事新報 3758；124-125, 1996.
19) Keil, L.C., McKeever, K.H., Skidmore, M.G., Hines, J., Severs, W.B.：The effect of head-down tilt and water immersion on intracranial pressure in nonhuman primates. Aviat. Space Environ. Med. 63；181-185, 1992.
20) Nixon, J.V., Murray, R.G., Bryant, C., Johnson, R.L.Jr., Mitchell, J.H., Holl, O.B., Gomez-Sanchez, C., Vergne-Marini, P., Blomqvist, C.G.：Early cardiovascular adaptation to simulated zero gravity. J. Appl. Physiol. 46；541-548, 1979.
21) Purdy, R.E., Duckles, S.P., Krause, D.N., Rubera, K.M., and Sara, D.：Effect of simulated microgravity on vascular contractility. J. Appl. Physiol. 85；1307-1315, 1998.
22) Satake, H., Konishi, T., Kawashima, T., Matsunami, K., Uno, T., Imai, S., Yamada, H., Hirakawa, C.：Intracranial blood flow measured with single photon emission computer tomography (SPECT) during transient -6 degrees head-down tilt. Aviat. Space Environ. Med. 65；117-122, 1994.
23) Shimoyama, R., Miyata, H., Ohama, E., Kawai, Y.：Does edema formation occur in the rabbit brain exposed to head-down tilt? Jpn. J. Physiol. 50；141-147, 2000.
24) Wen, T.S., Randall, D.C., Zolman, J.F.：Protein accumulation in cerebrospinal fluid during $-90°$ head-down tilt in rabbit. J. Appl. Physiol. 77；1081-1086, 1994.

(河合康明，土居　充，下山玲子)

第7章

イヌにおける起立性低血圧の実験モデル作成

　OHの動物実験モデル作成の研究の歴史は古く，動物によっては作成失敗の報告もあり（Wagner[4]，Schatz[2-3]），また，意識下で作成できる動物は限定されている。

　筆者らは自律神経節遮断剤のtetraethyl-ammonium bromide（TEA）を意識下のビーグル犬（specific pathogen free：SPF）に投与し，OHの実験モデル作成を試みた。

1．材料と方法

　4匹の雌のビーグル犬の体重8.73±0.58 kg，平均年齢7.38±0.12ヵ月を用い，安静体位で血圧と脈拍を測定した。実験中は無麻酔で施行した。股動脈にcanulationを行った観血的実験のデータはすべてpolygraphに記録した（三栄測器）。心拍は同時に心拍計（三栄測器）にて測定した。

　ビーグル犬は10分間リラックスさせ，次に，前脚を適当な高さに支持し，後脚でほとんど垂直に10分間起立させる練習を日時を変えて数回施行した。

　ビーグル犬は90°に起立させ，血圧と脈拍を起立後1分間と10分間後に測定した。

$$\begin{bmatrix} C_2H_5 \\ C_2H_5 \end{bmatrix} \!\!>\!\! \underset{N}{+} \!\!<\!\! \begin{bmatrix} C_2H_5 \\ C_2H_5 \end{bmatrix} Br^-$$

図 19　TEA の構造式

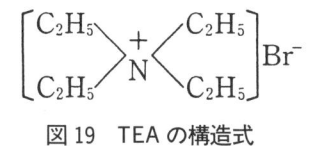

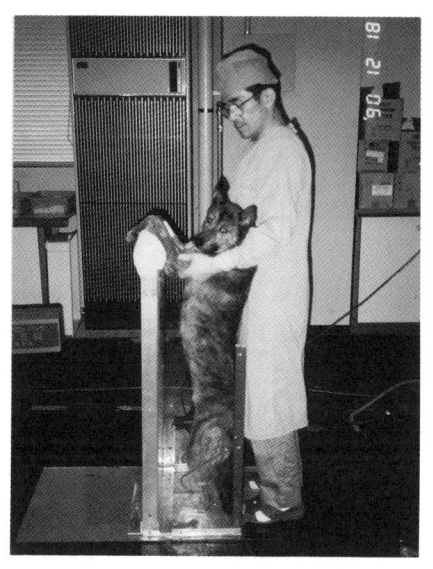

図 20　雑犬による予備実験

　TEA の 20 mg/kg を 30 秒間かけて静脈内に注入した。その後，血圧と脈拍は 10 分間安静状態で測定した（その後 90 分間持続的に TEA の 1.0 g を静脈内に点滴注入した）。

　次に，ビーグル犬は 90°に起立垂直位に体位変換した。血圧と脈拍は起立後 1 分間と 10 分間後に測定した。そして安静体位に戻したあとに，再び 10 分後に血圧と脈拍を測定した。

　図 19 は，自律神経遮断剤 TEA の構造式である。この薬剤は現在，末梢交感神経と末梢副交感神経の節遮断剤と考えられている。

　統計的検定は，分散の等しいものは Student's t-test，分散の等しくないものは Cochran Cox test を使用して検定した。なお，図 20 は雑犬を使用しての予備実験の写真である。

2. 結　果

　図21の水平軸を見ていただきたい。4匹の意識下のビーグル犬は立位安定状態におかれていた。血圧と心拍は恒常的状態で測定した（体位 No. 1）。つぎにイヌを起立位に体位変換させ，この体位で1分後，10分後に再び血圧と心拍を測定した（体位 No. 2, No. 3）。それからまた，立位安定状態にもどし，1分後と10分後に血圧と心拍を測定した（体位 No. 4, No. 5）。

　つぎに，TEA の 20 mg/kg を静脈内投与し，イヌは20分間，立位安定状態におき，血圧と心拍はこの恒常状態で測定した（体位 No. 6）。

　イヌはその後，起立位に体位変換し，1分後と10分後に血圧と心拍を測定した（体位 No. 7, No. 8）。

　最後に立位安定状態にもどし，10分後に血圧と心拍を測定した（体位 No.

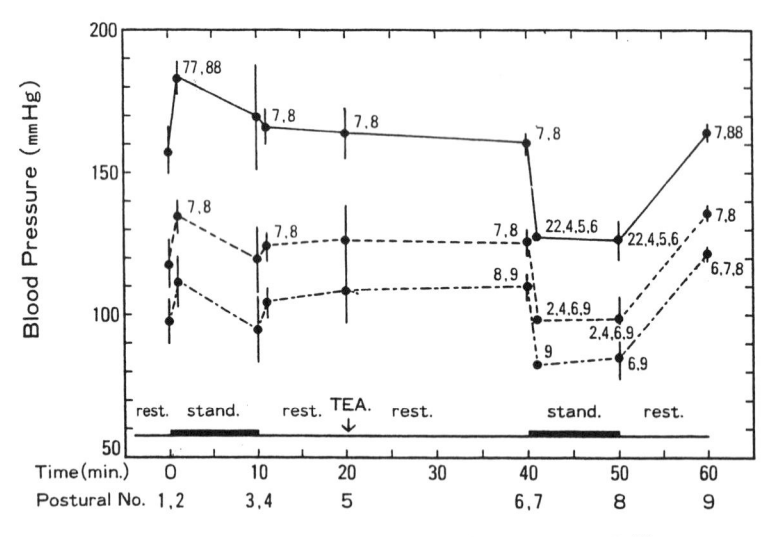

図21　起立試験時における血圧に対する TEA の影響
●——● Systolic blood pressure
●----● Mean blood pressure
●-・-● Diastolic blood pressure
Plot. Mean±SE

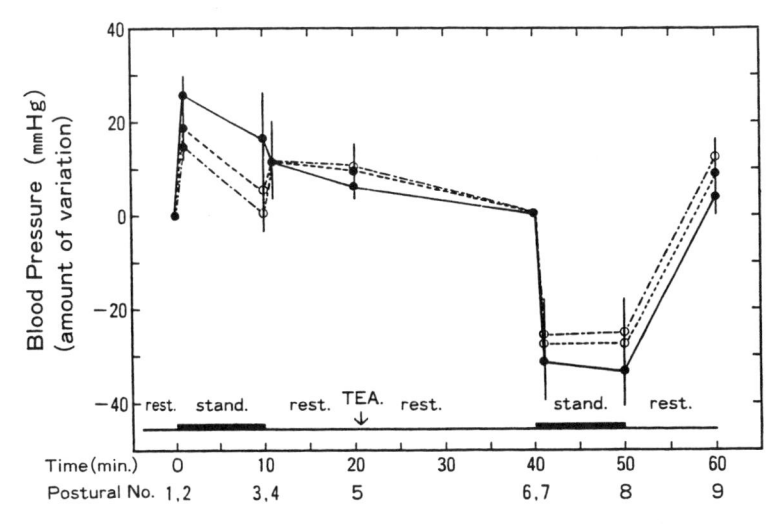

図 22　起立試験時における血圧の変動量に対する TEA の効果
●——● Systolic blood pressure (amount of variation)
●----● Mean blood pressure (amount of variation)
●-・-● Diastolic blood pressure (amount of variation)

9)。

　図 21 は，収縮期圧，拡張期圧，平均血圧の起立試験の効果を要約したものである。特に TEA 投与後，収縮期圧は起立試験 1 分後，10 分後に，ともに著明に下降している（P<0.05）。その上に，TEA 投与後，拡張期圧はまた起立 10 分後に著明な下降をあらわしている（P<0.05）。

　ここにおいて，TEA 投与後の収縮期圧，拡張期圧，平均血圧はイヌの起立後，すべて有意に下降し，OH の状態を起こしている。その後，立位安定状態に犬を戻すと各々の値はもとのレベルに戻った。

　心拍数は TEA 投与前は起立 1 分後で有意に増加したが（P<0.05），TEA 投与後の起立試験では心拍数は有意の変化を示さなかった。

　脈圧は TEA 投与前は起立により増加する傾向にあったが，TEA 投与後は起立により逆に狭小化の傾向にあった。

　図 22 は，収縮期圧，拡張期圧，平均血圧の変動量を図示したものである。各々のパラメーターは体位 No.1 で測定し，TEA 投与前を標準値としたもの

である。変動量は体位 No.2, 3, 4 と 5 から体位 No.1 の値を引き算して得たものである。

　TEA 投与後はパラメーターは体位 No.6 で測定したものを標準値としたものであり，変動量は体位 No.7, 8 そして 9 から体位 No.6 の値を引き算して得たものである。TEA 投与前の収縮期圧の変動量は，起立 1 分後で有意の増加を表わし（$P<0.01$），つぎに，TEA 投与後は起立 10 分で有意の下降を推定した（$P<0.05$）。

　その上，TEA 投与前における拡張期圧の変動量は起立後 1 分で有意に上昇し（$P<0.01$），TEA 投与後は起立後 1 分で逆に有意に減少したが（$P<0.05$），起立 10 分後にみられた減少ではよりはっきりしている（$P<0.001$）。

　同様に，起立試験のための平均血圧の変動量をみると，TEA 投与前は起立後 1 分で有意に増加したが（$P<0.01$），TEA 投与後は起立 1 分後（$P<0.05$），起立 10 分後（$P<0.01$）の両方において有意に減少していた。

　図 22 は，収縮期圧，拡張期圧，平均血圧の起立試験による変動量をあらわしたものである。すべての値は TEA 投与前は起立後 1 分間で有意に増加を示し，逆に TEA 投与後は起立により有意に減少していた。

　その後，立位安定状態にイヌを戻すと，各々の値はもとの状態に戻った。

　TEA 投与前の起立試験による心拍変動量は起立後 1 分で有意の増加をあらわしたが（$P<0.05$），この反応は TEA 投与後には認められなかった。脈圧は TEA 投与前には増加傾向にあったが，TEA 投与後は狭小化の傾向にあった。

まとめ

　自律神経遮断剤の TEA は古くからある薬物であるが，半減期が静脈内投与で，15～60 分と短く，動物実験には適している。また，この薬物の作用機序が脊髄レベル以下の末梢交感神経節，副交感神経節の両者を遮断することである（Volle[5]）。

　この実験においては，TEA は SPF ビーグル犬に投与したが，この犬の血管構造は人間に非常によく似ている。

　TEA を投与して起立試験を施行すると，心拍の増加がなく，収縮期圧，拡張期圧，平均血圧がすべて減少し，OH 状態を結果として起こした

(Honda[1])。

なお，別にミニチヤピッグを使用しての実験モデル作成も試みたが意識下では不可能であり，麻酔下でなくては成功しなかったので割愛した。

文　献

1) Honda, K., Kashima, M., Honda, R., et al.：Orthostatic hypotension;with particular reference to experimentally-induced orthostatic hypotension in dogs. Int. Angiol. 12 (2)；110-112, 1993.
2) Schatz, I.J.：Orthostatic hypotension. 1. Fundamental and neurogenic causes. Arch. Intern. Med. 144 (4)；773-777, 1984.
3) Schatz, I.J.：Orthostatic hypotension；diagnosis and treatment. Hosp. Pract. 9 (4)；59-69, 1984.
4) Wagner, H.M.：Orthostatic hypotension. Bull. Johns Hopkins Hospital 105；322-359, 1959.
5) Volle, R.L., Kolle, G.B.："The pharmacological basis of therapeutics". Ganglionic Stimulating and Blocking Agents. 3 rd ed. Goodman, L.S. and Gilman, A. et al. ed. New York. Macmillan Co. 1965. p 578-595.

（安江俊二, 木村 準. 君島健次郎, 田辺恭子, 中島光好, 鹿島三枝, 本田龍三）

第 8 章

内分泌および代謝異常

　OH は，自律神経失調が必要条件であるから，内分泌ことに副腎機能，あるいは交感神経末梢から分泌されるカテコラミン代謝になんらかの障害があることが想像される。OH の尿中カテコラミンが著しく減少するという報告は，Luft ら[33]にはじまり，Benestad[2]もこれを肯定したが，Sundin[54]は起立時の尿中アドレナリン排泄増加が低いといい，Hickler ら[15]は血中カテコラミンが正常人で起立により高まり，本症では変化がないことを報告している。

　筆者らの定量結果（本多，1964[19]，1971[20]）も，筒井ら[57]の定量結果も Hickler[15]のものと同様であった。また，筆者らは 24 時間尿のカテコラミンの定量を試みたが，IOH の 10 例においてアドレナリン排泄増加をみた例が多く，ノルアドレナリンの著しい減少は症候性起立性低血圧の 1 例に見ただけであった。あるいは 24 時間尿のために，カテコラミンの排泄が平均化されて，本症の特徴が隠されたためかもしれない。

　OH の交感神経障害は，現在，中枢性と末梢性にわけて考えられており，中枢障害のものは preganglionic で安静臥位のノルアドレナリンは正常であるが，起立試験による反応が欠除している。これに対し，節後障害の OH においては，その障害が広範囲に渡っていれば，ノルアドレナリン臥位値は減少している。この起立試験時のノルアドレナリンの変動は臥位値よりも adrenergic の機能の敏感な指標となる（Low,[32]）(Schatz, 1963[49])。

表21 起立性低血圧と正常被検者における
尿中カテコラミン代謝物質の定量

代謝物質	正常者 (18)	MSA (14)	IOH (9)
	(μmole/day)		
MHPG	14.0±0.96	9.4±0.58[a]	4.81±0.50[a,b]
VMA	20.9±1.54	16.7±0.93[a]	8.66±0.63[a,b]
total*	36.5±1.71	26.6±1.42[a]	13.8±0.99[a,b]
HVA	28.5±1.90	21.7±1.97[a]	16.5±1.44[a,b]

( ) 内は被験者数。[a]平均値
[b]$P<0.05$ (正常被験者に比較した)。*VMA＋MHPG
MSA：multiple system atrophy
(Kopin, I.J., et al.：Life Sciences 43 (2)；125-131, 1988)[29]

表22 血漿レニン定量

		臥位2時間 (ng/ml/hr)	座位2時間 (ng/ml/hr)
下降・不変群	N=6 (M±SD)	0.56±0.52	0.46±0.23
上昇群	N=8 (M±SD)	1.52±1.03	2.05±1.09

正常値 (M±SD) 0.9±0.5 ng/ml/hr。1.8±0.8 ng/ml/hr

しかし，前述のごとく，この検査は pure autonomic failure における post-ganglionic failure 検出が欠如していると考えられ，この過敏性を改善するために表21に示すごとくカテコラミン代謝物質の測定が奨められ，節後障害のよき指標となる。また，尿中ノルメタネフリンの定量を主張する人もある（比嘉[16]）。

ノルアドレナリンと同様な起立試験による動態が，血漿レニンの場合も報告されている（Love,[31]）（Johnson,[25]）。

彼らによれば，求心路障害のものは起立試験により血漿レニン濃度が増加し，遠心路障害では増加しないというが疑問である。筆者らは，臥位2時間，座位2時間で，血漿レニン濃度を測定したが（表22），起立試験により血漿レニン濃度の増加するものは臥位2時間で1.52±1.03 ng/ml/hr（N=8），座位2時間で2.05±1.09 ng/ml/hr（N=8）であった。起立試験で不変，または下降するものは臥位2時間で0.56±0.52 ng/ml/hr（N=6），座位2時間

で 0.46±0.23 ng/ml/hr（N＝6）であった。

　OH を hypoadrenergic form と hyperadrenergic form に分類する人がある が（Kuchel[30]），hypoadrenergic form は，交感神経ニューロン路の障害であ り，起立時の plasma norepinephrine（NE）の blunted or absent 反応の徴候 を示しているという。

　なお，normo－or hyperadrenergic form は hypovolemia であり，血管のレ ベルにおける遊離 NE に対する減少反応であり，起立時に強い plasma NE 反 応を示す（$P<0.01$）。

　そして，total plasma dopamine（DA）は，hyperadrenergic OH の患者に おいて起立試験時に増加した。また，この DA 遊離が血管拡張作用を起こす という。しかし，筆者らはこの説に疑問を持っている。

　また，Streeten（1990[53]）はこの hyperadrenergic OH における静脈内 norepinephrine 注入による静脈反応は足において健康人に比較して減少してお り，この hyperadrenergic OH は限局せる autonomic neuropathy の結果であ り，胸下部，腰部の交感神経ニューロンの一次的障害であるとの説を支持する と述べている。

　本症の電解質バランス，Na 代謝については種々の報告があるが，古くは， Shear[50]が血清 Na の消失は胃における Na 再吸収が低下しているために起こ るといい，現在では夜間患者が臥位のときに近位尿細管からの Na の再吸収の 低下が原因であり，lithium クリアランスの増加があるという（Pechère-Bertschi[42]）。これには腎臓の自律神経障害の関与が考えられるという。筆者 らの症例では，15例中7例に血清 Na が正常値の下界を示した。また，血清 K は15例中2例に正常値の下界を示した（表23）。

　Davidson[6]は健常人では，Na，水，尿素が日中に排泄が多いのに，IOH の 1 例においては夜間において多かった症例を報告したが，K，クレアチニンに おいては差がなかったという。

　Uchiyama（1984[58]）らは，小児期の OD の血清 K と部分尿 Na 排泄値（F ENa）は，正常小児に比して低値であったという。また，Hall[13]は，正常人 のアルドステロン分泌は Na 摂取と関係があり，Na を制限するとアルドステ ロン産生が増加するのに対して，ODではNa摂取制限をしてもアルドステロ

表23 血清および尿中電解質

症例	血清 (mEq/l)			尿 (g/day)		
	Na	K	Cl	Na	K	Cl
1	141	4.1	100	5.3	1.9	7.6
2	145	5.3	97	3.5	1.2	5.2
3	138	5.2	102	2.2	0.7	3.5
4	140	4.3	103	2.5	0.7	2.9
5	140	4.3	97	5.9	2.0	8.0
6	137	4.2	105	4.1	2.0	6.3
7	138	4.4	105	6.0	1.1	6.8
8	140	4.6	105	3.6	1.0	6.1
9	147	4.6	104	4.5	1.0	6.9
10	138	4.1	103	1.9	1.1	2.3
11	138	3.6	109	4.8	0.9	7.3
12	136	3.8	105	4.6	1.3	7.5
13	141	4.2	102	4.5	1.3	5.9
14	139	4.1	99	2.9	1.2	3.8
15	134	4.2	107	2.7	0.4	3.8

(本多・他, 1971)

ン分泌増加はなく,そして,この状態ではNaは低下することから,アルドステロン産生とNa代謝の調節に交感神経が関与するという。

しかし,筆者らのIOHの10例の追試では,1例を除き血清アルドステロンはNa制限により増加していた(表24)。これは,交感神経活性がレニン産成を増加し,レニン産成がアルドステロン分泌増加をもたらすとすると(Gordon[10]),このNa制限によるアルドステロン分泌増加の症例は遠心路に障害がないと考えるべきなのであろうか?

筆者らは,IOHの6例に臥床10分と起立10分の血漿レニンと血清アルドステロンを同時に定量したが,その動態に相関を認めないものが3例あった(表25)。これは,アルドステロンの分泌調節にはレニン・アルドステロン系のみではなく,ACTH,血清電解質(NaおよびK)などが関与しているためと考えられる(畑[14])。内山(1992)[60]らはOD小児18名(年齢範囲11~16歳)を対象として血清Mg濃度を,さらにうち13名において尿中Mg排泄量および尿中Mg排泄率を測定した。OD小児は同年齢群の健常小児より有意に高い

表24 血清アルドステロンと血清 Na

症例	性・年齢	Na摂取制限なし (pg/ml)	Na 摂取 5 g に制限 (pg/ml)			血清 Na (mEq/l)
			第1日目	第2日目	第3日目	
1	♀ 75	30	50	30	70	140
2	♀ 66	90	170	180	150	144
3	♀ 46	240	190	240	170	140
4	♀ 52	50	20	100	80	137
5	♀ 48	30	120	70	70	137
6	♂ 72	20	40	40		138
7	♀ 18	90	130	120	80	139
8	♀ 45	70	130	150	200	141
9	♀ 44	30	50	60	80	139
10	♂ 23	110	300	260	240	138
M±SD		76.00±65.52	120.00±85.76*	125.00±81.13**	126.66±64.80**	

*$P<0.05$。**$P<0.01$。

表25 血漿レニンと血清アルドステロンの起立試験による変動

症例	臥床 10 分		起立 10 分	
	レニン (ng/ml/hr)	アルドステロン (pg/ml)	レニン (ng/ml/hr)	アルドステロン (pg/ml)
1	5.2	40	6.8	100
2	0.2	130	0.3	100
3	0.8	60	1.5	35
4	0.4	10	0.6	150
5	1.2	130	4.0	120
6	0.3	40	0.3	40

血清 Mg 濃度を示し,血清 Mg 濃度は尿中 Mg 排泄量および尿中 Mg 排泄率と有意の負の相関を示した。したがって,腎臓における Mg 調節をはじめとする Mg 代謝が OD 症状発現に関与している可能性が示唆されるという。

筆者らは,うつ病を伴う OH に血清 Mg 濃度が健常者より高値に出ることを経験している。また,血清 Mg 濃度の減少は細胞 Ca 濃度の増加をもたらし,血管収縮を起こす。血清 Mg はまた血管平滑筋に直接に作用する (Dycker[7])。

Peterson[43]らは血清 Mg 濃度と血圧は逆相関することを認めている。OH の

表26 起立性低血圧の髄液所見 (24例)

年齢(歳)	NAD	AD	5-HIAA	HVA	MHPG
15〜30 (N=4)	0.06±0.01	0.01 ↓	13.65± 4.83 ↓	30.22± 6.71	10.97±2.31 ↓
31〜50 (N=10)	0.07±0.03	0.01 ↓	17.90±11.77** ↓	41.51±20.71	11.31±3.56* ↓
50以上 (N=10)	0.08±0.03	0.01 ↓	17.53±10.34*** ↓	36.56±22.33	10.81±2.16** ↓

対照値 { NAD (ng/ml):0.06−0.45．AD (ng/ml):0.12 まで
MHPG (ng/ml):16.0±4.2 (24例)

	5-HIAA (ng/ml)	HVA (ng/ml)
若年	28.30± 8.33 (35例)	30.80±12.50 (24例)
中年	31.40± 8.56 (35例)	44.40±19.37 (40例)
老年	39.80±12.06 (25例)	60.45±32.21 (20例)

*↓：Gottfries ら (1971)[11]と Shopsin ら (1973)[51]の正常値と比較した。
*P<0.05。**P<0.01。***P<0.001

表27 起立性低血圧の髄液所見 (20例)

NAD (ng/ml)		HVA (ng/ml)	
減少	4	減少	2
正常範囲	16	正常範囲	14
増加	0	増加	4
5-HIAA (ng/ml)		MHPG (ng/ml)	
減少	13	若年	
正常範囲	7	中年 }グループともに減少	
増加	0	老年	

髄液の研究は Shy-Drager 症候群について，substance P が減少することが報告されているが (Nutt[41])，本邦では筆者らの報告 (本多，1986[21]，永田) しかないようである。

IOH 24例の髄液の catecholamine, 5-HIAA, HVA, MHPG の定量結果は表26, 表27 に示すとおりである。これを Gottfries[11], Shopsin[51]らの対照値と比較して統計的に検定 (測定法は同じ) すると，NAD は正常値の下界，MHPG は若年・中年・老人ともに減少し解離が推定され，5-HIAA は3群とも

により強く減少していた。NAD, 5-HIAA を症例別にみると, NAD は20例中4例 (20%), 5-HIAA は20例中13例 (65%) に減少していた。HVA は統計的検定では対照値に比して有意差がなかったが, 個々の症例でみると, 減少2例, 正常範囲14例, 増加4例であった。アドレナリンは低下しているが, これは脳には本来少ないものであり, あまり問題にならないと思う。60歳以上の老人性 OH 11例の髄液の catecholamine, 5-HIAA, HVA, MHPG の定量結果は表28, 表29に示すごとくであるが, これを同様に対照値と比較すると, NAD は正常値の下界, MHPG, 5-HIAA は減少し, HVA も老人性 OH の場合は減少していた。また, これらを症例別にみると, NAD は11例中3例に減少, 5-HIAA は11例中7例に減少, HVA は11例中6例に減少し, 増加症例はなかった。MHPG は9例中5例に減少していた。

なお, 1～3ヵ月の加療後7例において髄液アミン定量を再検したが, NAD, 5-HIAA ともに増加傾向にあった。

OH における髄液のアミン定量の結果が, 脳のアミン代謝を反映するとすれば, 老人性 OH の自律神経中枢の広範な機能障害が推定される。また, reserpine の中枢作用において, 交感神経, 副交感神経系の抑制の程度に差があり (本多, 1958[18]), この reserpine の生体投与において OH を起こすことを考えれば (Schatz, 1984[48]), 老人性 OH のこうした両神経系における機能低下の差は, OH の一つの原因となることが考えられる。

1. 神経成長因子 (nerve growth factor：NGF)

Kontos[28]は, 神経成長因子を含む免疫障害が OH の突発性変化をもたらす可能性を示した。また, この神経成長因子が OH の不安定な血圧の原因となると考える人もあり (Goedert[9]), この成長ホルモンの異常分泌のメカニズムに視床下部が関係すると考えられている。近年本邦でも髄液の NGF の研究があり追加, 研究の必要性を痛感している。

表28 老人性起立性低血圧の髄液所見

症　例	治　療　前 (ng/ml)					治　療　後 (ng/ml)				
	AD	NAD	5-HIAA	HVA	MHPG	AD	NAD	5-HIAA	HVA	MHPG
1．S.T.72歳女 OH+うつ病	0.01<	0.01<↓	5.6↓	11.6↓		0.01<	0.05	14.4	17.8	8.7
2．N.F.63歳女 OH+うつ病	0.01<	0.06↓	28.5	55.4	5.6	0.01<	0.08	29.8	33.7	
3．W.T.68歳女 OH+うつ病	0.01<	0.11	7.5↓	32.6	10.4	0.01<	0.16	17.0	26.8	1.0<
4．O.M.68歳女 OH+うつ病	0.01<	0.09	14.2↓	18.3↓	2.9↓	0.01<	0.15	46.1		10.1
5．T.F.71歳女 OH+うつ病	0.01<	0.04↓	18.4↓	19.2↓	5.4↓	0.01<	0.08	15.7	12.0	7.2
6．N.H.76歳男 OH	0.01<	0.08	16.5↓	25.6↓		0.01<	0.1	12.2	23.4	10.0
7．F.T.68歳女 OH	0.01<	0.17	21.9	54.1	15.8	0.01<	0.17	45.4		5.9
8．M.Y.68歳女 OH	0.01<	0.08	27.6	51.1	8.7↓					
9．K.T.60歳男 OH	0.01<	0.14	18.9↓	20.1↓	10.5					
10．K.T.69歳女 OH+うつ病	0.01<	0.14	43.2	83.0	11.7					
11．T.H.72歳女 OH	0.01<	0.04↓	11.1↓	19.5↓	8.3↓					

	NAD	5-HIAA	HVA	MHPG	
M±SD	0.08±0.04	19.40±10.77***	35.50±22.30***	8.81±3.86***	(***P<0.001)

対照値
NAD (ng/ml)：0.06−0.45。　AD (ng/ml)：0.12まで
MHPG (ng/ml)：16.0±4.2 (24例)。　5-HIAA (ng/ml)：39.80±12.06 (25例)
HVA (ng/ml)：60.45±32.21 (20例)
注*↓：Gottfries (1971)[11], Shopsinら (1973)[51]の正常値と比較した。

表29 老人性起立性低血圧の髄液所見 (11例)

NAD (ng/ml)		HVA (ng/ml)	
減少	3	減少	6
正常範囲	8	正常範囲	5
増加	0	増加	0
5-HIAA (ng/ml)		MHPG (ng/ml)	
減少	7	減少	5
正常範囲	4	正常範囲	4
増加	0	増加	0

2. DBH (dopamine-β-hydroxylase)

Ziegler ら[65]は，交感神経活性中ノルアドレナリンは，dopamine-β-hydroxylase (DBH) と一緒になり，神経末梢より遊離されるとし，この酵素はドーパミンをノルアドレナリンに転換するものであり，IOHまたはShy-Drager症候群に低値であるといっているが，宮下ら[34]は，OHのHypotone Formでは起立により増加し，Hypodyname Formでは一時増加し，つぎに減少するといっている。

Robertson[45]は，このDBHの欠乏の臨床所見は，(1) 起立性低血圧，(2) 眼瞼下垂，(3) 鼻閉塞，(4) 難しい分娩経過であるが，その他には異常が認められないという。

もちろんこれらの患者のはっきりした特徴は，plasma，尿，髄液のnorepinephrine，epinephrineの事実上の欠如とplasma dopaとドーパミンの大きな増加を伴っている。ノルアドレナリンの代謝は欠如するが（VMA，DHPG，normetanephrine），一方，ドーパミン代謝物は増加している（HVA，dihydroxyphenyl acetic acid）。

治療で一番大切なのは，新生児の早期発見，早期治療であり，dihydroxyphenylserine (DOPS) で治療するという（Mathias[37]）

3. Hyperbradykinism

Streetenは（1972）[52]，新しいOHとして家族性に発生した5人のOHで，血中bradykininが高いといい，おそらくその分解酵素の不足によるという。

Ibrahimら[24]は，血中kininは非常に強い血管拡張作用があり，このhyperbradykinismには二つの型があり，(1) 家族性，(2) 胃切除後のdumping syndromeに起こるという。

また，この二つのタイプは，臨床像は同じであり，食後に起立時意識消失発作を起こし，顔面紅潮，斑状出血，足の紫色変性があり，起立時にひどい頻脈と脈圧狭小化を起こすという。また，発作後しばらくは不安定であり，これを沈めることは難しいという。彼もまたこのhyperbradykinismの原因に分解酵

素の不足を認めるという。治療には，この状態を改善するものとして，propranolol, 9-α-fludrohydrocortisone, cyproheptadine が奨められている。また，呼吸困難を伴う本症に対して対圧衣服が効果があるという。

4. Vasopressin

Zerbe ら[64]は，vasopressin の分泌障害は大血管の baroreceptor から血管運動中枢を経て，視床下部→下垂体後葉に向かう圧調節弓の求心路障害を示しており，血圧調節における限局性の神経障害を考えた。また，この vasopressin の分泌障害は OH の一次的原因でなくて，vasopressin に対する低血圧刺激は水バランスに影響し，浸透圧が変化し，低 Na になりやすいという。

また，動物実験において，arginine vasopressin (AVP) は，冠循環，心筋収縮に影響し，この AVP の心臓直接作用は V_1-vasopressinergic receptor により仲介されるという (Walker[61], 木村[27])。自験例では老人性 OH において起立により vasopressin の subnormal な反応を示すものがある。しかし，Rowe ら[46]は，健康老人においては起立試験による AVP 反応は 15 名中 7 名において無反応であり，健康若年者に比して有意差があるという ($P<0.02$)。

図 23 は，vasopressin の調節機構の模式図である。一方，循環血液量の変化に反応する volume receptor は左心房に存在し，血液量の増減を感知する stretch receptor であると考え，この receptor の求心路は迷走神経で延髄を介して視床下部に至り，緊張性に vasopressin の分泌を抑制するように作用する。したがって，循環血液量や血圧の減少は vasopressin の分泌を高め，また，それらの増加は vasopressin の分泌を抑制するという (木村[27])。

5. Prostaglandin

内山 (1989)[59]らは，小児の OD の起立時血圧調節に prostaglandin (PG) が重要な役割を果たしており，PGF-MUM (PGF 尿中代謝物質) は血圧上昇

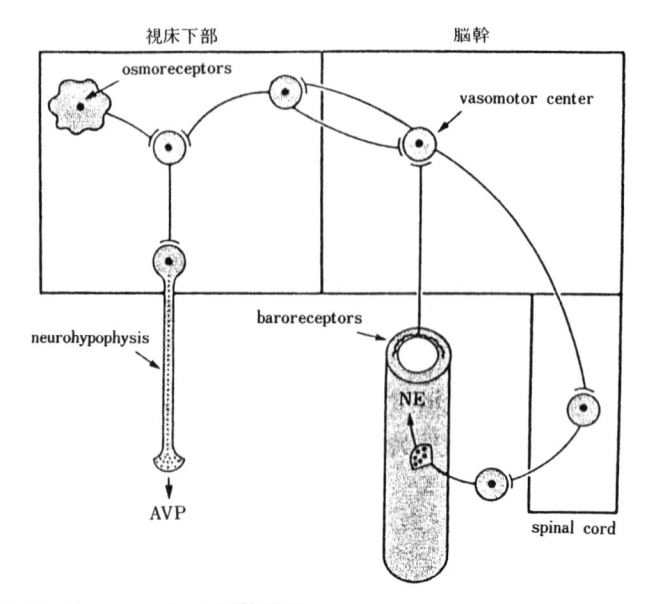

図 23 Vasopressin の調節機構
(Rowe, J.W. et al.：JCE & M 54（3）；661-664, 1982 より引用)[46]

に，PGE_2（血漿プロスタグランジン）は，血圧低下に関与していると考えた。この血管拡張作用のある prostaglandin の生合成を抑制するものとして，aspirin, indomethacin などの非ステロイド系の抗炎症剤があるが（佐藤[47]），近年になり，OH の治療に使用されている（治療の項目参照）。

6．Coenzyme Q_{10}

Nagata ら（1991）[39]は，血中 Coenzyme Q_{10} が OH に減少し，起立直後型よりも起立遅延型により強く減少することを認めた。また，$CO-Q_{10}$ の投与加療後，OH の症状の改善，循環動態の改善（stroke volume, cardiac output, systemic vascular resistance）を報告しているが，その作用機序については不明であるという。また，最近では神経性食欲不振症に減少することを報告している。

7. HVA (homovanillic acid) と norepinephrine

HVA は, ドーパミンの大きな代謝産物であり, 髄液, 血漿, 尿中に存在する。筆者らは髄液の HVA のみ報告しているが, Kopin[29]らは, IOH の尿中 HVA と norepinephrine の代謝物である MHPG (3-methoxy-4-hydroxy-phenyl-ethylglycol) と VMA (3-methoxy-4-hydroxymandelic acid) を定量し, IOH においては正常被験者に比較して有意に減少し, 尿中 HVA と norepinephrine 代謝物質排泄の間には高度の相関があることを認めた ($P<0.001$) (表21)。

8. Erythropoietin

自律神経と erythropoietin 産生の関係については古くより論じられているが, 最近では米満[63]らの報告がある。

Hoeldtke[17]らは, erythropoietin (Espo, Epogin) で OH を治療するという興味深い報告をしている。これは autonomic neuropathy に基づく OH はしばしば red-cell mass が減少し, 循環血液量に影響を及ぼし OH を悪化させるという。これらの OH 患者は erythropoietin で red-cell mass を増加し, 起立時の血圧を上昇させるという。特に糖尿病性 OH に伴う貧血に効果があるともいう (Watkins[62])。また, この erythropoietin に鉄剤の経口投与の併用を主張する人もある (Bannister[1], 治療の項目参照)

9. 貧血および鉄・銅・亜鉛代謝

1925年, Bradbury & Eggleston[4]が, 本症に次第に増強する貧血を認めることを報告した。その後, 米国ではOHに伴う強度の貧血を有するものは転

移性癌，腎炎，亜急性細菌性心筋炎，子宮出血などの症候性 OH を推測し，起立性頻脈のあるものは起立性脈拍固定のあるものに比して軽症であると考えていたようである（Green[12]）。また，Bickelmann[3]らは起立により下部消化管より"機能性出血"をすることを推測した。また，OH の検出は血液量の消失が1リットルを超えることを示しているという（Evers[8]）。

一方，本邦の小児自律神経研究会では OD より貧血を除外して考えていた。しかし，村上[35]は，小児においてひどい OH に罹患しているものは軽度の貧血があることを報告した。筆者らは上記の症候性貧血を除外した OH に伴う軽度の貧血に対して系統的研究を試みた。前述のごとく，OH は臥位において循環血液量，循環血漿量が増加傾向にあり，また，頸部交感神経切断実験，神経節遮断剤（TEA）による動物実験により，循環血液量，循環血漿量の増加は，筆者らは従来末梢血管の拡張によるものと考えていた。

筆者ら（本多，1966[22]）は，本症候群に血清鉄が減少することを報告してから約10年間をこの血液問題に費やしたが，現在までに解っている血液所見の重要な点は次のごとくである。

（1）末梢血液像：最初に貧血のない状態での本症の血清鉄減少例は22例中10例（45％）であり，再度貧血を有する者，または貧血のない患者を検査し，20例中10例（50％）に血清鉄の減少を認めた（表30）。その TIBC は2例に，網状赤血球は2例に減少したが，血小板は減少しなかった。

（2）総蛋白量・蛋白分画像：総蛋白量は30例中3例（10％）に減少し，α-gl は30例8例（27％），β-gl は30例中9例（30％）に減少傾向を認めた。しかし血清鉄減少と β-gl の減少との間には平衡関係はなかった（表31）。

（3）血清鉄：貧血のない血清鉄減少例9例に，etilefrine hydrochloride（Effortil）のような交感神経興奮剤にビタミン B_{12} を加えて11～28日経過を観察したが，9例中7例に食欲が亢進し，血清鉄は全例で増加した（表32）。図24は鉄欠乏貧血の模式図であるが，貧血のない状態での血清鉄減少は貯蔵鉄の減少しているところである。

（4）赤血球の平均直径：赤血球の平均直径は，貧血のない5例では7.6～8.2μ であり，貧血を伴う症例は8.1～8.3μ の間にあり，僅かに右側に寄っている（図25）。

表 30 末梢血液像

症例	年齢性	Hb %(gHb/dl)	RBC ×10⁴	WBC	CI	MCH (pg)	MCHC (%)	SI (μg/dl)	TIBC (μg/dl)
1	40 F	93 (14.8)	478	6800	0.97	30	33.6	29.0*	380
2	26 F	85 (13.7)	456	4800	0.92	30	33.4	25.0*	257
3	50 F	90 (14.4)	400	6100	1.12	36	32.7	7.0*	381
4	32 F	72 (11.5)	218	3700	1.66	52	21.9	35.0*	196
5	36 F	76 (12.1)	330	8300	1.15	36	33.6	79.0*	306
6	55 F	84 (13.5)	391	7000	1.08	34	35.5	108.0	328
7	28 F	65 (10.3)	393	6000	0.83	26	32.2	113.0	323
8	16 M	106 (17.0)	592	2000	0.89	28	34.7	154.0	277
9	15 M	85 (13.7)	435	3100	0.97	31	33.4	114.0	341
10	17 M	100 (16.0)	363	3700	1.38	44	33.3	176.0	273
11	20 M	93 (14.8)	401	9700	1.16	36	31.5	174.0	203
12	15 M	89 (14.2)	450	7600	0.99	31	32.3	74.0*	432
13	34 F	85 (13.7)	397	5600	1.06	34	33.4	130.0	316
14	20 F	78 (12.5)	384	6300	1.03	32	31.3	188.0	330
15	33 F	85 (13.7)	441	5300	0.97	31	31.9	63.0*	253
16	28 F	74 (11.9)	416	3600	0.97	28	29.8	14.0*	299
17	40 F	83 (13.8)	349	6300	1.19	39	35.4	118.0	281
18	36 F	82 (13.1)	413	5600	1.00	31	40.0	105.0	266
19	17 F	74 (11.9)	452	5150	0.82	26	28.3	37.0*	403
20	35 F	85 (13.7)	441	5300	0.97	31	31.9	63.0*	253

*血清鉄減少例 (本多・他, 1978)

（5）Vitamin-B_{12}：20人の患者の血中ビタミンB_{12}の平均値は0.21 ± 0.07ng/dlであり，正常値（0.2～0.8 ng/dl）の下界を示した。血中ビタミンB_{12}は20例中7例に僅かに減少し，うち3例は血清鉄の減少を伴っていた。

（6）銅・亜鉛：血清銅，血清亜鉛を正常人，IOH，高血圧の三者で比較した（表33）。

血清銅は，IOH男子では3グループ間に有意差がなく，女性では高血圧と心臓病が他の二つのグループに比較して高かった（P<0.01），二つの患者グループの血清亜鉛は，男女とも正常人に比較して高かった。

表34に示すごとく尿中銅は25例の患者において，0.06 ± 0.08 μg/mlであり，正常値0.01～0.05 μg/mlより僅かに高く，尿中亜鉛は29人の患者にお

表31 蛋白分画像と血清鉄

症例	年齢性	Alb.	α_1	α_2	β	γ	ϕ	T.P.	A/G	Fe (μg/dl)
Tisselius 法										
1	39 F	63.5		7.4	11.4	17.7		7.5	1.74	55
2	23 F	58.4		6.7	10.0	19.8	5.0	8.8	1.40	130
3	42 F	63.9		6.4	8.4	14.2	7.1	6.3	1.77	180
4	23 F	64.6		5.9	9.5	14.4	5.6	6.8	1.82	30
5	18 F	61.3		5.7	12.8	14.9	5.3	7.1	1.58	60
Cellulose acetate 法										
6	54 F	71.8	2.9	5.9	5.3	14.1		6.7	2.54	55
7	23 M	70.2	4.0	7.1	6.1	12.6		7.0	2.36	45
8	40 F	66.2	2.5	7.3	5.5	18.5		6.7	1.93	105
9	35 F	64.4	3.3	6.9	7.2	18.2		6.1	1.81	115
10	45 F	67.8	2.8	6.9	6.1	16.4		7.0	1.69	80
11	29 F	70.9	3.4	8.2	5.3	12.2		6.8	2.43	191
12	36 F	66.5	2.9	6.4	7.6	16.6		6.2	1.98	34
13	35 F	68.0	3.1	7.8	4.7	16.4		7.4	2.12	155
14	24 F	66.9	3.2	7.2	5.2	17.5		7.4	2.02	165
15	36 F	72.6	3.3	6.3	5.5	12.3		7.0	2.65	80
16	55 F	66.4	3.1	6.6	5.6	18.3		7.0	1.97	160
17	29 M	71.9	3.3	5.6	6.9	12.3		7.4	2.56	105
18	29 M	70.5	3.2	5.4	5.8	15.1		7.0	2.39	175
19	28 F	71.7	2.9	6.7	5.9	12.8		7.0	2.54	120
20	36 F	72.6	3.3	6.3	5.5	12.3		7.0	2.65	80
21	49 F	63.5	2.7	6.7	4.0	23.1		8.0	1.74	125
22	29 F	67.1	3.5	8.0	6.2	15.2		7.4	2.04	195
23	18 M	65.4	3.7	8.8	5.6	16.5		7.1	1.89	85
24	49 F	69.2	2.6	8.0	6.3	13.9		7.6	2.25	110
25	38 F	60.7	3.7	7.2	8.8	19.6		7.6	1.54	115

(本多・他, 1978)

いて0.88 ± 0.87 μg/ml であり，正常値$0.1\sim0.3$ μg/ml よりかなり高値であった。血清亜鉛，尿中亜鉛の間には相関を認めた（$P<0.05$）。

　唾液の亜鉛は表35に示すごとく，24人の IOH において0.57 ± 1.13 μg/ml であり，高血圧，心臓病の18人は0.26 ± 0.33 μg/ml で IOH はばらつきが多く，両者の間には有意差がなかった。なお，唾液の銅は微量であり，原子吸光

表32 貧血のない起立性低血圧における血清鉄減少例に対する
交感神経興奮剤の効果

症例	年齢性	血清鉄(μg/ml)		食欲	体重（kg）(*は減少)	治療期日（日）
		投与前	投与後			
1	18 F	60	85	→	51 → 53	16
2	17 M	70	125	→		11
3	22 M	80	205	↑	53 → 55	17
4	29 M	90	155	↑	63 → 63	13
5	23 M	45	120	↑	55 → 54*	17
6	39 F	55	125	↑	43 → 43	28
7	54 F	55	85	↑	50 → 53	20
8	35 F	70	195	↑	50 → 52	12
9	36 F	34	75	↑	53 → 52*	18

(本多・他，1978)

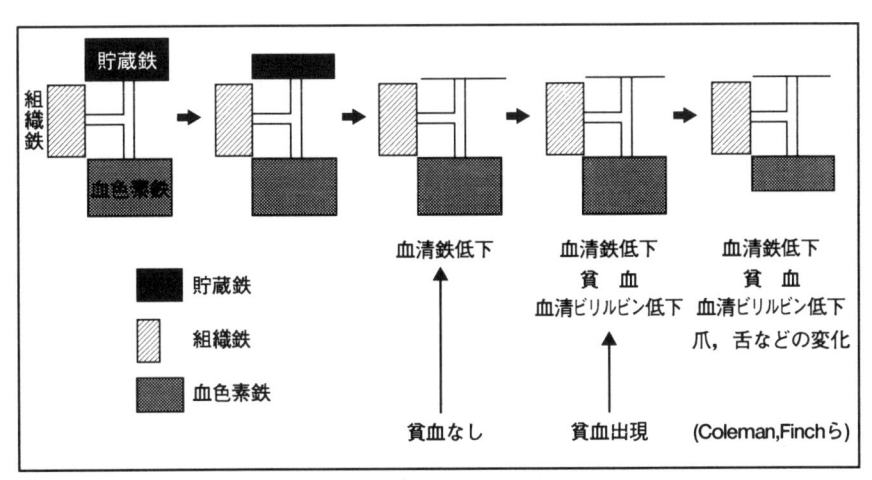

図24 各組織，血球間の鉄の配分と鉄欠乏性の発現過程

分析では定量できなかった。

　胃液の鉄・銅・亜鉛の量は，正酸のものに高く，無酸，低酸を伴う IOH では低い（表36）。かかる傾向は histimine 刺激後によりはっきりしている。同じような傾向は健康人または消化性潰瘍の患者にみられる（以上，鉄・銅・亜鉛

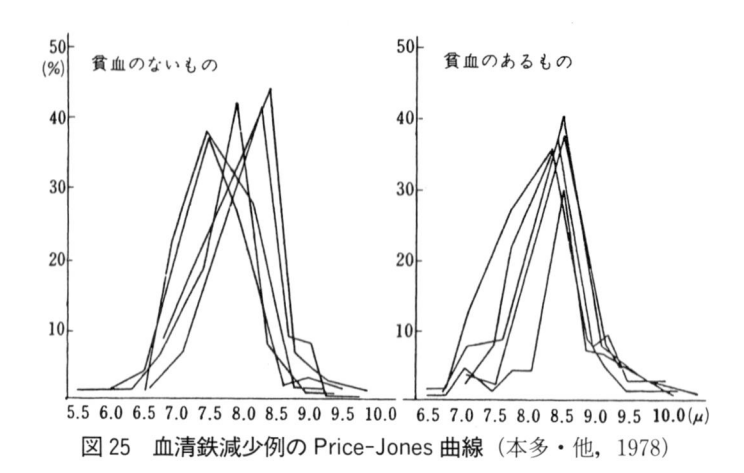

図25 血清鉄減少例のPrice-Jones曲線（本多・他，1978）

表33 血清銅と血清亜鉛

(μg/ml)		健康人			起立性低血圧			高血圧と心臓病		
		例数	平均	（±SD）	例数	平均	（±SD）	例数	平均	（±SD）
血清銅	男	165	107	(17)	12	115.3	(26.2)	23	116.8	(31.8)
	女	289	108	(18)	52	111.3	(21.1)	15	171.4**	(46.7)
血清亜鉛	男	165	94	(17)	16	168.5**	(75.3)	25	225.1**	(165.9)
	女	289	96	(17)	51	147.4**	(51.3)	17	147.7**	(52.4)

**健康人との有意差 $P<0.01$ （本多・他，1978）

表34 尿中銅，亜鉛定量

正常値	起立性低血圧			高血圧と心臓病		
	例数	平均値	（±SD）	例数	平均値	（±SD）
銅 0.01～0.05 (μg/ml)	25	0.06	(0.08)	37	0.05	(0.08)
亜鉛 0.1～0.3 (μg/ml)	29	0.88	(0.87)	38	1.89	(2.37)

（本多・他，1978）

表35 起立性低血圧と高血圧，心臓病における唾液亜鉛定量

起立性低血圧 （N＝24）	高血圧，心臓病 （N＝18）
平均値±SD (μg/ml)	平均値±SD (μg/ml)
0.574±1.131	0.257±0.332

（本多・他，1978）

表 36　胃液の鉄, 銅, 亜鉛

		起立性低血圧				健康人と他疾患（除胃癌）			
		刺激前		刺激後		刺激前		刺激後	
		症例	平均値($\pm$SD)	症例	平均値($\pm$SD)	症例	平均値($\pm$SD)	症例	平均値($\pm$SD)
鉄(μg/ml)	無酸	2	0.46(0.16)	1	0.26〜	21	0.50(0.22)	8	0.57(0.51)
	低酸	7	0.65(0.32)	1	0.36〜	15	0.49(0.22)	8	0.67(0.38)
	正酸	5	0.63(0.66)	5	0.46(0.19)	14	0.49(0.37)	21	0.46(0.27)
	過酸	1	0.68〜	7	0.57(0.30)	3	0.58(0.30)	21	0.52(0.29)
銅(μg/ml)	無酸	7	0.10(0.08)	3	0.03(0.03)	19	0.15(0.16)	7	0.11(0.09)
	低酸	6	0.22(0.27)	3	0.42(0.46)	12	1.68(2.43)	8	0.74(0.68)
	正酸	3	3.60(2.46)	4	0.51(0.62)	15	1.82(1.95)	16	1.62(2.45)
	過酸	2	0.21(0.13)	8	0.81(1.21)	2	1.40(1.90)	18	0.94(0.83)
亜鉛(μg/ml)	無酸	7	0.70(0.89)	3	0.25(0.31)	19	0.86(0.80)	7	0.91(1.06)
	低酸	7	2.37(1.11)	3	1.46(1.65)	12	2.11(1.22)	9	1.51(0.86)
	正酸	3	4.58(3.64)	5	1.83(0.49)	15	2.39(0.91)	16	2.23(1.55)
	過酸	2	1.59(0.03)	8	2.43(1.74)	2	3.42(2.45)	18	2.18(1.30)

（本多・他, 1978）

定量は約10年間の資料の集積に過ぎず，亜鉛定量は再現性に乏しいと思われる）。

（7）骨髄像：4例のIOHの骨髄像を表37に示したが，2例において赤芽球系のmaturation arrestと顆粒球系のhyperplasiaがみられる。

Daggら[5]は，1966年鉄欠乏性貧血の6％において，血中ビタミンB_{12}の減少を発見した。また，これらの患者は家族集積性があるという。しかし，このビタミンB_{12}と血清鉄は，生体内では各々別の代謝であり，これがOHの貧血とすれば，この二つの物質の代謝に自律神経系が関与していることが想像される。

また，近年日本においてもOHは時々ビタミンB_{12}障害の可逆性の神経合併症として起こると考え，ビタミンB_{12}は交感神経節後線維の生理学機能に必要であると考えられるようになった（Toru[56]）。

宇宙飛行においても，このOHの貧血の問題には関心をもたれているが，数週間の宇宙飛行中には赤血球の産生の時間的停止があるとも考えられている（Thornton[55]）。しかし，確証を知らない。

従来，鉄吸収と遺伝の問題が議論されているが（Pinkerton[44]），OHの金属

表37　骨髄像

症例				1.	2.	3.	4.
RBC				349×10^4	214×10^4	351×10^4	305×10^4
NCC				171000	156000	31250	94000
reticulo (‰)				3‰	6‰	5‰	23‰
erythroblastic series	urerythroblast(%)			1.2		0.4	0.2
	macroblast		B	2.0	0.4		0.8
			P	3.8	3.2	3.2	2.4
			O			0.4	0.2
	normoblast		B	0.8	2.8		0.2
			P	10.0	18.4	10.8	8.6
			O	3.6	2.4	1.6	1.0
	mitosis					0.4	0.4
granulocytic series	N	myeloblast		1.2	2.0	0.8	0.6
		promyelocyte		4.8	4.0	2.4	3.4
		myelocyte		13.0	11.6	2.8	10.6
		metamyelocyte		15.6	14.0	4.4	21.6
		band		21.8	14.8	7.6	20.8
		seg		8.8	5.6	15.6	12.0
	E	promyelocyte					0.2
		myelo		0.2	0.4		
		meta		0.6			
		band			0.4	0.4	
		seg		0.8	1.2	2.8	
	basophilic mitosis						
	M	monoblast					0.2
		promonocyte		0.8			0.4
		monocyte		1.4	3.6	6.0	6.6
lymphocyte				7.8	14.4	39.6	13.8
plasma cell				0.6	0.4	0.8	0.4
reticulum cell				1.2	0.4		1.0
megakaryocyte							
plasmacellular reticulum cell							0.2

(本多・他，1978)

代謝も遺伝との関係が当然考えられる。とくに，近年は銅，亜鉛と遺伝との関係が問題となっているようである（DNA 分析）。

　我々の OH の骨髄像では，生体内になんらかの炎症機転が考えられるが，この原因も炎症の type も分かっていない。

　なお，本邦の小児科領域において，OD 児のビタミン B_1 代謝の研究が古くよりなされており（中村[40]，北村[26]），また，自律神経中枢との関係など興味深い報告もあり，OD 児のビタミン B_1 不足は腸管よりの B_1 吸収が低いためとしている（中村[40]）。OH の領域でも追試研究の必要性を痛感している。

文　献

1) Bannister, R., Mathias, C.J. : "Management of postural hypotension" Autonomic Failure. 4 th ed. Mathias, C.J. and Bannister, R. ed. New York. Oxford Univ. Press. 1999, p 342-356.
2) Benestad, A.M. : Idiopathic orthostatic hypotension. Acta Med. Scand. 150 ; 1-9, 1954.
3) Bickelmann, A.G., et al. : Hemodynamics of idiopathic orthostatic hypotension. Am. J. Med. 30 ; 26-38, 1961.
4) Bradbury, S., Eggleston, C. : Postural hypotension. A report of three cases. Am. Heart J. 1 ; 73-86, 1925.
5) Dagg, J.H., et al. : Detection of latent perinicious anemia in iron−deficiency anemia. Br. Med. J. 2 ; 619-621, 1966.
6) Davidson, C., et al. : Diurnal pattern of water and electrolyte excretion and body weight in idiopathic orthostatic hypotension. Am. J. Med. 61 (5) ; 709-715, 1976.
7) Dyckner, T., Wester, P.O. : Effect of magnesium on blood pressure. Br. Med. J. 286 (6381) ; 1847-1849, 1983.
8) Evers, M.L., Nelson, D.A. : Managing the triage of GI hemorrhage as a function of stability. N. Engl. J. Med. 92 (3) ; 159-162, 1995.
9) Goedert, M. : Nerve−Growth−Factor antibodies in idiopathic orthostatic hypotension? N. Engl. J. Med. 297 (6) ; 336-337, 1977.
10) Gordon, R.D., et al. : Role of the sympathetic nervous system in regulating renin and aldosterone production in man. J. Clin. Invest. 46 (4) ; 599-605, 1967.
11) Gottfries, G.G., Gottffries, L., Johnson, B., et al. : Acid monoamine metabolites in human cerebrospinal fluid and their relations to age and sex. Neuropharmacol. 10 ; 665-672, 1971.
12) Green, D.M., Metheny, D. : The estimation of acute blood loss by the tilt test.

Surg. Gynecol. Obstete. 84 ; 1045-1050, 1947.
13) Hall, K., Hokfeld, B. : Studies on aldosterone production and sodium metabolism in relation to symathetic nervous function in man. Acta Med. Scand. 179 (Suppl. 445) ; 397-403, 1966.
14) 畑 俊一・他：特発性起立性低血圧におけるレニン・アルドステロン系の検討. 日本臨床 35 ; 158-164, 1977.
15) Hickler, R.B., et al. : Plasma catecholamine and electroencephalographic response to acute postural change. Am. J. Med. 26 ; 410-423, 1959.
16) 比嘉定吉, 鈴木友和, 佐古田三郎・他：起立性低血圧における尿中遊離ノルメタネフリン. 自律神経 22 ; 331-337, 1985.
17) Hoeldtke, R.D. Streeten, D. : Treatment of orthostatic hypotension with erythropoietin. N. Engl. J. Med. 329 (9) ; 611-615, 1993.
18) 本多和雄：Reserpine の中枢作用－ことに中枢性血圧調節機構に対する影響. 米子医誌 9 (6) ; 1139-1151, 1958.
19) 本多和雄・他：内科領域における起立性低血圧症候群について. 米子医誌 15 (5) ; 376-384, 1964.
20) 本多和雄：成人の起立性低血圧. 自律神経 8 (3) ; 138-142, 1971.
21) 本多和雄・他：老人性起立性低血圧. 臨床と研究 63 (1) ; 178-184, 1986.
22) 本多和雄：内科領域における起立性低血圧. Clinical Report 7 (1) ; 75-83, 1966.
23) Honda, K., Fugimoto, K., et al. : Orthostatic hypotension syndrome－with special regard to associated anemia. 自律神経 15 (2) ; 74-81, 1978.
24) Ibrahim, M.M., et al. : Orthostatic hypotension : Mechanism and management. Am. Heart J. 90 (4) ; 513-520, 1975.
25) Johnson, R.H. : Orthostatic hypotension in neurological disease. Cardiology 61 (Suppl. 1) ; 150-167, 1976.
26) 北村善男・他：OD と Vitamin B_1, Clinical Report 4 (1) ; 52-54, 1963.
27) 木村時久, 吉永 馨：Vasopressin. 診断と治療 74 (5) ; 1035-1041, 1986.
28) Kontos, H.A. : Orthostatic hypotension and nerve－growth－factor. N. Engl. J. Med. 296 (6) ; 343-344, 1977.
29) Kopin, I.J., et al. : Relation between urinary excretion of homovanillic acid and norepinephrine metabolites in normal subjects and patients with orthostatic hypotension. Life Sci. 43 (2) ; 125-131, 1988.
30) Kuchel, D., et al. : Orthostatic hypotension ; A postural induced hyperdopaminergic state. Am. J. Med. Sci. 289 (1) ; 3-11, 1985.
31) Love, D.R., et al. : Plasma renin in idiopathic orthostatic hypotension : Differential response in subjects with probable afferent and efferent autonomic failure. Clinical Sci. 41 ; 289-299, 1971.
32) Low, P.A. : Autonomic nervous system function. J. Clin. Neurophysiol. 10 (1) ; 14-27, 1993.
33) Luft, R., Euler, U. : Two cases of postural hypotension showing a deficiency

in release of norepinephrine and epinephrine. Clin. Inv. 32 ; 1065-1069, 1953.
34) 宮下孟士, 高橋光雄：病気の生化学 (XLTV), 特発性起立性低血圧. 代謝 17 (1)；67-74, 1980.
35) 村上勝美・他：起立性調節障害症と軽度貧血との関係. Clinical Report 3 (1)；29, 1962.
36) Mathias, C.J., Kimber, J.R.：Postural hypotension ; causes, clinical features, investigation and management. Annu. Rev. Med. 50 ; 317-336, 1999.
37) Mathias, C.J.："Dopamine—hydroxylase defficiency—with a note on other genetically determined causes of autonomic failure". Autonomic Failure. 4 th ed. Mathias, C.J. et al. ed. New York Oxford Univ. Press. 1999. p 342-356.
38) 永田勝太郎：起立性低血圧. 自律神経 22 (4)；320-330, 1985.
39) Nagata, K., Honda, K., et al.："New classification of orthostatic hypotension referable to hemodynamics and the therapeutic approach by Coenzyme Q_{10}". New Trends in Autonomic Nervous System Research. Basic and Clinical Integration. Yoshikawa, M. et al. ed. Tokyo. Excerpta Medica. Tokyo. 1991. p 552-553.
40) 中村恒男・他：OD児に対するビタミン B_1 負荷試験. Clinical Report 4 (1)；55-59, 1963.
41) Nutt, J.G., et al：Substance P in human cerebrospinal fluid：Reductions in peripheral neuropathy and autonomic dysfunction. Neurology 30 (12)；1280-1285, 1980.
42) Pechère—Bertschi, A., Nussberger, J., Biollaz, J., et al.：Circadian variation of renal sodium handling in patients with orthostatic hypotension. Kidney Int. 54 (4)；1276-1282, 1998.
43) Peterson, B., Schroll, M., et al.：Serum erythrocyte magnesium in normal elderly Danish people. Acta Med. Scand. 201 ; 31-34, 1977.
44) Pinkerton, P.H., et al.：Control of iron absorption by the intestinal epithelial cell. Ann. Intern. Med. 70 (2)；404-408, 1969.
45) Robertson, D., Beck, C., Gary, T.：Classification of autonomic disorders. Int. Angiol. 12 (2)；93-102, 1993.
46) Rowe, J.W., et al.：Age-related failure of volume-pressure-mediated vasopressin release. J. Clin. Endocrinol. Metab. 54 (3)；661-664, 1982.
47) 佐藤和雄：プロスタグランデイン. 総合臨床 35 (5)；878-881, 1986.
48) Schatz, I.J.：Orthostatic hypotension. Arch. Intern. Med. 144 (4)；773-777, 1984.
49) Schatz, I.J., et al.：Idiopathic orthostatic hypotension. JAMA 186 (6)；537-540, 1963.
50) Shear, L.：Renal function and sodium metabolism in idiopathic orthostatic hypotension. N. Engl. J. Med. 268 (7)；347-352, 1963.
51) Shopsin, B., Wilk, S., Gershon, S., et al.：Cerebrospinal fluid MHPG (An

assessment of norepinephrine metabolism in affective disorders). Arch. Gen. Psychiatry 28 (2)；230-233, 1973.
52) Streeten, D.H.P.：Hyperbradykinism：A new orthostatic syndrome. Lancet 18；1048-1053, 1972.
53) Streeten, D.H.P.：Pathogenesis of hyperadrenergic orthostatic hypotension－Evidence of disordered venous innervation exclusively in the lower limbs J. Clin. Invest. 86 (5)；1582-1588, 1990.
54) Sundin, T.：The influence of body posture on the urinary excretion of adrenaline and noradrenaline. Acta Med. Scand. February (Suppl 313)；1-56, 1959.
55) Thronton, W.E., Morre, T.P., Pool, S.L., et al.：Fluidshifts in weightlessness. Aviat. Space Environ. Med. 58 (Suppl)；A 86-A 90, 1987.
56) Toru, S., Yokota, T., Yamasaki, M., et al.：Autonomic dysfunction and orthostatic hypotension caused by Vitamin B_{12} deficiency J. Neurol. Neurosurg. Psychiatry 66 (6)；804-805, 1999.
57) 筒井末春：内頸および椎骨動脈循環不全症に関する研究．日内医誌 53 (10)；65-74, 1965.
58) Uchiyama, M., et al.：Abnormal sodium and potassium metabolism in orthostatic dysregulation in childhood. Tohoku J. Exp. Med. 144 (3)；327-328, 1984.
59) 内山　聖, 小川昭之：起立性調節障害小児におけるプロスタグランジンの動態と起立時血圧変動の関連．自律神経 26 (1)；82-85, 1989.
60) 内山　聖, 小川昭之：起立性調節障害における血清マグネシウム濃度および尿中マグネシウム排泄．小児科臨床 55 (3)；469-472, 1992.
61) Walker, B.R., et al.：Direct cardiac effects of vasopressin；role of V_1－and V_2 vasopressinergic receptors. Am. J. Physiol. 255 (Heart Circ. Physiol. 24)；H 261-H 265, 1988.
62) Watkins, P.J., Edmands, M.E.："Diabetic Autonomic Failure". Autonomic Failure. 4 th ed. Mathias, C.J. and Bannister, R. ed. New York. Oxford Univ. Press. 1999. p 378-386.
63) 米満瑞恵, 大林光念, 安東由喜雄・他：自律神経障害と貧血．自律神経 34 (4)；318-321, 1997.
64) Zerbe, R.L., et al.：Vasopressin response to orthostatic hypotension－etiologic and clinical implications. Am. J. Med. 74 (2)；265-271, 1983.
65) Ziegler, M.G., et al.：The sympathetic nervous system defect in primary orthostatic hypotension. N. Engl. J. Med. 296 (6)；293-297, 1977.

（石沢正一，髙橋和郎，狹間秀文，井上　寛，中村克己，能勢隆之，吉田暢夫，諸岡由憲，長澤紘一，楊　俊哲，宮崎一郎）

第 9 章

背筋力テストおよび握力検査

　OHの筋力，握力検査の対照として，一般集団を，町部，農村部にわけた1,893例について，筋力，握力検査を施行した（表38）。

　OHの背筋力テストは，3回測定して平均値をとった。結果は59例中36%に減少していたが，sympathicotonic orthostatismとasympathicotonic orthostatismの型別の差はほとんどみられなかった（表39）。

　握力検査では，92例中41%に減少を認めた。また，尿中creatinineは減少，creatineは増加，creatinine係数は減少傾向を示した（表39）。

　筋力，握力ともに筋活動の表現と考えれば，本症の筋力減退に関しては種々の問題を考えねばならない。すなわち，起立試験との関係，労働問題，学校保健などこれからの研究の余地は大きい。すでにThomas[7]らは，患者の50%において体位変換，または，運動により筋力低下を認めるといい，また，宇宙飛行の模擬実験において，長時間のhead-down tiltと臥床は骨格筋の萎縮を起こすという（Baisch[1]）。この宇宙飛行による骨格筋萎縮は比較的短期間の飛行によっても起こることがあるという。そして廃用性萎縮と同様な機序によるものと理解されているがその本態については必ずしも明確にされていない（宇宙飛行の項目参照）。また，腓骨神経からの筋交感神経活動において，OHでは起立負荷に対して筋交感神経活動が過小反応を示し，起立負荷に追従できないものと，逆に筋交感神経活動が過大反応を示し，その結果，血管迷走神経反

表 38　握力と背筋力

・握力

年齢	男						女					
	右			左			右			左		
	No.	A.V.	S.D.	No.	A.V.	S.D.	No.	A.V.	S.D.	No.	A.V.	S.D.
〔町部〕												
20代	4	41.8	3.54	4	42.5	6.30	10	28.4	1.60	10	28.1	1.85
30	13	45.2	1.20	13	42.8	1.34	16	27.3	1.25	16	27.5	2.63
40	5	39.2	4.20	6	40.4	2.53	17	26.7	1.72	17	25.3	1.42
50	5	44.0	1.90	6	38.5	6.12	22	24.2	1.11	22	23.3	0.88
60	7	38.0	3.27	6	37.0	3.69	9	21.0	1.32	9	19.7	1.70
70〜	1	29.0		1	26.0		3	20.0	5.20	3	20.0	3.46
計	35	41.9	1.20	36	40.2	1.51	77	75.4	0.68	77	24.7	0.80
〔村部〕												
20代	17	45.4	1.43	17	45.4	1.65	28	30.3	1.28	28	29.1	1.22
30	46	46.9	1.20	46	45.0	1.02	63	29.1	0.55	63	28.1	0.61
40	50	45.9	1.05	50	44.4	0.94	67	27.7	0.60	68	26.4	0.64
50	41	37.6	1.48	41	36.8	1.12	62	24.5	0.70	62	23.2	0.67
60	42	36.2	0.91	42	34.9	0.92	58	20.9	0.70	58	19.7	0.61
70〜	16	26.9	1.70	17	27.2	1.63	28	15.6	0.89	28	14.7	1.04
計	212	41.1	0.66	213	40.0	0.60	306	25.2	0.38	307	24.0	0.38

・背筋力

年齢	男			女			男			女		
	〔町部〕						〔村部〕					
20代	4	145	19.6	10	68.0	5.17	17	137	5.11	28	78.9	5.40
30	13	138	3.28	16	63.1	3.44	46	143	4.00	63	71.0	2.72
40	6	120	16.5	17	56.2	5.00	50	133	4.33	67	62.8	2.64
50	6	117	19.6	22	56.4	3.74	41	118	4.57	62	54.8	2.74
60	6	112	15.0	8	47.5	7.01	42	103	4.00	58	38.4	2.29
70〜	1	105		3	41.7	14.5	16	61	5.47	28	30.7	3.2
計	36	127	5.52	76	57.8	2.12	212	121	2.41	306	56.8	1.47

(本多・他, 1971)

射を引き起こすものと 2 群に分類されるという（間野[4], 1996），そして，この筋交感神経活動は宇宙飛行中の 12〜13 日目と飛行直後には飛行前よりもむしろ促進していることが明らかになったという（間野[5], 2000）。

表39　背筋力・握力・尿中クレアチニン・クレアチン

・背筋力テスト

	sympathicotonic orthostatism case (%)	asympathicotonic orthostatism case (%)	total	%
surpass	13 (42.0)	9 (32.1)	22	37
normal	6 (19.3)	10 (35.8)	16	27
lower	12 (38.7)	9 (32.1)	21	36
total	31 (100)	28 (100)	59	100

・握　力

	sympathicotonic orthostatism case (%)	asympathicotonic orthostatism case (%)	total	%
surpass	4 (7.5)	1 (2.6)	5	6
normal	30 (56.6)	19 (48.7)	49	53
lower	19 (35.9)	19 (48.7)	38	41
total	53 (100)	39 (100)	92	100

・尿中クレアチニン・クレアチン

	creatinine	creatine	creatinine coefficient
increase	0	23	4
normal	14	3	13
decrease	12	0	9

(本多・他, 1971)

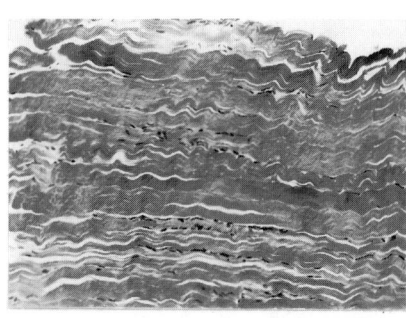

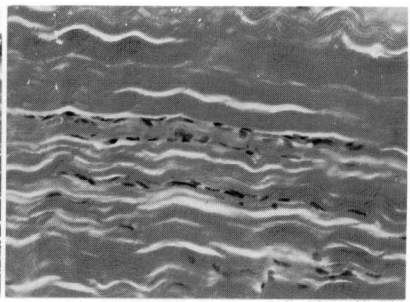

図26　M. quadriceps femoris H.E. (31歳女性, IOH)
　　　左：100×, 右：200×　　　　　　　　　　(本多, 1971)

OH の組織検査で Roessmann[6]は，軽度の筋萎縮を認め，筆者らの筋生検では筋線維の細少化を一部認めている（本多，1971[2]，1997[3]）（図26）。

　なお，尿中 creatine の増加は，少なくとも一部は自律神経系の変化によると考えられる。また，OH の原因が神経変性疾患と考えられる場合は，薬物療法のほかにリハビリテーションの意義が大きいという。そして，宇宙飛行による骨格筋萎縮については運動負荷が有効とされている。

文　献

1) Baisch, F., Beck, L., Karemaker, J.M., et al.：Head-down tilt bedrest HDT' 88-an international collaborative effort in integrated systems physiology. Acta Physiol. Scand. 144（S 604）；1-12, 1992.
2) 本多和雄，亀山弘道，重松峻夫，吉田暢夫：成人の起立性低血圧．自律神経 8（3）；160-170, 1971.
3) Honda, K., Sigematsu, T., Nose, T., et al.："Muscle tests（Trunk Extensor） and grasping power tests in the orthostatic hypotension patients." Modern Orthostatic Hypotension. Honda, K. ed Torino. Edizioni Minerva Medica. 1997, p 65-67.
4) 間野忠明：自律神経生理－最近のトピックス．自律神経 33（3）；228-232, 1996.
5) 間野忠明：微小重力環境における交感神経活動の評価．第53回日本自律神経学会シンポジウム（於．東京）．2000.
6) Roessmann, U.：Idiopathic orthostatic hypotension. Arch. Neurol. 24（6）；503-510, 1971.
7) Thomas, J.E., Schirger, A.：Neurologic manifestations in idiopathic orthostatic hypotension. Arch. Neurol. 8；204-208, 1963.

　　　　（重松俊夫，吉田暢夫，能勢隆之，山崎美佐子，宇尾野公義，間野忠明）

第10章

小児の起立性低血圧
― 直後型を中心にして ―

はじめに

　小児，思春期における立ちくらみ，脳貧血などの起立失調症状は日常頻繁に認められる症状であり，その程度は人によってさまざまである。軽症例では，軽い自覚症状のみで日常生活にまったく支障がなく，親にも訴えないので，医療機関を受診することもない。一方，重症例では，起立する度に，浮動感，眼前暗黒感（白濁感），頭痛，動悸，倦怠感が出現し，起立姿勢での日常動作が困難となり，寝ていることが多くなる。日によって症状が変動しやすく，さらには不登校を伴っていることが多いため，心因性症状との判別が困難な場合もある。これらの病態は，通常，起立性調節障害（OD）と診断されている（大国[5]）。ところが，患者の愁訴と血圧などの客観的指標とは一致しにくく，患者の循環動態が一律に説明できない，などの問題があり，ODの診断と治療方針の決定に戸惑う場合も多かった。この件に関しては過去に詳しく述べた（田中[18]）ので，それを参照されたい。

　このようなODの概念や診断の曖昧さを解決するには，新しい切り口によるブレイクスルーが必要であった。そこで我々は，一心拍毎に心拍血圧変動測定を可能にした非観血的連続血圧測定装置（Finapres）（Imholz[2]）を用いた起立血圧試験（Finapres法）をOD患者に実施したところ，起立直後に顕著な血圧低下と血圧回復遅延を伴う一群の患者を見い出した（田中[11]）。同様の循

環調節異常を有する症例が数多く集まったので，起立直後性低血圧（instantaneous orthostatic hypotension：INOH）と命名して報告した（Tanaka[19]）。その他にも，体位性頻脈症候群（postural tachycardia syndrome, POTS），神経調節性失神（NMS）などが同定された。本章では，起立直後性低血圧に焦点を絞って述べる。

1. 能動的起立と受動起立の循環動態の差異

　通常，人が起立する時には，自らの筋肉を使って起立という動作を行うが，これを能動起立（active standing）と呼ぶ。一方，人が傾斜台（tilt table）に横たわり，これを水平位から垂直位に移動させることにより，他動的に臥位から立位状態にする方法を受動起立（passive head-up tilt：HUT）という。active standing は，不思議なことに健常者であっても一過性の血圧低下を引き起こすが，HUT では健常者の場合，血圧低下は生じない（図27）。その循環動態の差異について，Wieling 一派の研究成績を含めて概説する。

　血圧値は，心拍出量（CO）と末梢血管抵抗（TPR）の積で規定されることから，血圧が変動する際には，CO または TPR が変動していることになる。active standing と HUT の両試験法における起立瞬時と起立早期の CO と TPR を検討した研究が二つある。いずれも健常者を対象としているが，beat-to-beat の CO を測定するため，Sprangers は，血圧脈波から推計する pulse contour 法を用いた（Sprangers[8]）。一方，我々は超音波 Doppler 法（弁口面積×velocity time integral, Horten 社製 Vingmed CFM 800）を用いた supra-sternal approach を採用した（Tanaka[12]）。いずれの実験もほぼ同じ結果となった。我々の結果を図28に示したが，起立直後（10秒前後）における active standing の血圧低下（MBP）は，TPR の低下によるものであり，CO の低下によるものではないと考えられた。一方，HUT では active standing に比較して変動は明らかに少ない。しかしながら，起立1分以降になると両起立法での差は明瞭でなくなってくる。

　active standing におけるこのような一過性血圧低下の生理学的機序は，次

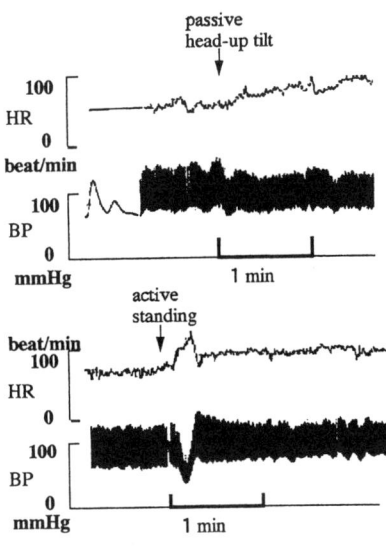

図27 健常者における能動起立 (active standing) と受動起立 (passive head-up tilt) の心拍 (HR) と血圧 (BP) 変動

active standing では起立直後に強い血圧低下が認められる。文献[15]より引用。

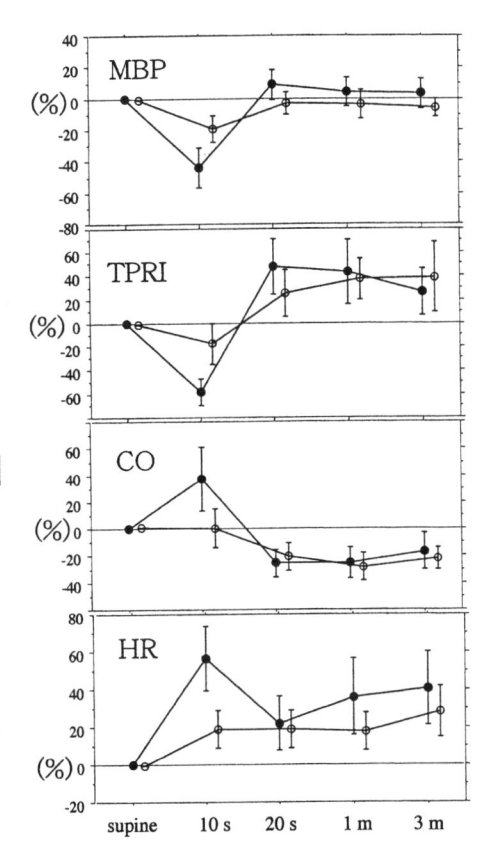

図28 active standing (黒丸) と passive head-up tilt (白丸) における循環動態の経時的変化

上段より，平均血圧 (MBP)，末梢血管抵抗係数 (TPRI)，心拍出量 (CO)，心拍数 (HR) の%変化率を示す。横軸は，臥位 (supine)，起立10秒後前後の血圧低下時 (10 s)，起立20秒後前後の血圧回復時 (20 s)，起立1分後 (1 m) 3分後 (3 m) を表す。

のように説明されている。起立動作によって，腹筋や下肢の筋肉が収縮するが，それによって，筋肉内に貯留していた容量血管内にある静脈血が一気に右心房に還流し，そのために右心房壁や下大静脈壁が伸展される。この機械的刺激によって低圧系圧受容体 (low pressure baroreceptor) が刺激され，信号が求心路を経由し延髄の vasomotor center に伝達される。これが中枢の交感神経活動を一時的に抑制して血圧効果が生ずる。すなわち，圧受容体反射による末梢血管抵抗の減少に起因するものと考えられる。もう一つの機序は，active standing の際の筋収縮によって，筋肉内静脈圧が低下し，そのため TPR が物理的に低下することも関与するというものである。

このように，末梢血管抵抗が一過性に低下することによって active standing では血圧低下を引き起こすが，健常者では，大動脈や頸動脈洞にある圧受容器からの出力信号が低下し，ただちに高圧系受容体反射が抑制されて，その結果，交感神経活動が増加する。これによって血圧は正常に回復するのである。持続的な起立位においては，active standing と HUT のいずれにおいても，低圧系ならびに高圧系受容体反射が作用し，血圧は一定レベルに維持されるのである。起立直後性低血圧では，これらの圧受容体反射経路のある部分が障害されていたり，あるいは腹部や下肢にプーリングした血液の還流障害があると推測される。

2．起立直後性低血圧（INOH）

INOH は，起立の直後から生ずる，強い血圧低下のために，循環不全が生じて起立失調症状が出現する疾患である。診断基準は，以下の三つである。
(1) 全身倦怠感，立ちくらみ，失神発作，頭痛，食欲不振，気分不良，動悸，睡眠障害，朝起き不良などの起立失調症状が，三つ以上，1ヵ月以上持続。
(2) 起立後血圧回復時間≧25秒，または，血圧回復時間≧20秒＋起立直後血圧低下≧60％。
(3) 循環調節異常を生ずるような基礎疾患がない。

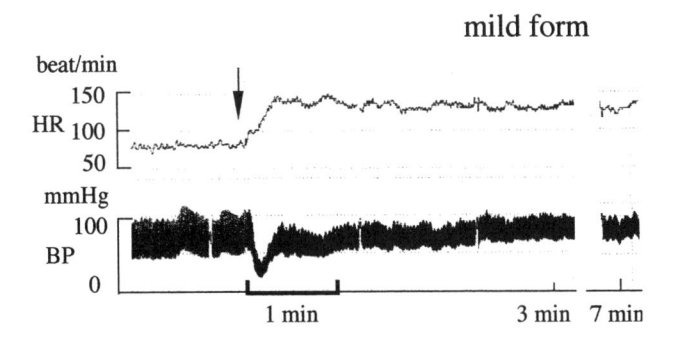

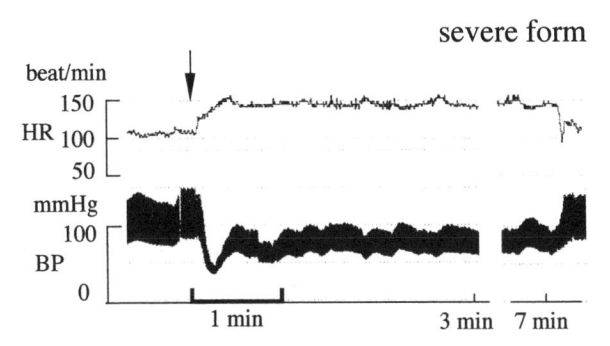

図29 起立直後性低血圧のacitive standingにおける心拍（HR）と血圧（BP）変動

mild formでは，起立直後の強い血圧低下と血圧回復の遅延が見られるが，一方severe formでは，さらに強い血圧低下似加えて，15%以上の収縮期血圧の低下が持続する。

3項目を満たし，かつ，起立3～7分後において収縮期血圧低下が基礎値の15%以上を持続した場合，severe formとし，そうでないものをmild formとする。

本診断基準の偽陽性率は4.7%である。我々の経験では，INOHはOD診断基準を満たす患者のうち，19%存在する。

a．INOHの能動的起立試験における血圧心拍変動と循環動態

能動的起立瞬時の血圧変化は図29に示したように，健常者において認められる起立直後のすみやかな血圧回復が欠如している（図27下段参照）。INOH

の中には，起立直後の血圧低下が徐々に回復する mild form と，回復せず，起立時血圧の低下（安静時収縮期血圧の 15% 以上の低下）が持続する severe form がある。いずれも起立直後に生ずるべき血圧回復が遅延することが本疾患の本態であり，severe form ではより顕著であると考えられる。severe form は成人の頻脈型起立性低血圧と類似した病態かもしれない。

本多は，成人の起立性低血圧 80 例中 23 例が起立直後に最も強い血圧低下がある，と指摘し，直後型と名付けた。成人でも重要な型であると考えられる（本多[1]）。

我々の臨床経験では，起立直後における収縮期実測血圧値が 50 mmHg 未満となった者は，INOH 44 名中，20 名であった。また血圧回復時間が 25 秒以上の者は 41 名，前値に血圧が回復しなかった者は 21 名であった。

起立時心拍数は，多くの症例で著しく増加する。起立 3 分後の心拍数増加が 35 拍/分以上（健常児 15±8 拍/分）を示した者は，20 名存在した。

b．INOH の起立時循環動態

INOH における起立直後の血圧低下の原因を解明するために，心拍出量と末梢血管抵抗係数（TPRI）の起立に伴う経時的変化を INOH と正常血圧反応群とを比較した（田中[16]）。起立直後の心拍出量は INOH 群，正常血圧反応群ともほとんど低下せず，また両群間での有意差を認めなかった。一方，算出された TPRI は，正常血圧反応群と比較し INOH において有意に低下していた。これに一致して，pulse contour 法を用いた Smit らの研究においても，起立性低血圧患者において心拍出量は低下せず，TPRI が低下していた（Smit[7]）。このことから，INOH は active standing の際に生じた血管抵抗の低下（末梢細動脈の拡張）が，交感（神経）神経活動の亢進が抑制されていることにより，すみやかな血管収縮が生じないと考えられる。本多も直後型において起立時の血管抵抗の低下を指摘している。

c．血漿カテコラミン濃度

INOH の起立直後の末梢細動脈の収縮不全は，起立に伴う反射性の交感神経賦活の障害に起因すると考えられるが，これを検討するために，起立早期に

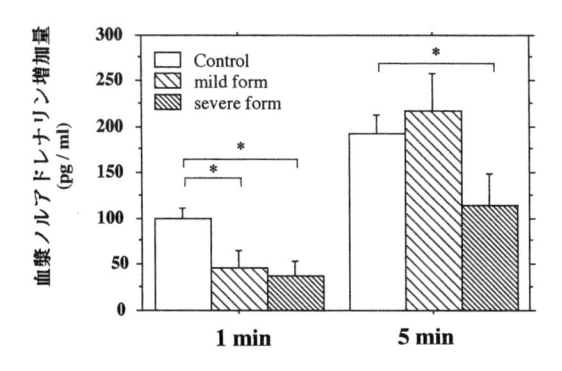

図30　起立直後性低血圧患者の起立1分，5分後における血漿ノルアドレナリンの増加量。

おける血漿カテコラミン濃度を測定した。INOHと正常血圧反応群における，立位1分後，5分後における血漿noradrenaline濃度（pg/ml）の増加量を図30に示した。臥位では3群間に有意差はなかったが，立位1分後ではmild formもsevere formも正常血圧反応群に比較して，血漿noradrenaline増加量は低下していた。立位5分後においてはmild formは正常血圧反応群と同程度の増加量を示したが，severe formは約半分程度であり，著しい増過量の抑制を認めた。以上のことから，INOHでは起立早期における交感神経の賦活が部分的に障害され，その結果，noradrenaline分泌が低下し，末梢細動脈収縮不全によって，起立直後の血圧回復が遅延すると推測される（図30）。

さらにINOHは，noradrenaline前駆体であるL-threo-3,4-dihydroxyphenylserineの低用量の服薬により，起立時の心血管反応は改善するという事実（Tanaka[13]）や，INOHのsevere formと考えられる症例ではα-刺激剤に対するsupersensitivityが認められる事実（Tanaka[14]）からも，交感神経活動が低下していると考えられる。

この点について，前述した本多の直後型は，遅延型起立性低血圧とカテコラミン動態に差はないとしている。また内山は，小児ODの起立時心拍増加がノルエピネフリンと相関すると報告したが（内山[20]），これは，INOHと異なるタイプのODの病態を反映しているかもしれない。

d. 静脈収縮不全の関与

INOH では，さらに末梢静脈系の収縮不全も関与すると思われる。以前から静脈系の障害が OD の主原因と考えられていた（木野[4]）。そこで，これを起立安定期（3分後）における脈圧の狭小化から検討したところ，INOH では健常児（6±7 mmHg）に比較して，有意に強い脈圧狭小化を認めた。(13±9 mmHg, $p<0.05$)。また 20 mmHg 以上の極度な脈圧狭小化を示した者は，10 名存在したことから，一部の症例では，静脈系の収縮不全も関与すると考えられる。また既に報告した severe form 症例では，インピーダンスで推定した起立時下半身血液貯留が過剰であったことから（田中[17]），静脈系収縮不全も病態生理に深く関与すると考えられる。

INOH は，第一原因が下半身の静脈血プーリングが主原因とされている，orthostatic intolerance (Jacob[3], Stewart[9]), postural tachycardia syndrome (Sandroni[6]) や hyperadrenergic orthostatic hypotension (Streeten[10]) とは基本病型は異なると考えられる。なぜなら，後三者は起立時の noradrenaline 分泌は亢進しているとされるからである。しかしながら，INOH の治療経過中には，起立直後の血圧低下が消失しても頻脈が持続することを考えると，INOH と postural tachycardia syndrome とは共通点があるかもしれない。

e. INOH 患者における臨床症状

INOH の症状は極めて多彩である。前述の 44 名中，最も頻繁にみられた身体症状は，持続する全身倦怠感であり 91％に及んだ。その他，立ちくらみ (88％)，易疲労感 (84％)，睡眠障害 (73％)，失神発作 (68％)，頭痛 (68％)，食欲不振 (57％)，腹痛 (55％)，気分不良 (55％)，動悸 (54％)，微熱 (37％) であった。また QOL は mild form, severe form のいずれにおいても甚だ低下していた。

f. INOH における脳循環動態

脳は autoregulation によって一定の血液供給が維持されていると考えられ

ている。しかしこのように起立時循環調節異常の明らかな患者の脳循環においては，それが障害されている可能性がある。そこで，近赤外光による酸素モニターによって非侵襲的に脳組織血液量を測定した。その結果，起立直後から酸素ヘモグロビン（oxy-Hb）の低下が認められ，再臥位にはまた基礎値に復することがわかった（図31）。また，起立後期においては，血圧回復にもかかわらず，oxy-Hbの低下が持続しており，パラドキシカルな現象が見られた。このような予想以上に強い脳循環調節異常は，起立性低血圧患者におけるQOL低下の原因になると考えられ，今後の治療にも役立つものと思われる。まだ症例数が少ないので今後の検討が必要である。

3．症　例

【症例：14歳　男児】

主訴：起立時のふらつき，睡眠覚醒リズム障害。

既往歴：特記すべきことなし。

現病歴：12歳時より起立時のふらつきが出現し，近医にてODと診断された。昇圧剤の内服が開始されたが，改善せず，学校を欠席しがちになった。朝に倦怠感と立ちくらみが強く，症状は夜になって改善した。中学3年生時には，疲労感が強く，まったく登校できなくなった。大阪医科大学小児科に紹介され，Finapres起立血圧試験にてINOHと診断された。L-ドプスを処方したが改善なく，精査加療のため入院となった。

家族歴：母に起立失調症状を認める。

入院時身体所見：身長162.0 cm，体重41.7 kgで肥満度−18.4％。血圧は臥位で110/52 mmHg，心拍数は78/分で整，胸部聴診上，正常洞調律で心雑音なし。血液学的検査，肝機能，腎機能，電解質，内分泌検査などいずれも異常は認められなかった。Finapres起立血圧検査（Finapres；Ohmeda, 2300）では，起立直後の強い血圧低下と血圧回復遅延を認め，起立1分後には脳貧血症状を呈した。起立性頻脈も伴っていた。起立負荷による血中カテコールアミンの上昇は，1分後，5分後ともに低下していた。以上のことから，起立直後

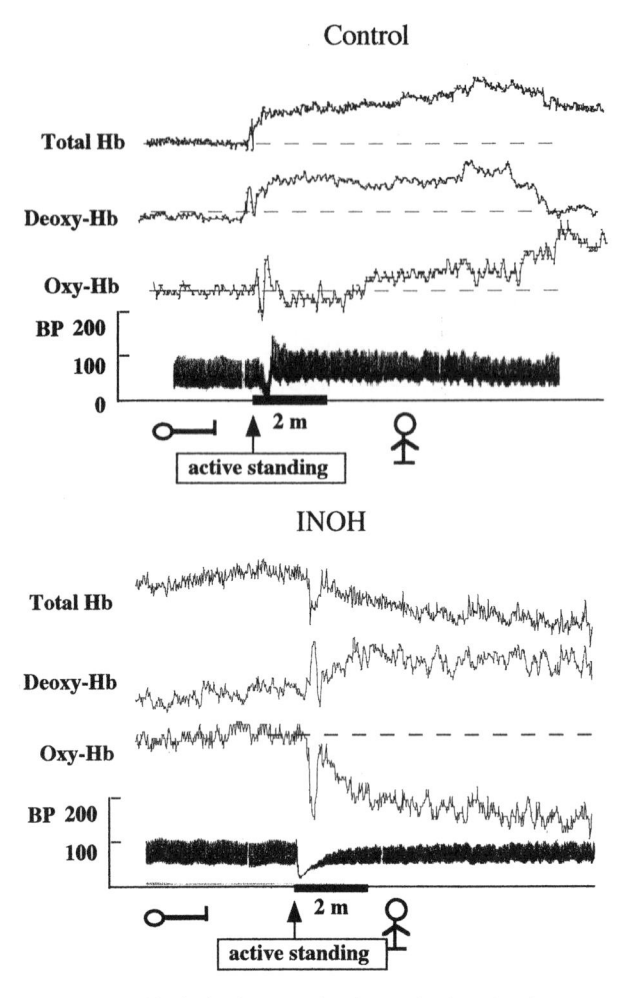

図31 健常者（Control），起立直後性低血圧（INOH）患者の，脳循環ならびに血圧

上から，total hemoglobin（total-Hb），deoxygenated hemoglobin（deoxy-Hb），oxygenated hemoglobin（oxy-Hb），連続血圧（BP）を示す。健常者では，起立直後の血圧やoxy-Hbに大きな低下は認めないが，INOHでは，oxy-Hbの低下が持続する。

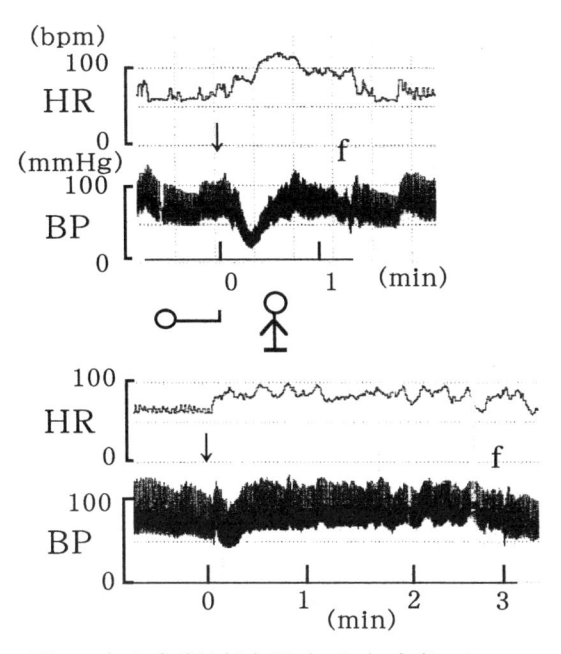

図32 起立直後性低血圧（INOH）患者において食塩摂取が心拍（HR）血圧（BP）変動に与える影響

上段は食塩摂取前，下段は食塩 6 g/日服用 2 日後。図中 f は，失神前状態。食塩摂取によって起立直後の血圧低下は改善し，起立時間も延長した。

表40 Effect of additional sodium intake（3 g twice a day）

	SBP/DBP	HR	SV	CO	TPRI
Before intake	98(17)/59(12)	70(13)	45(7)	3.1(0.6)	23.4
After intake	122(14)/73(8)	70(9)	53(5)	3.7(0.5)	24.7

Remarks. Data were obtained by Portapres (TNO, Amsterdam) Before intake：from 8：46 am to 11：38 am, available 9665 beats After intake：from 8：46 am to 11：38 am, available 5289 beats, (sd).

性低血圧（instantaneous orthostatic hypotension：INOH）の severe form と診断した。

臨床経過：入院後各種薬剤による治療効果は不十分であった。そこで，細胞

外液量の増加を目的に，通常食に加えて NaCl 3 g 1 日 2 回服用を開始した。服用 48 時間後の Finapres 起立血圧試験（図 32）では，起立直後の血圧低下，血圧回復，起立性頻脈のいずれにおいても改善が認められた。さらに NaCl 投与前後における午前 9 − 12 時の平均血圧，平均心拍数，平均心拍出量をポータプレス（TNO-IPD Biomedical Instrumentation）を用いて測定したところ，表 40 のように，心拍出量の 19％の増加に伴って，収縮期，拡張期ともに血圧が上昇した。また投与後には多周波インピーダンス法を用いた多周波数方式体脂肪計によって求めた細胞外液量は増加した。

文 献

1) 本多和雄：改訂新版. 現代の起立性低血圧. 東京, 日本医学館, 1997, pp 37-56.
2) Imholz, B.P.M., Wieling, W., Landgewourters, G.J., van Montfrans GA.：Continuous finger arterial pressure；utility in the cardiovascular laboratory：Clin. Auton. Res. 1(1) ; 43-53, 1991.
3) Jacob, G., Biaggioni, I., Mosqueda Garcia, R., Robertson, R.M., Robertson, D.：Relation of blood volume and blood pressure in orthostatic intolerance. Am. J. Med. Sci. 315(2) ; 95-100, 1998.
4) 木野　稔, 小島崇嗣, 小林陽之助：起立性調節障害における血中カテコラミン・エンドセリン動態と下大静脈径. 自律神経 33 ; 306-311, 1996.
5) 大国眞彦：起立性調節障害. 現代小児科学体系. 10 D, 東京, 中山書店, 397-407, 1984.
6) Sandroni, P., Opfer Gehrking, T.L., Benarroch, E.E., Shen, W.K., Low, P.A.：Certain cardiovascular indices predict syncope in the postural tachycardia syndrome. Clin. Auton. Res. 6(4) ; 225-31, 1996.
7) Smit, A.A., Wieling, W., Karemaker, J.M.：Clinical approach to cardiovascular reflex testing. Clin. Sci. Colch. 91 (Suppl) ; 108-12, 1996.
8) Sprangers, R.J.H., Wesseling, K.H., Imholz, A.L.T., Imholz, B.P.M. and Wieling, W.：Initial blood pressure fall on stand up and exercise explained by changes in total peripheral resistance. J. Appl. Physiol. 70(2) ; 523-530, 1991.
9) Stewart, J., Weldon, A., Arlievsky, N., Li, K., Munoz, J.：Neurally mediated hypotension and autonomic dysfunction measured by heart rate variability during head-up tilt testing in children with chronic fatigue syndrome. Clin. Auton. Res. 8(4) ; 221-30, 1998.
10) Streeten, D.H., Scullard, T.F.：Excessive gravitational blood pooling caused by impaired venous tone is the predominant non-cardiac mechanism of

orthostatic intolerance. Clin. Sci. Colch. 90(4) ; 277-85, 1996.
11) 田中英高, 山口　仁, 金　泰子, 美濃　真, 竹中義人, 小西和孝：思春期不定愁訴患者における起立瞬時の血圧低下について. 日本小児科学会雑誌　97；941-946, 1993.
12) Tanaka, H., Thulesius, O. and Janerot Sjoberg, B.：Cardiac output and blood pressure during active and passive standing. Clin. Physiol. 16(2) ; 157-170, 1996.
13) Tanaka, H., Yamaguchi, H., Mino, M.：The effects of the noradrenaline precusor, L-threo-3,4-dihydroxyphenylserine, in children with orthostatic intolerance. Clin. Auton. Res. 6(4) ; 189-193, 1996.
14) Tanaka, H., Yamaguchi, H., Tamai, H., Mino, M., Thulesius, O.：Haemodynamic changes during vasodepressor syncope in children and autonomic function. Clin. Physiol. 17(2) ; 121-133, 1997.
15) Tanaka, H., Tamai, H.：Recent advance of autonomic function test of the cardiovascular system in children. Med. Princ. Pract. 7 ; 157-171, 1998.
16) 田中英高：起立性調節障害とその近縁病態. 自律神経 36；297-303，1999.
17) 田中英高, 山口　仁, 松島礼子, 竹中義人, 尾崎孝子, 玉井　浩.：神経症的不登校を伴った起立性低血圧（直後型）の病態と治療経過について. 心身医学　39；429-434, 1999.
18) 田中英高：起立性調節障害の新しい理解. 児心身誌 8；95-107, 1999.
19) Tanaka, H., Yamaguchi, H., Matsushima, R., Mino, M., Tamai, H.：Instantaneous orthostatic hypotension in Japanese children and adolescents：a new entity of orthostatic intolerance. Pediatr. Res. 46(6) ; 691-696, 1999.
20) 内山　聖, 里方一郎, 相川　務, 山口淳一：起立性調節障害小児における血漿カテコラミン濃度の動態. 日児誌 91；1327-1332, 1987.

(田中英高，山口　仁，松島礼子，竹中義人，七里元督，玉井　浩)

第11章

神経調節性失神

　心血管系および中枢神経系に原因はなく，他の原因疾患も明らかでない失神発作の多くは神経調節性失神（neurally mediated syncope）である。神経調節性失神はこれまで血管迷走神経性失神（vasovagal syncope）やneurocardiogenic syncopeと同義語として扱われていた。最近では，vasovagal syncopeを神経調節性失神の中の一つの病態と考え，情動失神（emotional syncope），状況失神（situational syncope：排尿，咳嗽，嚥下，採血時，運動時失神など），頸動脈洞症候群（carotid sinus syndrome）などの反射性失神を総称して神経調節性失神とすることが多くなった。また，神経調節性失神は体位性頻脈症候群（POTS）や他の起立不耐性を伴う自律神経異常と関連する病態とも考えられている（Grubb[6]）。神経調節性失神の診断は，これまでは病歴から推測し他の失神の原因を除外して診断されていたが，近年tilt（head-up tilt）試験がこの失神の診断と治療効果の判定，および機序の解明に有力な方法であると認められてきた。

1. 神経調節性失神の病態

a. Tilt試験で誘発される神経調節性失神の機序（図33）

　tiltによる静脈還流量の減少と心拍出量低下（血圧低下）に対する低圧系の圧受容器（心肺圧受容器）反射および高圧系の圧受容器（頸動脈洞，大動脈弓）反射により，交感神経の緊張と副交感神経の抑制が生じる。これにより，心拍数，心収縮力，血管抵抗が増加し，tiltによる血圧低下を代償する（この血圧維持機構のいずれかに障害があるためおこるものが起立性低血圧である）。tiltにより容積の減少した左室の収縮力が増加すると，左室の伸展，牽引などを感知する左室機械受容器（メカノレセプター）が刺激され，無髄性迷走神経線維（C-線維）をインパルスが上行し延髄孤束核に至り，ここからの線維により，血管運動中枢の抑制と副交感神経心臓抑制中枢の亢進が生じ，それぞれ遠心性線維を介して血管拡張（血圧低下）と心拍数減少により失神する。

　しかしながらこの反射は容積が減少した左室の過動状態（から打ち状態）を是正する保護反射とも解釈され，この反射経路はどの個体にも存在するため状況によってはどの個体にも神経調節性失神は起こりうる。したがって，神経調節性失神の発作を頻回に認める患者と失神発作を有しない正常者の差異は，心室の機械受容器の感受性の差異に起因する可能性がある。

b. 神経調節性失神と自律神経活動

　神経調節性失神発作直前に交感神経活動の亢進状態がみられることは，失神の自然発作直前に心拍数や血圧がむしろ上昇し，尿中カテコラミンや血中カテコラミン（特にエピネフリン）の上昇がみられること（Sra[13]），さらに骨格筋への交感神経活性は，失神による急激な血圧の低下の前に一過性に亢進すること（Wallin[18]），などの観察により証明されている。動物実験やtilt中の心エコーを用いた検討（Mizumaki[9]）では，神経調節性失神の発作の前に心室の容積の減少と交感神経活動の亢進に伴う収縮性の増強が認められている（図34）。

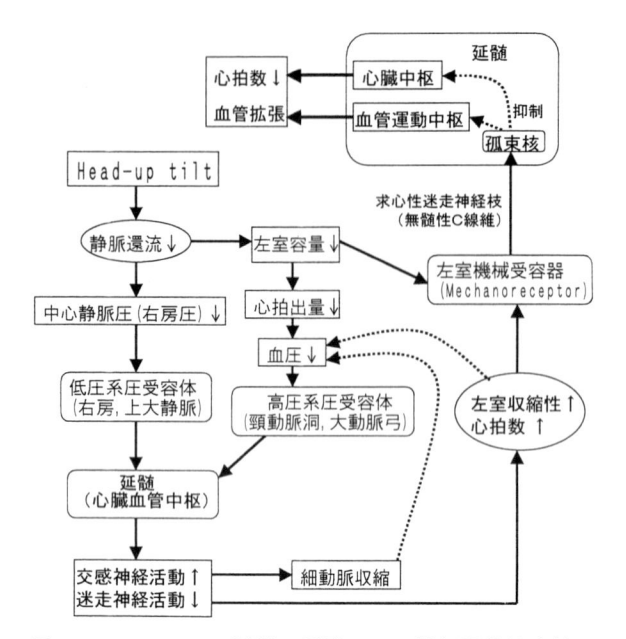

図33 Head-up tilt試験で誘発される神経調節性失神の機序

　tiltにより静脈還流量が減少し，低圧系の圧受容体反射と，心拍出量低下による動脈圧の低下に対する高圧系の圧受容体反射により交感神経緊張の亢進と迷走神経緊張の低下が生じる。tiltにより容積の減少した左室の収縮力が増強すると，左室機械受容体が刺激され，求心性の無髄性迷走神経（C-fiber）をインパルスが延髄孤束核に至る。ここからの線維により，血管運動中枢の抑制による血管拡張と，心臓抑制中枢の刺激および心臓促進中枢の抑制により心拍数の低下をきたし失神する。

　tilt試験中の心拍変動スペクトル解析による検討では，誘発される失神発作の直前には低周波成分（LF）と高周波成分（HF）の比（LF/HF）の上昇がみられ，交感神経活動の亢進を反映している（図35）（Mizumaki[9]）。最近Furlanらは，神経調節性失神には失神発作の直前に交感神経活動の亢進がみられるタイプと，交感神経活動はむしろ抑制され迷走神経活動の亢進がみられるタイプがあると報告した（Furlan[4]）。また，非発作時の自律神経活動につ

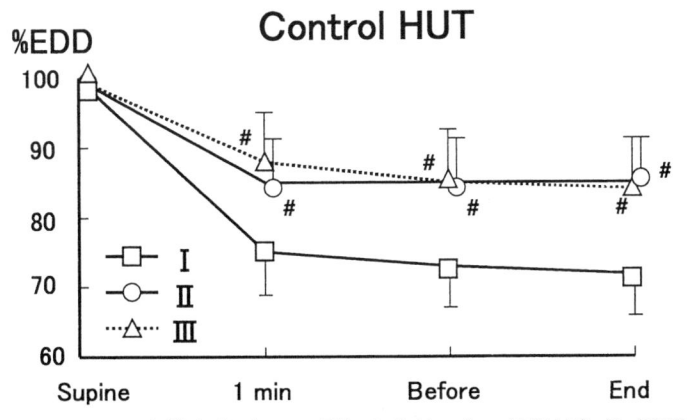

図34 原因不明の失神患者（Ⅰ，Ⅱ群）と失神のない健常対象者（Ⅲ群）のhead-up tilt試験（tilt単独負荷）中の心エコーから計測した左室拡張終期径（EDD：end-diastolic dimension）の変化率（%EDD）

%EDDはⅠ群（tilt単独負荷での陽性例）では，Ⅱ群（tilt単独負荷陰性，isoproterenol負荷tiltでの陽性例）とⅢ群に比べてtilt1分から終了時まで有意に小さくなった。（文献[9]より改変引用）

いては，神経調節性失神患者と対照群では安静時の自律神経活動を表す心拍変動スペクトル解析の諸指標に有意な差がなく，神経調節性失神患者が安静時より迷走神経神経活動の亢進があるとはいえないという（Sneddon[12]）。

c．神経調節性失神の病態に関する新たな知見

（1）血管反応異常

神経調節性失神例はtiltによる左室容積の減少が大きいことが心エコーを用いた検討（Mizumaki[9]）で指摘されている（図34）。神経調節性失神患者では，運動時（Thomson[15]），演算負荷時（Manyari[7]）や動脈圧受容器を刺激しない程度（−10 mmHg）の下半身陰圧負荷（LBNP：lower body negative pressure）時に前腕血管抵抗の正常な上昇がみられず（Thomson[16]），静脈系の収縮反応低下が静脈還流量の減少をきたし，失神発作の誘因となる可能性がある。また，血管収縮反応低下はα受容体の反応性低下に起因するともいわれている。

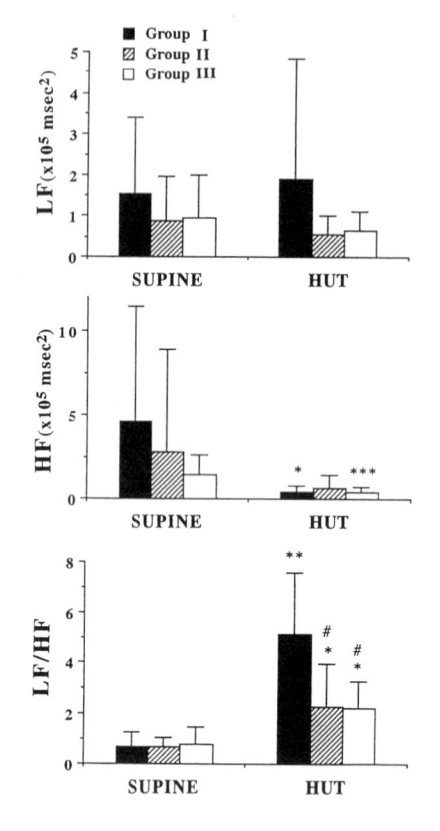

図35 Tilt 単独での臥位（SUPINE）と tilt 終了前4〜1分（HUT）の心拍変動スペクトル解析の指標の変化（I, II, III 群は図2と同様）

副交感神経活動をあらわす高周波成分（HF：$0.15\sim1.0\,Hz$）は tilt により各群とも減少し tilt 終了前4〜1分では各群間に有意差はなかった。一方，交感神経活動の指標としての低周波成分（LF：$0.05\sim0.15\,Hz$）と HF の比（LF/HF）は各群とも tilt により有意に上昇し，tilt 終了前4〜1分では I 群が II, III 群より有意に大となり tilt 単独負荷で陽性となる I 群での失神直前の交感神経活動の亢進が認められた。（*$p<0.05$, **$p<0.005$ vs SUPINE, #$p<0.001$ vs I 群）
（文献9）より改変引用）

（2）移植心における血管迷走神経反射

近年，除神経されている移植心においても，血管拡張薬の投与や tilt 試験により血管迷走神経反射が誘発されたという報告（Fitzpatrick[3]）がある。この機序として，移植心からの求心性迷走神経線維の reinnervation の可能性（Waxman[19]）や右心房や大静脈，肺動脈に存在する機械（伸展）受容器を介した反射が想定されている。また，アデノシンなど体液性因子の関与も考えられる。

（3）体液性因子

セロトニン（5-hydroxytryptamine：5-HT）は，神経系に広く分布し，血圧の調節に関与する生態アミンである。脳内のセロトニン活性の亢進により，交感神経活動が抑制され迷走神経活動が優位となる。中枢性のセロトニン活性

の亢進により血中のコルチゾルやプロラクチンが増加するが，tilt 試験陽性の神経調節性失神例でこれらのホルモンの増加がみられ，セロトニン再吸収阻害を有するクロミプラミンによる血中コルチゾルやプロラクチンの増加は，tilt試験陽性例で陰性例より大きことが報告された（Theodorakis[14]）。さらに，抗セロトニン薬が神経調節性失神例に有効であるとされ，神経調節性失神の病態へのセロトニンの関与が示唆されている。このほか，アデノシン（Shen[11]），βエンドルフィン（Wallbridge[17]）などが神経調節性失神の病態に関与する可能性がある。

(4) 脳循環の調節異常

tilt 試験中にパルスドップラーエコーによる中大脳動脈血流速度を観察した報告（Grubb[5]）では，血圧低下の直前から血流速度の低下，血管抵抗の増加がみられ，神経調節性失神発作時は脳循環の調節異常も関与するという（Grubb[5]）。

2．Tilt（head-up tilt）試験

a．Tilt 試験の適応

病歴より神経調節性失神が疑われる場合のみならず，他の諸検査を施行しても失神の原因が不明である場合にtilt試験の適応がある。tilt試験の適応については，近年米国心臓病学会のtilt試験に関するコンセンサス報告（Benditt[1]）で示されている（表41）。

b．Tilt 試験の方法

tilt 試験の実際の方法は施設により相違がみられ，統一されたプロトコールはない。tilt 試験は下肢ないし腹部臓器に血液を貯留し，静脈還流を減少させることにより失神を誘発する方法であるが，傾斜角度が急峻なほど，負荷時間が長いほど静脈還流量が減少し失神の誘発率（感度）が高くなるが特異度は低下する。傾斜角度は 60～80 度で負荷時間は 10～60 分が多いが，80 度では特

表41　失神の原因検索のためのTilt試験の適応

1．Tilt試験の適応あり
　1）再発性失神，あるいはハイリスク例の単回の失神
　　（病歴上，神経調節性失神が疑われるか否かに関わらず）
　　①器質的心疾患を有しない
　　　もしくは
　　②器質的心疾患を有するも，諸検査で他の失神の原因が除外された場合
　2）明らかな原因（心停止，房室ブロック）などが同定されているが，神経調節性失神も起こしやすく治療方針への影響が考えられる例
　3）運動誘発性，あるいは運動に関係する失神の評価
2．Tilt試験の有用性に関して意見の分かれるもの
　1）てんかん発作と痙攣を伴う失神の鑑別
　2）再発性の原因不明の意識消失患者（特に高齢者）の評価
　3）繰り返すめまいや失神前駆症状の評価
　4）末梢神経症，あるいは自律神経不全症に伴う原因不明の失神の評価
　5）神経調節性失神の治療効果の評価
3．Tilt試験の非適応
　1）外傷を伴わず，その他のリスクが高くない単回の失神発作で，血管迷走神経性失神の特徴があきらかなもの
　2）他の特別な失神の原因があきらかで，神経調節性失神の起こしやすさが治療方針に影響しないもの
4．新たに適応となる可能性のあるもの
　1）再発性特発性めまい
　2）再発性の一過性脳虚血発作
　3）慢性疲労症候群
　4）新生児突然死症候群（SIDS）

（文献[1]より引用）

異度が低下するともいう。前述の米国心臓病学会のtilt試験に関するコンセンサス報告（表42）によると，tiltの角度は60～80度，tilt単独の負荷時間は45～60分が推奨されている（Benditt[1]）。

c．Tilt試験の評価

　tilt試験の判定は，血管迷走神経神経反射による悪心，嘔吐，眼前暗黒感，めまいなどの失神の前駆症状や失神を伴う血圧低下と徐脈を認めた場合に陽性とする。有意と判定する血圧低下の程度は決まっておらず，収縮期血圧

表42 Tilt試験の手技に関する勧告のまとめ

項　目	勧　告
検査室	・静かで照明をおとし，適温に保つ ・20〜45分臥位で安静を保つ
患　者	・一晩あるいは検査数時間前は絶食 ・点滴静注による補液 ・後日の経過観察のtilt試験は，同じ時刻に行う
記　録	・最低3誘導の心電図の連続記録 ・最も侵襲の少ない方法での1心拍ごとの血圧のモニター（小児には施行が難しい可能性がある）
Tilt台	・foot-board supportによる ・スムーズに角度が変換できるもの
Tilt角度	・60〜80度が推奨される ・70度が一般的になりつつある
Tilt負荷時間	・最初の薬物負荷のないtilt試験は30〜45分施行 ・薬物負荷－薬物により適宜設定
薬物負荷	・イソプロテレノール（点滴静注が望ましい） ・ニトログリセリン ・エドロフォニウム
監　視	・tilt試験の手技に精通している看護婦と技術者 ・医師はすぐ対応できるよう同伴するか近くで待機
小　児	・検査に協力的でない場合など特殊な問題点がある ・tilt負荷時間は確立していない ・水銀血圧計（マンシェット）による血圧測定が一般的

（文献[1]より引用）

60〜70mmHg以下や，tilt開始1分目より収縮期血圧あるいは平均血圧が20mmHg以上低下する場合を陽性としている報告が多い。tilt試験での陽性反応は，血圧の低下のみ認める血管抑制型（vasodepressor type），血圧と心拍数の両方が低下する混合型（mixed type），心拍数40/分以下の徐脈が遷延するか3秒以上の心停止が誘発される心抑制型（cardioinhibitory type）の三つに分類されている。筆者らの検討では血管抑制型が25%，混合型が63%，心抑制型が12%で，他の報告と同様混合型が60%前後と最多である。この反応型の違いにより神経調節性失神の機序に差異があり，有効な薬剤も異なる可能

d. Tilt 試験の感度, 特異度, 再現性

 tilt 単独での陽性率は, 陽性基準の違いにも影響されるが, 60〜80°の傾斜で, 負荷時間が 10〜15 分間では 0〜60% と低く, 負荷時間を 30〜60 分と延長しても 24〜75% にとどまる。イソプロテレノールは, 交感神経 β_1 刺激作用により心収縮力を増加させ心室の機械受容器の活動性を高め, β_2 刺激作用により血管拡張作用による静脈還流量の減少が神経調節性失神を誘発しやすくするため, tilt 単独で失神が誘発されない場合イソプロテレノール負荷を併用した tilt 試験が行われることが多い (Mizumaki[9])。イソプロテレノール負荷を併用した場合, 原因不明の失神患者についての陽性率 (感度) が 60〜100% と高くなるが, 偽陽性率も高くなり特異性が低くなる危険性もある。イソプロテレノールの他に, ニトログリセリンや亜硝酸イソソルビド, エドロフォニウムを併用した tilt 試験の有用性が報告されている。

 tilt 試験の結果の再現性については日内の再現性は良好である一方, tilt 試験の結果には日差変動がある。また, tilt 試験陽性例が無治療での経過観察中に, tilt 試験再検での陽性率が低下するという (Sheldon[10])。このように, 神経調節性失神の治療薬の効果を tilt 試験で判定する場合, 失神患者の検査に対する感受性に日差変動がある可能性を考慮する必要がある。

3. 神経調節性失神の治療と予後

a. 神経調節性失神の治療

 表 43 に神経調節性失神の治療を示した。

(1) 患者指導, 増悪因子の除去

 神経調節性失神の治療の第一には, 患者にこの疾患の病態を理解させ増悪因子 (脱水, 長時間の立位, アルコール多飲など) をなるべく避けるようにし, めまい, 悪心, 眼前暗黒感などの失神前駆症状が出現したら速やかに臥位をと

表 43　神経調節性失神の治療

1）患者への説明・指導，増悪因子の除去
2）薬物療法
　　①β（β_1）遮断薬
　　　メトプロロール（セロケン）
　　　アテノロール（テノーミン）など
　　②ジソピラミド（リスモダン）
　　③抗コリン薬
　　　硫酸アトロピン
　　　臭化ブチルスコポラミン（ブスコパン）
　　④交感神経刺激薬（α刺激薬）
　　　塩酸ミドドリン（メトリジン）
　　　メチル硫酸アメジニウム（リズミック）
　　　塩酸エチレフリン（エホチール）
　　⑤鉱質ステロイド
　　　フルドロコルチゾン（フロリネフ）
　　⑥新たな治療薬
　　　セロトニン再吸収阻害薬
　　　テオフィリン（テオドール）
3）非薬物療法
　　①弾性ストッキング
　　②高 Na 食
　　③ Tilt トレーニング
　　④ペースメーカー
　　　（DDD 型＋rate drop response 機能）

るように指導することが重要である。また，起立性低血圧の原因となる Ca 拮抗薬，ACE 阻害薬，α 遮断薬などの血管拡張薬，硝酸薬や利尿薬の投与は失神発作を助長するため可能な限り減量，中止を考える必要がある。

（2）薬物療法

　これらの患者指導，増悪因子の除去によっても失神発作が繰り返される例や，心抑制型や高齢者など前駆症状が乏しく突然失神し外傷の危険性が高い例にはまず薬物治療を考慮する。その目的は，ⅰ）心収縮力を抑制し，心室の機械受容体の活動亢進を抑制，ⅱ）血管収縮作用により，静脈還流量の減少を予防し，反射性血管拡張に拮抗して血圧の低下を予防，ⅲ）遠心性副交感神経活動亢進による徐脈を予防，ⅳ）循環血液量を増加させ静脈還流の減少を予防す

る，ことにある。i）の目的でβ遮断薬が，ⅰ），ⅲ）の目的でジソピラミドが用いられるが，ジソピラミドには末梢血管収縮作用もあるという。さらにⅱ）の目的でα交感神経刺激薬が有効である。ⅲ）の目的で抗コリン薬が，ⅳ）の目的で鉱質ステロイド（フルドロコルチゾン）が用いられることがある。近年，セロトニン再取り込み阻害薬やアデノシン拮抗薬のテオフィリンの有効性も報告されている。

（3）非薬物治療

弾性ストッキングにより下肢の血液貯留を抑制することや，高 Na 食摂取により循環血液量を増加させることが有効である。ペースメーカー治療は純粋な心抑制型の症例には有効であるが，血圧が低下する血管抑制型や混合型の症例に対する有効性は少ない。一方，失神直前の徐脈を感知し高頻度で心房心室順次ペーシングを行う，rate drop response 機能を有する DDD 型ペースメーカーの有効性が報告されている（Connolly[2]）。

b．神経調節性失神の再発と予後

神経調節性失神の生命予後は良好であると考えられているが，失神の再発が問題である。tilt 試験施行前の失神発作の回数が多く罹病期間が長い程再発の頻度が高い（Sheldon[10]）が，一度 tilt 試験で失神が誘発されても，その後の経過中失神発作が再発せず自然治癒する例も多いと考えられ，治療を要する重症例を鑑別する必要性が指摘されている（Sheldon[10]）。しかしながら，その中でも強い迷走神経反射により長時間の心停止を伴う例では外傷や事故の危険のみならず突然死の危険性も指摘されており（Milstein[8]），必ずしも予後が良好とはいえないため，ペースメーカー治療を含めた失神の予防が重要である。

4．症　例

痙攣を伴う失神発作を有し head-up tilt 試験で長時間の心停止が誘発された神経調節性失神の 1 例を呈示する。

症例：26 歳，男性。主訴は失神発作。

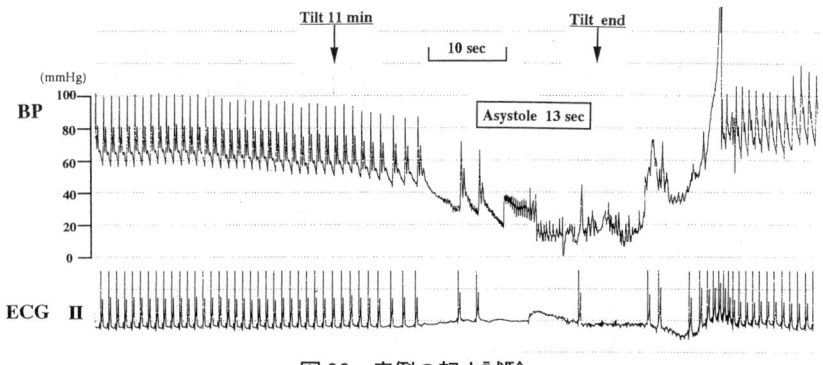

図36 症例の起立試験

既往歴：家族歴に特記事項なし．

現病歴：13歳（中学1年）の終業式中に立位で冷汗と眼前暗黒感が出現し，その後1,2分の失神発作を認めた．以後，18歳（高校3年）まで立位時に同様の失神発作や失神の前駆症状を1～2回の頻度で認めたが，18歳以降は認めなくなった．25歳時，歯科治療中に痙攣を伴う失神発作があり当科を受診した．

検査成績：身長170 cm，体重56 kg，血圧110/56 mmHg，脈拍56/分（整），その他特別な異常所見なし．血液生化学検査，尿検査に異常なく胸部レントゲン上心胸郭比50％，安静時心電図は心拍数52/分の正常洞調律で異常所見なく，電気生理検査，脳波，脳CTを含めた諸検査で失神の原因と考えられる異常所見は認められなかった．

失神の原因を検索するためhead-up tilt検査を施行した．60°のtilt開始11分後で血圧が低下し13秒間の心停止を認め痙攣を伴う心抑制型の神経調節性失神が誘発された（図36）．tilt試験により種々の薬剤の効果を検討した．プロプラノロール8 mg静注後はtilt開始5分で30秒間の心停止が誘発されかえって増悪した．アトロピン2 mg静注後は心拍数は低下しなかったがtilt 19分で収縮期血圧が70台まで低下，眼前暗黒感が出現し効果は不十分であった．フェニレフリン（0.4 μg/kg/min）点滴静注下およびジソピラミド（300 mg/day）内服下のtilt試験では，30分間のtilt中有意な血圧の低下はみられず有効であった．その後ジソピラミドとα交感神経刺激薬のミドドリンの内服に

より失神発作は予防された。このような長時間の心停止を伴う心抑制型の神経調節性失神はその予防が重要であり，head-up tilt 検査による薬効評価が有用であると考えられる。

文　献

1) Benditt, D.G., Ferguson, D.W., Grubb, B.P., et al.：Tilt table testing for assessing syncope. An American College of Cardiology Consensus Document. J. Am. Coll. Cardiol. 2(1)；263-275, 1996.
2) Connolly, S.J., Sheldon, R., Reberts, R.S., et al.：The North American Vasovagal Pacemaker Study (VPS). A randomized trial of permanent cardiac pacing for the prevention of vasovagal syncope. J. Am. Coll. Cardiol. 3(1)；16-20, 1999.
3) Fitzpatrick, A.P., Banuer, N., Cheng, A., et al.：Vasovagal reactions may occur after orthotopic heart transplantation. J. Am. Coll. Cardiol. 21 (5)；1132-1137, 1993.
4) Furlan, R., Piazza, S., Dell'Orto, S., et al.：Cardiac autonomic patterns preceding occasional vasovagal reactions in healthy humans. Circulation 98(17)；1756-1761, 1998.
5) Grubb, B.P., Gerard, G., Roush, K., et al.：Cerebral vasoconstriction during head-upright tilt-induced vasovagal syncope. A paradoxic and unexpected response. Circulation 84(3)；1157-64, 1991.
6) Grubb, B.P., Karas, B.：Clinical disorders of the autonomic nervous system associated with orthostatic intolerance：an overview of classification, clinical evaluation, and management. PACE. 22(5)；798-810, 1999.
7) Manyari, D.E., Fose, S., Fyberg, J.V., et al.：Abnormal reflex venous function in patients with neuromediated syncope. J. Am. Coll. Cardiol. 27(7)；1730-1735, 1996.
8) Milstein, S., Buetikofer, J., Lesser, J., et al.：Cardiac asystole：a manifestation of neurally mediated hypotension-bradycardia. J. Am. Coll. Cardiol. 14(7)；1626-1682, 1989.
9) Mizumaki, K., Fujiki, A., Tani, M., et al.：Left ventricular dimensions and autonomic balances during head-up tilt differ between patients with isoproterenol-dependent and isoproterenol-independent neurally mediated syncope. J. Am. Coll. Cardiol. 26(1)；164-173, 1995.
10) Sheldon, R., Rose, S., Flanagan, P., et al.：Risk factors for syncope recurrence after a positive tilt-table test in patients with syncope. Circulation 93(5)；

973-981, 1996.
11) Shen, W.K., Hammill, S.C., Munger, T.M., et al.: Adenosine: potential modulator for vasovagal syncope. J. Am. Coll. Cardiol. 2(1); 146-154, 1996.
12) Sneddon, J.F., Bashir, Y., Murgatroyd, F,D., et al.: Do patients with neurally mediated syncope have augmented vagal tone? Am. J. Cardiol. 72 (17); 1314-1315, 1993.
13) Sra, J.S., Murthy, V., Natale, A., et al.: Circulatory and cathecholamine changes during head-up tilt testing in neurocardiogenic (vasovagal) syncope. Am. J. Cardiol. 73(1); 33-37, 1994.
14) Theodorakis, G.N., Markianos, M., Livanis, E.G., et al.: Central serotonergic responsiveness in neurocardiogenic syncope: a clomipramine test challenge. Circulation 98(24); 2724-2730, 1998.
15) Thomson, H.L., Atherton, J.J., Kbafagi, F.A., et al.: Failure of reflex venoconstriction during exercise in patients with vasovagal syncope. Circulation 93(5); 953-959, 1996.
16) Thomson, H.L., Wright, K., Frenneaux, M.: Baroreflex sensitivity in patients with vasovagal syncope. Circulation 95(2); 395-400, 1997.
17) Wallbridge, D.R., MacIntyre, H.E., Gray, C.E., et al.: Increase in plasma beta endorphins precedes vasodepressor syncope. Br. Heart J. 71(6); 597-599, 1994.
18) Wallin, B.G., Sundolf, G.: Sympathetic outflow to muscle during vasovagal syncope. J. Auton. Nerv. Syst. 6(3); 287-291, 1982.
19) Waxman, M.B., Cameron, D.A., Wald, R.W., et al.: Role of ventricular vagal afferents in the vasovagal reaction. J. Am., Coll. Cardiol. 21(5); 1138-1141, 1993.

(水牧功一)

第12章

心身医学的研究

　OHの心身医学的研究は少ない。しかし，本邦の小児ODの研究グループでは早くからこの問題に注目している（村上[14]，中村[19]，永山[18]）。

　筆者らも成人のOHの領域で以前より関心を持ち，報告をしているが（本多，'68[3]，'75[4]，'93[5]，'97[6]），研究はまだ未完成である。一方，米国においてはこの問題に関しての報告は少なく，最近になり，ようやく起立不耐性の非特異的症状はpsychosomaticに原因することを認め（Jacob[7]），また老人性OHでは認知障害，痴呆などに注目しているようである（Low[12]）。そして，宇宙飛行士が宇宙飛行後にOHを起こすことに関連し，宇宙船の搭乗前にパニック障害を起こすことでも注目を浴びてきた（宇宙飛行の項目参照）。

　ここにおいて，筆者らは従来の知見をまとめ考察を加えたい。

1．CMI（Cornell Medical Index，健康調査表）

　CMI試験は，OHの157例に施行し（表44），Ⅰ領域14例（8.9%），Ⅱ領域28例（17.8%），Ⅲ領域67例（42.7%），Ⅳ領域48例（30.6%）で，準神経症，神経症領域であるⅢ〜Ⅳ領域は合計115例（73.3%）であり，また，治療経過との関係を35例についてみると難治例ではⅢ，Ⅳ領域が多くみられた

表44 性格テスト

型	起立性低血圧		健康人	
	例数	%	例数	%
健康調査表（CMI）				
I	14	8.9	19	47.5
II	28	17.8	16	40.0
III	67	42.7	5	12.5
IV	48	30.6	0	0
合計	157	100	40	100
矢田部・ギルフォード（YG）				
A	34	22.4	13	33.3
B	37	24.3	2	5.1
C	22	14.5	12	30.7
D	27	17.8	11	28.3
E	32	21.0	1	2.6
合計	152	100	39	100

表45 治療経過と性格テスト

健康調査表（CMI）

治療経過	I	II	III	IV	合計
完治		2	2	2	6
軽快		4	6	4	14
難治		1	6	8	15

矢田部・ギルフォード（YG）

治療経過	A	D	E	B	合計
完治	2	1	2	1	6
軽快	7	3	1	0	11
難治	6	1	3	6	16

(表45)。

2. YG試験 (Yatabe-Guilford Test, 矢田部・ギルフォード試験)

　YG試験は, 152例に施行し (表44), B型 (右寄り型) は37例 (24.3%), C型 (左寄り型) は22例 (14.5%), E型 (左下り型) は32例 (21.0%) で, B型＋C型＋E型は合計91例 (59.8%) であった。これを健康人に比較すると, B型, E型は45%であり, 情緒不安定, 社会不適応, 神経症傾向が強いといえる。また, 治療経過との関係では難治例にB型, E型の性格異常の強いものが多かった。こうした症例には認知行動療法を主に使用した (老人性起立性低血圧などの項目参照)。本症の原因論も遺伝の問題に加えて, 性格傾向の面からの追求も必要があることが考えられた (表45)。

3. MAS (Manifest Anxiety Scale, 顕在性不安尺度)

　MASは, 本症の105例に施行し, 女子86例の平均値±SDは19.4±9.7, 男子19例は20.2±8.4であり, 健康女子26例の12.7±7.0, 男子9例の9.4±5.2に比し男女とも有意に高かった (0.1%水準) (表46)。これはOHの患者が男女とも不安感を有しているためであろう。

4. SDS (Self Rating Depression Scale, 抑うつ尺度)

　SDS (抑うつ尺度) は, 32例に施行し (表46), 平均値±SDは45.4±6.3であり, 九大心療内科・池見らの神経症群, または心身症群に一致する (池見らの心身症群は45.1±12.1, 神経症群は46.3±11.6であった)。
　本症のSDS平均値は, デプレッション群よりも有意に低いが (0.1%水準), 症例によりうつ病とOHの相関の強いものがある (表46), (うつ病, う

表 46

顕在性不安尺度（MAS）

	起立性低血圧		健康人	
	例数	平均値±SD	例数	平均値±SD
女子	86	19.4±9.7***	26	12.7±7.0
男子	19	20.2±8.4***	9	9.4±5.2

抑うつ尺度（SDS）

	疾　患　例	例数	SDS平均得点	SD
九大心療内科	うつ病群	41	53.3***	8.8
	神経症群	80	46.3	11.6
	心身症群	84	45.1	12.1
本多	起立性低血圧	32	45.4	6.3

***P＜0.001

つ状態の項目参照）。なお，うつ病＋OHと診断したものはSDSの他に，Beck，Hamilton，精神症状評価尺度などを使用し，症例によりロールシャッハ検査も施行した（うつ病，うつ状態の項目参照）。

5．FSS（Fear Survey Schedule, 恐怖心調査表）

恐怖心調査表（FSS）による恐怖心の調査は19例に施行したが（表47），1例を除き"相当にある""非常にある"のいずれかの恐怖心を持っていた。

その他に行動療法的評価には，ウイロビー人格検査，断行行動調査表などを使用した。特に脱感作，断行訓練の必要性のあるものがかなりあるようである（赤木[1]）。（登校拒否の項目参照）。

6．MPI（Maudsley Personality Inventory. モーズレイ性格検査）

MPI（モーズレイ性格検査）[13]は，本症の30例に施行した。テストの結果をみると（表48），L得点の平均は14.1±5.0（$L^+=1$，$L^0=27$，$L^-=2$で

表47 恐怖心調査表

症例	年齢性	相当にある	非常にある	症例	年齢性	相当にある	非常にある
1	45 F	1	0	11	40 F	14	25
2	56 F	13	0	12	36 F	1	0
3	23 F	2	1	13	60 F	2	2
4	21 F	4	1	14	42 F	3	6
5	21 F	6	1	15	43 F	3	0
6	22 F	6	4	16	61 F	7	20
7	27 F	4	4	17	16 F	2	0
8	15 F	1	24	18	71 M	5	1
9	14 F	1	0	19	26 F	0	0
10	16 F	3	1				

表48 起立性低血圧とMPI

例数	E 得点 平均±SD	N 得点 平均±SD	L 得点 平均±SD
N＝30	27.0±12.0	23.7±12.3	14.1±5.0

・タイプ別の分類

	E^-	E^0	E^+
N^+	2	3	5
N^0	2	1	3
N^-	4	4	6

90%が L^0 の範囲に入る)で結果は信頼できるものとみなされる。

　E 得点は，27.0±12.0 [E^- = 8 (26.7%)，E^0 = 8 (26.7%)，E^+ = 14 (46.6%)] でやや高値を示す。また，E^+ が46.6%を占めることも注目され，外向性が強い傾向があるといえる。臨床的観察から，他者依存的で他人に合わせて行動するような傾向が認められるが，他者に対する過剰な適応傾向を示している可能性が考えられる。

　N 得点は，23.7±12.3 [N^- = 14 (46.7%)，N^0 = 6 (20%)，N^+ = 10 (33.3%)] で平均値は標準的な値を示す。46.6%の者は N^- であり，神経症的傾向が少ないといえる。しかし，33.3が N^+ に入っており，神経症的傾向

が強い人も多い。E⁻（内向性）またはN⁺（神経症的傾向）のいずれかを示すものは30例中16例（53.6%）を認めた。一般に神経症や心身症の診断を受けた人には，E⁻N⁻，E⁰N⁺が多いとされているが，テストの結果からはそういう傾向をもつ人はむしろ少ない。

偏倚が著しいものを（一応8＞NまたはN＞41，8＞E，またはE＞40とする）拾い出してみると，N高値（N＞40）4人，N低値（N＜8）2人，E高値（E＞40）4人，E低値（E＜8）2人，計12人（40%）でこれらの例は性格傾向上問題のあることが予想される。しかし，テストの結果に偏りがみられることが，ただちに社会生活上の不適応，あるいは精神的障害を意味するとは言い難い場合が多いので，臨床的な観察を含めて検討する必要がある。

7．MMPI（Minnesota Multiphasic Personality Inventory，ミネソタ多面的人格検査）

MMPI[8]を本症の29例に施行したが，9例（31.0%）に信頼性の低いものがあった（？スケールでT得点が70以上の高値のもの）。これはテストに対して防衛的な面，迷いやすく決定しきれない面，不全感の強い面などがあることがうかがわれる。

神経症患者には，Hs（心気症尺度），D（抑うつ尺度），Hy（ヒステリー尺度）の各尺度の高値が顕著にあらわれる。また，Pt（精神衰弱性尺度）の高値を伴う場合もある。

表49　MMPI

1．	(Hs)＝21	(72.4%)
2．	(Hy)＝17	(58.6%)
3．	(D)＝17	(58.6%)
4．	(Mf)＝15	(51.7%)
5．	(Pt)＝12	(41.4%)
6．	(Sc)＝12	(41.4%)

（N＝29．T score 55以上）

T得点，55以上をとると，表49に示すごとく，OH患者の特徴としては神経症的な傾向，その内容としては健康状態に関する過度の心配，精神的未熟さ心理的圧力への耐性の低さ，処理能力の低さ，活動水準の低さ，抑うつ感，不安，恐怖，自信のなさなどの傾向が認められた。特にHs尺度のT得点の高いものが多く認められた。また，Sc（精神分裂性尺度），Mf（性度尺度）の尺度においてT得点で比較的高値を示すものがいたが，関心や思考・行動の偏りを意味していると思われる。これらの結果が病気になったことによる二次的傾向か，元来そういう傾向を持った人が病気になるのかはっきりしない。7例において治療前後を比較してみると，Hs，Hy，Dは治療後やや低下，Mf，Sc，Ptも治療後減少の傾向を示した。こうした結果から病気になることでより神経症的になり，不安，恐怖，自信低下，関心や興味の低下，行動の偏りが認められるようになる可能性が考えられる。

8．P-F Study（Rosenzweig Picture Frustration Study，絵画−欲求不満テスト）

投影法としてP-Fスタディ[20]をOH 28例に施行し，その結果を表50に示した。GCRは男女とも約51％平均値で標準よりやや低い値を示すが，著しい不適応状態を示すものはおらず，表面的には一応常識的で適応良好であると考えられる。プロフィール欄で特徴的に認められることは，E'の高値（46.4％），eの高値（64.3％）であり（そのうちe←は50％），また，反応転移としては前半にEが多く，後半に減少，同時に後半にMが増加する傾向（E←→M）は12例（42.9％）に認められた。後半にEの減少（E←），後半にMの増加（→M）がみられるもの6名を加えると，18名（64.3％）がE←ないし→Mの傾向を有していた（表50）。

これらの結果から，欲求不満面において，不平や不満，失望感を抱きやすく，欲求不満に打ちのめされやすい傾向をもつ人が多く，また，不満の解決手段として，相手に必要以上に助けを求めたり，依存する傾向をもつ人が多いといえる。しかも，相手への依存傾向を表出せずに抑え込む傾向や，攻撃感情を

表50　P-Fスタディ（プロフィール）

	障害優位型 (O-D)	自我防衛型 (E-D)	要求固執型 (N-P)
他責的 (E-A)	E'↑ 13 (46.4%) E'↓ 3	E↓ 3 (10.7%)	e↑ 18 (内14例はe←, 1例 は→e) (64.3%)
自責的 (I-A)	I'↓ 4 (14.3%) I'↑ 1 (3.6%)	I↑ 3 (10.7%) I↓ 3 (10.7%)	i↑ 5（内2例はi←) i↓ 1
無責的 (M-A)	M'↓ 11 (39.3%) M'↑ 1 (3.6%)	M↓ 3 (10.7%) M↑ 4 (14.3%)	m↓ 4 (14.3%) m↑ 1 (3.6%)

GCR $\begin{cases} 男子 & 51.2\pm6.7 \ (N=6) \\ 女子 & 51.3\pm10.2 \ (N=22) \end{cases}$

表51　K-SCT（N=26）

positive：negative	8.5：10.0
active：passive	6.5：11.9

防衛指数 13.9%．肯定感情 36.4%
内向指数 65.7%

抱きながらも，自己主張せず抑え込む傾向が強い。したがって，GCR＝51%にみられる適応傾向は，むしろ表面的な適応傾向を意味し，約半数の被験者は，内的な怒りや依存欲求を抑えており，不安定な傾向を示している可能性が強い。なお7例について治療前後を比較，検討したが，特に目立った傾向は認められなかった。また，これは内科療法が主体であったことも考えられる。

9．K-SCT（Sentence Completion Test，文章完成テスト）

　K-SCT（文章完成テスト）は，26例に施行したが（表51），表示するごとく，否定的，受動的な反応が多く，また，内向反応が多い。内容的にみると，わるく思われまい，失礼にあたるまい，という構えが強い人が多く，それに伴う対人緊張の強い人が多い。また，攻撃的感情を抑える人が多く，おとなしく，ひかえめで，依存的，消極的な傾向が強く認められた。内向的反応は病気

へのとらわれ，他人を傷つけまいとする対人的な配慮，心身の安定を求める心などについての記述が多かった。病気へのとらわれは，ほとんどの症例に認められるが，特に 5 例（19%）では著しく心気的な傾向がうかがわれる。

文章が短文，単純であるものは 8 例（30%）にみられるが，病気のためにすべてに無関心になっているもの，抑うつ気分が強いこと，年齢的に高齢者であることなどのために，短文になっていることが考えられる。

7 例について治療前後の K-SCT を比較してみたが，目立った変化は認められず，ただ積極的な態度がわずかながら増加し，積極的な感情の増加も認められた。しかし，受動的な構えは強く残っていた。そして，この否定的，受動的な傾向についても元来そうなのか，あるいは病気になったための二次的なものなのかについては不明である。

治療前後を通じて受動的な構えが強く，依存的で緊張しやすく，攻撃的感情を抑えやすい傾向が症状を起こし，増悪させる可能性が強いが，病気になったために，二次的にますます抑うつ的，否定的，消極的な態度をとらざるを得なくなることも考えられる。

10．ウェクスラー成人知能診断検査とクレペリン精神検査．WAIS (Adult Intelligence Scale) and Kraepelin-Uchida Psycho-Diagnostic Test.

知能検査を併用して知的側面まで注目した症例は少ないが，興味深いことは，WAIS 成人知能診断検査を行った 5 例全員で動作性優位の知能を示したことであり，さらに，下位検査成績を個人内分散でみると，全例で算数問題，符号問題で好成績を収めていることである。これは，クレペリン検査においても好成績を示したことと，合致する事実である。

ところが，算数問題では容易な試問での失敗が目立ち，また，クレペリンでの動揺率の高いこと，初頭努力の欠如といった所見を考え合わせると，一定水準での緊張の持続が困難であるかもしれないという推論が成り立つ（表 52）（本多，1975[4]）。

表 52 知能検査および投影法

症例	年齢性	IQ 「言語性」「動作性」	クレペリン	CMI	P-F (GCR%)	SCT
1	15 F	92 「90」「94」	b	IV	E↑ (50%)	自他に否定的態度 女性拒否
2	16 F	110 「96」「120」	au' (休憩効果)	III	I↑ (71%)	対人緊張
3	32 F	90 「83」「101」	a'' (動揺率↑↑)	I	E↑ (64%)	症状への困惑，不安
4	45 F	95 「91」「102」	f'' (初頭努力↓↓)	III	E↑ (89%)	軽度抑うつ 病因を職場体制に強く求める
5	56 F	90 「87」「96」	af {初頭努力↓↓ 動揺率 ↑↑}	III	E↑ M+I↓ (46%)	身体不安 予期不安

　内山ら[23]は，小児 OD 領域において計算能率の低下が，小児の学業成績に及ぼす影響の一端ではないかと考えて研究を行い，加療による OD の改善と計算能率の改善とは正の相関を示したという．彼らは，この研究を足し算で施行しているが，筆者らの OH の自律神経機能検査の暗算試験の引き算でも同様に計算能率の低下を認めている．

11. MDT (Mirror Drawing Test, 鏡映描写法)

　鏡映描写法（MDT）を本症の 17 例に施行したが，表 53 に示すごとく，情緒不安定な傾向が目立ち（65%），ノイローゼ型が多い．型別にみるとスロープ型 2 例，V 型 1 例，逆 N 型 3 例，ピラミッド型 2 例，テスト不能型 3 例であった．また，3 例において非協調的であった．そしてヒステリー性格のもの 3 例があり，型別にみると N 型 1 例，脚揚型 2 例であり，依存心の強いもの，

表 53　起立性低血圧と MDT

類型	例数	類型	例数
スロープ型	2	テスト不能型	3
V 型	1	N 型	1
逆 N 型	3	脚揚型	2
ピラミッド型	2	プレート型	3
合計			17

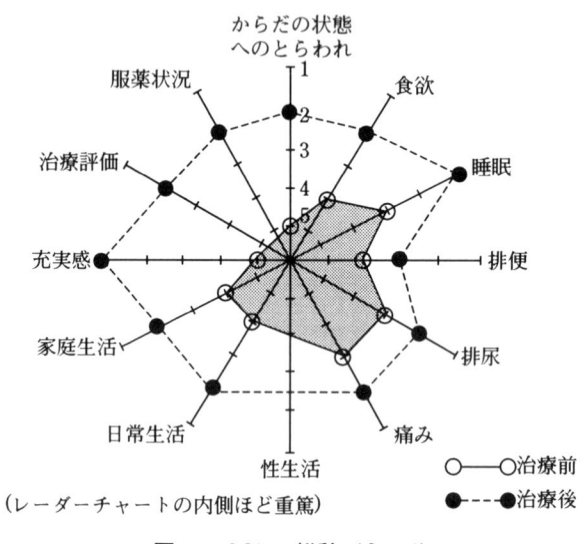

図 37　QOL の推移（永田[6]）

（レーダーチャートの内側ほど重篤）

抑圧のみられるものがあった。

12. QOL (quality of life) 的評価

　永田ら[15〜17]は, OH を bio-psycho-socio-ethical medical model にのっとり分析し, 治療評価を QOL チャートを考案し分析した（図 37）。そして難治例をロゴセラピーの領域まで及ばんとした。図示するごとく治療学的には, から

だの状態へのとらわれ，睡眠，日常生活，家庭生活，充実感，性生活，食生活などに2段階以上の改善をみている。

13．心身医学的治療

 前述のごとく，米国においてもOIの非特異的症状はpsychosomaticなものであることを認める時代となった。しかし，我々のこれまでの心理学的治療は認知・行動療法であった。前述のロゴセラピーには逆説的志向と反省除去があるようであるが，本質的にはノイローゼの治療のようである。また，ロゴセラピーの目標が従病的思考（高島[21]）にあり，こうした考えは現在学会でも話題になっているが，仏教にも古くより"共生"といって同じような考えが存在していたようである（加藤[9]，本多1993[5]）。

 性格は遺伝と環境の両方によるものであり，complex sensory inputは自律神経反応を変える可能性がある（Korner[10]）。また，アドラー心理学では性格は遺伝と学習によるものという。そして，兄弟，親子間の問題を重視しているようである（Dreikurs[2]）。

 OHは多くは自律神経失調が基礎にあることは確実であるから，摂食障害，不登校に伴うOH，老人性OHのごとく，認知・行動療法に加え，今後QOL的評価，行動科学的分析と治療が必要となるのではないかと考えられる（永田[17]，筒井[22]）。

文　献

1) 赤木　稔：新・行動療法と心身症－行動医学への展開．東京．医歯薬出版．1989．
2) Dreikurs, R.（宮野　栄訳，野田俊作監訳）：アドラー心理学の基礎．東京．一光社．1996．
3) 本多和雄・他：成人の起立性低血圧－循環動態を中心にして．Jap. Circ. J. 32；803-811, 1968.
4) 本多和雄，柳原正文：起立性低血圧の精神身体医学的研究（第1報）．精神身体医学 15 (5)；24-31, 1975.
5) 本多和雄：私は低血圧をこう治療する－診療内科の立場から (1)．Therapeutic

Research 14 (11); 4582-4587, 1993.
6) Honda, K., Araki, T., Ago, Y., et al.: "The study of psychosomatic medicine in relation to orthostatic hypotension" Modern Orthostatic Hypotension. Honda, K. ed. Torino. Edizioni Minerva Medica. 1997. p 69-77.
7) Jacob, G., Biaggioni, I.: Idiopathic orthostatic intolerance and postural tachycardia syndrome. Am. J. Med. Sci. 317 (2); 88-101, 1999.
8) J.R. クレイアム（田中富士夫訳）：MMPI－臨床解釈の実際. 京都. 三京房. 1985.
9) 加藤義夫：低血圧の臨床. 東京. 日本医書出版. 1950.
10) Korner, P.I.: "Central nervous control of autonomic cardiovascular function" Handbook of Physiology (2). Maryland. American Physiological Society. 1979. p 691-739.
11) 片口安史, 早川幸夫：構成的文章完成法（K－SCT）解説. 東京. 千葉テストセンター. 1989.
12) Low, P.A., Opfer-Gehrking, T.L., Mcphee, B.R., et al.: Prospective evaluation of clinical characteristics of orthostatic hypotension. Mayo Clin. Proc. 70; 617-622, 1995.
13) MPI研究会・編：新・性格検査法－モーズレイ性格検査. 東京. 誠心書房. 1969. p 234.
14) 村上勝美・他：小児起立性調節障害の精神身体医学的考察. 小児科診療 23（3）; 337-341, 1960.
15) 永田勝太郎, 村山良介, 本多和雄：起立性低血圧の診断・治療と Quality of Life. Jap. Prim. Care 9（2）; 93-98, 1986.
16) 永田勝太郎・編：ロゴセラピーの臨床. 東京. 医歯薬出版. 1991.
17) Nagata, K.: Comprehensive Medicine. Florida. C.E.P. INC（東京, 佐久書房）. 2000.
18) 永山徳郎・他：起立性調節障害の精神身体医学的研究. Clinical Report. 4（3）; 33-41, 1963.
19) 中村文弥・他：起立性調節障害児童の性格調査および脳波について. Clinical Report 2（1）; 19, 1961.
20) Rosenzweig, S.: PFスタディ解説. 三京房. 1987.
21) 高島 博：人間学への招待. 東京. 山海堂. 1991.
22) 筒井末春：行動科学概論. 人間総合科学大学. 株式会社サンヨー. 2000.
23) 内山 聖, 小川昭之, 鈴木幸雄：起立性調節障害小児における症状増悪と計算能率の関連について. 自律神経 25（6）; 643-646, 1988.

（荒木登茂子, 吾郷晋浩, 赤木　稔. 柳原正文, 永田勝太郎, 藤岡耕太郎）

第13章

遺伝学的研究

　起立時において，めまい，意識消失を伴い，また，色々な非特異的症状と愁訴を有する普通の自律神経調節症候群をODと名づけ，主にヨーロッパ，日本の小児科医によって研究されていた。
　一方，自律神経失調症状があり，起立試験陽性のものをOHといい，このうち基礎疾患のあるものを症候性OHといい，基礎疾患のないものをIOHといっている。これらの症状はいろいろの点で異なるが，症候学的にはoverlapしている。ODとIOHの間の病理学的相関の研究は，現在のところ研究者の間で異なっている。
　小児のOD症状に類似した症状が成人に現れることもまれでない。個々のOD症状は正常人にも現れることがある。一般に，OD患者は，体位変換による反応が強くて収縮期圧の低下，脈圧の減少，脈拍の増加，心電図の変化を起こすが，これらの反応は正常人にも見られるので，一種の生理的な現象ともいえよう。そのODと正常人の間にはっきりした境界を引くことは難しいと考えられる。
　また，血圧，脈拍，その他の反応は連続変異で，正規分布を示すことがわかっている。そして，OD症状は正常人から強度のODまで連続スペクトルとして出現する。しかしながら，これらのOD症状と起立性過敏反応は特定の人たちに集中して現れる傾向にあり，主成分分析の結果からも分かるように，多

数の因子がこれらの症状の発生に関与している（臨床症状の項目参照）。

ODが遺伝することは，これまでも指摘されている。患者の両親における症状の頻度は対照よりも有意に高く（草川[7]，大国[9]，井村[5]），立ちくらみ，動悸，朝起き不良，乗り物酔いなど特定の症状の出現について両親と子供の間に相関がある（大国[9]）。特に，車酔いの家族内集積性は遠城寺・佐々木[3]，Bakwin[1]によって認められている。

若い年齢におけるOD症状は成人になるとしばしば消失する。大国(1958)[8]は，12人のOD患者のうち11名において少なくとも一方の親がOD症状を有していたことから，優性遺伝を示唆した。しかしながら，ODの研究にはまだ多くの問題を残しているので，筆者らはODと対照の家系資料を詳しく分析した。

1. 対象と方法

133家系の427人について，OD症状と愁訴の分析をし，activeな起立試験を施行した。

1) 家系調査は本多，能勢らで施行した。
2) 1359人の一般，中学生，高校生の集団検診において，ODの症状分析とactiveな起立試験は共同研究者と協同して施行した。
3) 調査方法：まず，11項目の症状項目（A．めまい。B．起立時の意識消失。C．入浴時あるいはいやなことを見聞すると気持ちが悪くなる。D．少し動くと動悸，息切れがする。E．寝起きが悪い，午前中調子が悪い。a．顔面蒼白。b．食欲不振。c．腹痛。d．全身倦怠。e．頭痛。d．車酔い）について症状のある，なしを問診，記録した。
   次いでactiveな起立試験を施行し，臥床10分後血圧，脈拍を測定し，その後起立10分で血圧，脈拍を測定した。
3) なお，61歳以上はこの分析から除外した。これは老人の場合は若年者と同じ，症状分析では不適当と思われたからである。また，ODの診断基準については研究者の間では参考に止めた。心電図の起立試験の結果

はOHの患者のみ施行したので，次の分析には用いなかった。

2. 結　　果

a. 発端者の近親と対照発端者の近親との比較

　小児自律神経研究会で使用されていた診断基準にしたがって発端者をODと非OD（対照者）とにわけ，82患者家系の近親（親，子，同胞）225人と51対照家系の近親202人を比較した。これらの家族は，男女それぞれ5〜11歳，12〜18歳，19〜60歳の各群にわけた。発端者の配偶者は対照群に含めてある。ほかに，一般中・高校生の調査資料も比較に用いた。

（1）ODの近親，対照発端者の近親および一般学生における起立反応と平均症状数

　体位変換による収縮期血圧低下，脈圧減少，脈拍数増加はOD患者の近親の平均値のほうが大きくて，30の比較のうち例外は4に過ぎず，有意の差を示す比較もあった。平均症状数は症状の軽重，頻度を考慮せずに比較したが，大多数の比較において対照の近親よりも患者の近親の方が大きかった（表54）。

（2）患者の両親と対照との間の収縮期血圧低下の分布

　起立性収縮期圧減少は，患者の両親でも対照でも幅の広い分布を示している。しかしながら，体位変換により16 mmHg以上の収縮期圧減少を示すものの割合は，対照グループよりも患者グループにおいて有意に高かった（表55）。

　逆に，5 mmHg以下の低反応，正常反応の割合は対照群の方に多かった。

（3）OD発端者の近親と対照群，一般学生におけるODの発生頻度

　ODの頻度は中・高校生，対照者の近親よりもODの患者の近親において著明に高かった（表56）。

　患者近親と対照者との差は，例数の少ない11歳以下の男子と青年男子を除いては，大部分の比較において高度の統計学的有意性を示した。

表54　患者近親と対照における起立反応および症状数の平均と標準偏差

	人数	収縮期圧減少 平均（±SD）	脈圧減少 平均（±SD）	脈拍増加 平均（±SD）	症状数[*1] 平均（±SD）
成人男子					
患者近親	28	7.75　(8.74)	12.82　(10.54)	6.96　(7.12)	1.32　(1.75)
対照近親	51	3.06*(7.48)	6.90**(8.25)	7.80　(7.18)	1.22　(1.35)
青年男子					
患者近親	4	21.50　(4.97)	21.50　(4.33)	13.00　(9.64)	3.50　(2.87)
対照近親	11	9.82*(7.55)	14.36　(5.66)	11.45　(6.51)	1.45　(0.99)
男子中学生	406	13.38　(10.87)	14.88　(19.14)	8.42　(9.07)	1.60　(1.49)
男子高校生	171	9.52*(9.51)	20.66　(15.78)	11.06　(8.26)	2.01　(1.75)
若年男子					
患者近親	8	20.75　(10.72)	19.00　(9.38)	16.50　(11.65)	2.13　(1.27)
対照近親	7	12.29　(9.10)	16.14　(7.34)	11.14　(7.77)	1.14　(1.25)
成人女子					
患者近親	72	11.01　(10.61)	7.13　(10.37)	7.64　(7.89)	4.08　(2.77)
対照近親	56	7.57　(9.13)	6.79　(6.97)	5.23　(6.19)	2.79**(2.22)
青年女子					
患者近親	15	16.13　(9.93)	12.67　(11.67)	11.87　(10.16)	3.40　(1.99)
対照近親	15	12.07　(5.59)	11.47　(7.07)	12.93　(6.72)	1.40**(1.43)
女子中学生	457	13.92　(10.54)	10.05　(16.94)	8.82　(9.75)	2.16　(1.73)
女子高校生	325	9.42**(9.34)	9.15　(10.03)	6.87*(9.12)	2.10　(1.63)
若年女子					
患者近親	3	12.00　(11.43)	18.00　(10.20)	21.33　(5.25)	2.00　(0.82)
対照近親	2	28.50　(6.50)	47.50　(39.50)	2.00　(2.00)	1.00　(1.00)

[*1]症状数では重症度や頻度を考慮しなかった。　　　　　　　　（田中・他，1976）
患者近親における値との差の有意水準を*（5％）と**（1％）であらわした。

（4）発端者と近親の性・年齢により分類した OD 発端者の近親における OD の発生頻度

　OD の発端者を男女別にわけ，さらに年齢によって 18 歳以下と 19 歳以上との 4 群に分類した。発端者の近親も同じように分類し，4×4 群の間で OD の頻度を比較した（表57）。

　OD の頻度は男子成人発端者の近親において最も高かったが，他の 3 群との差は有意でなかった。

表 55　OD 発端者と対照発端者の両親における収縮期圧減少の分布

	収縮期血圧減少 (mmHg)	患者の親 例数　(％)		対照者の親 例数　(％)		差の確率
父親	≧0	4	(19.0) ⎫	16	(36.4) ⎫	
	1〜5	4	(19.0) ⎬ 8(38.1)	9	(20.5) ⎬ 25(56.8)	10〜20％
	6〜10	7	(33.3)	13	(29.5)	
	11〜15	1	(4.8)	4	(9.1)	
	16〜20	3	(14.3) ⎫	2	(4.5) ⎫	
	21〜25	1	(4.8) ⎬	0	⎬ 2(4.5)	3.2％[1]
	26〜30	1	(4.8) ⎬ 5(23.8)	0		
	31〜	0	(0) ⎭	0	⎭	
	計	21	(100.1)	44	(100.0)	
母親	≧0	9	(14.5) ⎫	11	(22.9) ⎫	
	1〜5	5	(8.1) ⎬ 14(22.6)	9	(18.8) ⎬ 20(41.7)	＜5％
	6〜10	18	(29.0)	12	(25.0)	
	11〜15	7	(11.3)	7	(14.6)	
	16〜20	15	(24.2) ⎫	4	(8.3) ⎫	
	21〜25	2	(3.2) ⎬	3	(6.3) ⎬	
	26〜30	4	(6.5) ⎬ 23(37.1)	1	(2.1) ⎬ 9(18.8)	＜5％
	31〜	2	(3.2) ⎭	1	(2.1) ⎭	
	計	62	(100.0)	48	(100.1)	

1) Fisher の直接法による。　　　　　　　　　　　　　　　　（田中・他，1976）

　若い女性発端者の成人男子近親の OD の発生頻度は 6.3％ の低率で，他の発端者の成人男子近親全体における頻度よりも有意に低かった（$P<0.0013$）。しかし，若い女性発端者のすべての近親における OD 出現率は若い男性，成人女性発端者の近親に比べて低くはなかった。

　性別を考えずに OD の出現率を成人 OD 発端者と若い OD 発端者の成人，若年者の近親者について比較すると，差はほとんど認められなかった（表 58）。

（5）両親の組み合わせによる分離比

　133 家系のうち 65 家系について両親の資料が使用できた（表 59）。片親，または両親に OD をもった発端者の頻度は対照群（29％）よりも患者群（50％）において高かった。この差は，統計学的には有意でなかった。（$\chi^2=2.699$。$0.1<P<0.2$）。ただし，両親とも OD のものは患者家系 20 のうち 3 家系であったが，45 対照家系中には一つもなかった。

　両親の組合せにより分類すると，OD 両親から生まれた発端者の同胞におけ

表56 患者と対照の第1度血族および一般中・高校生における OD の頻度

集団	年齢	患者の近親 No.	OD	(%)	対照の近親 No.	OD	(%)	差の確率
成人男子（全）	19〜60	28	7	(25.0)	51	1	(2.0)	0.15%[1]
父	39〜60	21	4	(19.0)	44	1	(2.3)	3.5%[1]
兄弟	20〜37	3	0	(0)	3	0	(0)	
息子	19〜25	4	3	(75.0)	—	—		
患者の夫	39〜50	—	—		4	0	(0)	
青年男子（全）	12〜18	4	2	(50.0)	11	1	(9.1)	
兄弟	12〜18	2	1	(50.0)	11	1	(9.1)	
息子	12	2	1	(50.0)	—	—		
一般集団								
中学生	12〜15	—	—		186	17	(9.1)	
高校生	15〜18	—	—		171	18	(10.5)	
若年男子（全）	5〜11	8	1	(12.5)	7	0	(0)	
息子	9〜10	3	1	(33.3)	—	—		
兄弟	5〜11	5	0	(0)	7	0	(0)	
成人女子（全）	19〜60	72	35	(48.6)	56	13	(23.2)	0.1〜1%(χ^2=8.7)
母	33〜60	62	30	(48.4)	48	12	(25.0)	1〜5%(χ^2=6.3)
姉妹	19〜46	6	4	(66.7)	7	1	(14.3)	
娘	19〜33	4	1	(25.0)	—	—		
患者の妻	37	—	—		1	0	(0)	
青年女子（全）	12〜18	15	10	(66.7)	15	3	(20.0)	1〜5%(χ^2=4.9)
姉妹	12〜18	9	6	(66.7)	15	3	(20.0)	
娘	14〜18	6	4	(66.7)	—	—		
一般集団								
中学生	12〜15	—	—		230	60	(26.1)	<0.1%(χ^2=11.4)
高校生	15〜18	—	—		325	21	(6.5)	<0.1%(χ^2=62.7)
若年女子（全）	6〜11	3	1	(33.3)	2	0	(0)	
娘	6	1	0	(3)	—	—		
姉妹	7〜11	2	1	(50.0)	2	0	(0)	

1) Fisher の直接法を用いて計算した。　　　　　　　　　　　（田中・他，1976）

表57 OD発端者の第1度血族におけるODの頻度
—— 発端者と近親を年齢と性別により4群に分類した場合 ——

発端者（年齢）	近親				
	成人男子	若年男子	成人女子	若年女子	すべての近親
	No. OD （％）	No. OD （％）	No. OD （％）	No. OD （％）	No. OD （％）
成人男子(21～42)	1 1 (100.0)	1 1 (100.0)	2 2 (100.0)	2 1 (50.0)	6 5 (83.3)
若年男子(7～18)	4 2 (50.0)	4 0 (0)	8 4 (50.0)	3 1 (33.3)	19 7 (36.8)
成人女子(21～56)	7 3 (42.9)	4 1 (25.0)	21 6 (28.6)	7 5 (71.4)	39 15 (38.5)
若年女子(12～18)	16 1 (6.3)	3 1 (33.3)	41 23 (56.1)	6 4 (66.7)	66 29 (43.9)
計	28 7 (25.0)	12 3 (25.0)	72 35 (48.6)	18 11 (61.1)	130 56 (43.1)

（田中・他，1976）

表58 OD発端者の近親におけるODの頻度：
発端者と近親を年齢により2群にわけた場合

発端者	近親			差の確率
	成　人	若　年	計	
	No. OD （％）	No. OD （％）	No. OD （％）	
成　人	31 12 (38.7)	14 8 (57.1)	45 20 (44.4)	0.3～0.5
若年者	69 30 (43.5)	16 6 (37.5)	85 36 (42.4)	0.7～0.8
計	100 42 (42.0)	30 14 (46.7)	130 56 (43.1)	0.7～0.8
差の確率	0.5～0.7	0.2～0.3	0.8～0.9	

（田中・他，1976）

表59 発端者の親の表現型

OD=(＋)　非OD=(－)		OD発端者			対照発端者		
父	母	男	女	計	男	女	計
(－)	(－)	1	9	10	6	26	32
(＋)	(－)	1	0	1	0	1	1
(－)	(＋)	1	5	6	4	8	12
(＋)	(＋)	2	1	3	0	0	0
合計		5	15	20	10	35	45
少なくとも親の一方がODの家系		4	6	10	4	9	13
その割合(％)		80.0	40.0	50.0	40.0	25.7	28.9

（田中・他，1976）

表60 両親の組合せ別によるOD発端者と対照者の同胞における罹患率

OD=(+) 非OD=(−)		患者の同胞						対照の同胞						
		兄弟		姉妹		計			兄弟		姉妹		計	
父	母	No.	OD	No.	OD	No.	OD	(%)	No.	OD	No.	OD	No. OD	(%)
(+)	(+)	0		2	1	2	1	(50.0)	0		0		0	
(+)	(−)	0		1	0	1	0	(0.0)	0		0		0	
(−)	(+)	5	0	5	5	10	5	(50.0)	7	1	5	1	12 2	(16.7)
(−)	(−)	1	1	2	0	3	1	(33.3)	12	0	13	1	25 1	(4.0)
計		6	1	10	6	16	7	(43.8)	19	1	18	2	37 3	(8.1)

(田中・他,1976)

るODの頻度はODでない両親から生まれた者よりも高かった。(患者群では6/13対1/3,対照群では2/12対1/25)。

OD発端者の同胞におけるODの頻度は,対照発端者の同胞にくらべてOD(+)母×OD(−),父(5/10対2/12)でもOD(−)母×OD(−)父(1/3対1/25)でも高かった(表60)。OD(+)母×OD(+)父とOD(−)母×OD(+)父の組合せは対照者の同胞の資料がなかったので比較できなかった。

(6) 定型的ODと非定型的ODとの間の遺伝的関係

体位変換に対する反応は強いが,OD症状が少ないため,ODの診断基準に一致しない発端者が4名いた。また,起立試験による収縮期圧の減少は15mmHg以下であるが,自律神経愁訴が多いためODと診断された発端者は6名いた。これらの非定型的発端者の近親を定型的発端者の近親と比較した(表61)。

愁訴の少ない起立試験陽性の(非OD)発端者(a群)の近親におけるODの頻度は,愁訴の少ない起立試験正常反応の発端者(b群)の近親よりも有意に高い(1%水準)。

他方,愁訴が多くて起立試験反応の正常な発端者(c群)の近親におけるODの頻度は,同じように多数の愁訴をもつ起立試験陽性OD発端者(d群)のそれよりも低い。しかし,有意差はなかった。

表 61　非定型発端者の近親における OD の頻度

	a. 起立反応陽性 症状少		b. 対照群 (a を除く)		c. 収縮期圧減 少の小さい OD		d. 患者群 (c を除く)	
	No	OD	No	OD	No	OD	No	OD
発端者	4	0	47	0	6	6	76	76
父	4	3	40	1	3	0	18	4
母	4	3	44	9	5	1	57	29
兄弟	3	1	11	0	1	0	4	1
姉妹	1	1	21	3	3	2	12	8
近親総数の OD の割合 (%)	12	5	116	13	12	3	91	42
	41.7		11.2		25.0		46.2	
確率	$\chi^2=8.349$, $0.001<P<0.01$				有意差なし			

(田中・他, 1976)

b. 双生児の所見

　資料中に同性の双生児を3組（すべて女性）発見したが（表62），OD症状の重症度，発生頻度，症状のある・なしと起立反応は対偶者の間でかなりよく一致している。双生児 I，II の組はそれぞれ両人とも OD と診断され，双生児 III は OD の徴候はないとされ，したがって，OD に関し3組とも一致であった。ただし，卵性判定に役立つ情報は得られなかった。

c. 起立反応と OD 症状数の遺伝率

　12～18歳の中学生，高校生を発端者として集めた98家族において，体位変換による収縮期圧減少，脈圧減少，脈拍数増加，症状数の相関を，発端者とその同胞，発端者と親および発端者の父母間で求めた。また，子供の値に対する両親の平均値の回帰係数を計算した。

　症状に関しては，その有無のみを考慮し，その重症度と頻度は考慮しなかった（表63）。症状数については，血族間における九つの相関係数，回帰係数がすべて正であり，親子間，同胞間，ならびに平均親－子間の荷重平均はすべて統計学的に高度に有意であって，症状数の遺伝率は 0.5～0.75 と推定された。

表62 双生児資料

家系番号	第Ⅰ組 63		第Ⅱ組 81		第Ⅲ組 143	
性別（年齢）	女性（31）		女性（12）		女性（12）	
	発端者	対偶者	発端者	対偶者	発端者	対偶者
症状　A	++	+	++			
B	++	+				
C			++			
D	++	++	++	++		
E	++					
a		+	++	++		
b	++	++				
c		++	++	++		++
d	++	++	++			
e	++	++	++			
f		++	++	++		
収縮期圧減少	14	18	26	24	12	14
脈圧減少	0	10	10	20	10	4
脈拍増加	2	28	26	28	12	16
診断（OD）	+	+	+	+	−	−

症状の発現頻度が高い場合を++　　　　　　（田中・他，1976）
少ない場合を+で示した．

収縮期圧減少の相関は，3群の同胞資料において正であり，その荷重平均は1％水準で有意であった．

他の比較においては，相関は著明でなく負のものもあった．脈圧減少と脈拍増加の相関は群によって一定しないが，六つの荷重平均のうち五つで正の値を示した．

一方，夫婦間には有意の相関はなかった．

d．遺伝学的考察

家系資料を分析した結果，OD発端者の近親は，平均して対照発端者の近親や，一般中・高校生にくらべて体位変換に対する反応が強く，OD症状も多いことがわかった．これは遺伝要因の存在を示唆している．

表63 近親間における起立試験反応とOD症状数の相関

血縁関係	組数	収縮期圧減少	脈圧減少	脈拍増加	症状数
夫婦	60	0.122	0.205	−0.164	0.205
兄弟	7	0.246	0.583	−0.397	0.134
姉妹	21	0.532*	−0.168	0.349	0.574**
異性同胞	26	0.228	0.389*	−0.229	0.250
荷重平均	54	0.361**	0.199	−0.011	0.383***
男子−父	15	−0.197	0.101	0.323	0.340
男子−母	19	−0.048	0.281	−0.194	0.268
女子−父	48	0.207	−0.033	0.109	0.062
女子−母	74	0.078	0.077	0.239*	0.339**
荷重平均	156	0.082	0.068	0.159*	0.248***
平均親−男児[*1]	37	0.174	0.392	−0.195	0.437
平均親−女児[*1]	71	0.042	−0.010	0.307	0.801***
荷重平均	108	0.076	0.118	0.097	0.630***

[*1] 子に対する親の平均の回帰係数　　　　　　　　　　　（田中・他，1976）
係数の有意水準は，*：5％，**：1％，***：0.1％で示した。

　3組の女性双生児を発見したが，起立試験反応と症状が非常によく似ている。日本では同性双生児の75％が一卵性であるから，双生児でのこの観察結果は，自律神経失調に遺伝成分が寄与していることを示唆する。
　筆者らの分析によると，成人OD発端者の若年近親にも，若いOD発端者の成人近親にも高率にODが現れており，小児期のODと成人期のODまたはOD様状態が，共通の要因に支配されることを示唆する。
　OD発端者の近親におけるOD頻度は，対照近親者のものよりも高い。OD発端者の母，姉，妹，娘における頻度はそれぞれ48％，65％，45％であり，父，兄弟，息子における頻度は19％，10％，56％であった。これらの数字は，男子ことに成人男子において，浸透度の低い常染色体単一優性遺伝子によっても説明できるかもしれない。
　しかしながら，筆者らの研究によると，起立反応とOD愁訴はかなり変動するものである（Tanimura[12]）。そのうえ起立反応とOD症状の重症度・頻度は連続的に変化する。ODと正常者の間には明確な境界を引くことができない

(Honda[4])。起立性収縮期圧低下が21 mmHgであったためにODと診断されたり，20 mmHgの減少であったためにODでないと診断される可能性もありえよう。ODの診断基準を適当に変えるならば，他の遺伝形式の方が成立するようになるかもしれない。

　定型的ODから定型的正常者までの連続性は，非定型的ODと非定型的正常者の家系資料により明らかにできよう。体位変換に対して強く反応し，ODの愁訴の少ない発端者はODとは診断されないが，その近親はODでない一般発端者の近親よりもODの発現率が高い。愁訴が多くて起立試験が正常の発端者はODと診断されるが，彼らの近親におけるODの頻度は，より定型的なODの近親における頻度よりも著しく低い。

　資料はまだ不十分で決定的ではないが，非定型的発端者の近親における罹患率が，定型的ODの近親と定型的正常者の近親との中間の値をとるという事実からみて，非定型的発端者の遺伝構成は，定型的ODと定型的正常者の中間であると考えることができよう。このような構成は，多因子遺伝モデルに合うと考えられる。

　単一遺伝子モデルか，多因子遺伝モデルかをみるために，さまざまな角度から検討した。表59に示すごとく，OD発端者の同胞におけるODの頻度は，対照発端者のそれよりも著しく高かった。この傾向は，OD（－）父×OD（＋）母やOD（－）両親から生まれた同胞群においても同様であった。このような散発症例よりも家族集積性例のほうが再現率が高いという事実は，多因子遺伝の期待に合致する。

　また，ODの頻度は男子におけるよりも女子において高く（こうした傾向は，現在orthostatic intoleranceでも認められている。Jacob[6]），男子では成人よりも若年者において高いが，近親におけるODの頻度は，成人男子発端者の近親が最高で（83.3％），若い女子発端者の成人男子近親が最低であった。これらの事実も，多因子遺伝の可能性を示すものであり，罹患率の低い性を発端者にしたときのほうが，他の性を発端者としたときよりも，近親の罹患率が高いという多因子遺伝の期待（Cater[2]）に合うといえよう。しかし，資料がまだ不十分で決定的なことはいえない。

　各人がもつ症状の数の遺伝率を同胞相関，親子相関，平均親・子回帰から推

定したところ 0.5〜0.75 の高値が得られた．起立試験反応の遺伝率は，収縮期圧減少の同胞相関から得られた値を除いて比較的低かった．

このように遺伝率が低いのは，すくなくとも一部は，再現性の研究で示したように（Tanimura[13]），反応の変わりやすいことによるものと思われる．また，主成分分析の結果，いろいろな OD 症状の発生は少数の因子によっては説明できないことがわかった．

正常人と OD 患者における多彩な症状と起立反応は，さまざまな環境要因と遺伝要因の相互作用の結果なのであろう（Tanaka[14]）．

近年，Schwartzら[11]はODの遺伝が多因子遺伝であることを認めながらもODの3家系についてmitochondrial DNA mutationを検索した結果，これがODの表現型に影響する可能性を論じている．また，Shannonら[12]はmitral valve prolapseの病歴を有するorthostatic intoleranceの一卵性双生児の姉妹の家族を中心にしてorthostatic tachycardiaのDNA分析を施行し，心臓のneuronシナプスに入るnorepinephrine transporterの障害によりorthostatic tachycardiaが起こることを報告して注目を浴びている．また，近年，銅，亜鉛などの金属代謝が遺伝の問題（DNA 分析）と関係することも報告されている（Robertson[10]）．

OD，OH の遺伝学的研究に関しては，今後こうした DNA 分析の結果を検討しながら研究する時期が近いと思われる．この方面の研究の進歩が期待される．

文　献

1) Bakwin, H.：Car-sickness in twins. Dev. Med. Child Neurol. 13 (3)；310-312, 1971.
2) Cater, O.：The Inheritance of congenital pyloric stenosis. Brit. Med. Bull. 17；251-254, 1961.
3) 遠城寺宗徳, 佐々木秀隆：小学生の修学旅行における乗り物酔いの調査. Clinical Report 1；2-13, 1960.
4) Honda, K., Nose, T., Yoshida, N., Tanimura, M., Tanaka, K.：Responses to the postural change and orthostatic dysregulation symptoms. Jap. Circ. J. 41 (6)；629-641, 1977.
5) 井村総一・他：OD 患者の家族調査. Clinical Report 12 (1)；31-33, 1977.

6) Jacob, G., Biaggioni, I. : Idiopathic orthostatic intolerance and postural tachycardia syndromes. Am. J. Med. Sci. 317 (2) ; 88-101, 1999.
7) 草川三治・他：起立性調節障害の家族歴の再検討. Clinical Report 9 (2) ; 18-20, 1968.
8) 大国眞彦・他：小児における起立性調節障害の診断と治療. 小児科診療 21 ; 1390-1396, 1958.
9) 大国眞彦・他：起立性調節障害－とくに小児科臨床および家系の面から. 自律神経 8 (3) ; 126-132, 1971.
10) Robertson, D. : "Genetic disorders of the autonomic nervous system" Disorders of the Autonomic Nervous System. Robertson, D. and Biaggioni, I. ed. London. Harwood Academic Publishers 1995. p.197-215.
11) Schwartz, F., Baldwin, C.T., Baima, J., et al. : Mitochondrial DNA mutations in patients with orthostatic hypotension. Am. J. Med. Genet. 86 (2) ; 145-150, 1999.
12) Shannon, J.R., Flattem, N.L., Jordan, J., et al. : Orthostatic intolerance and tachycardia associated with norepinephrine-transporter deficiency. N. Engl. J. Med. 342 (8) ; 541-549, 2000.
13) Tanimura, H., Honda, K., Nose, T., Tanaka, K., Yoshida, N. : Reproducibility of the orthostatic responses and orthostatic dysregulation complaints in Japanese junior and senior high school students. Jap. Circ. J. 41 (3) ; 287-298, 1977.
14) Tanaka, K., Honda, K., Nose, T., Tanimura, M., Yoshida, N. : Genetic study on orthostatic responses and orthostatic dysregulation. Jap. J. Human Genet. 21 (2) ; 97-121, 1976.

(田中克己, 谷村雅子, 能勢隆之, 吉田暢夫)

第14章

特殊な起立性低血圧

症候性起立性低血圧（二次性起立性低血圧）のごとく，OHの原因がはっきりしたものではないが，諸検査で器質的な変化が予想され，将来は症候性と考えねばならないものでも，そのメカニズムを解明することは，本症の原因追求に重要である。こうした症例を筆者らは従来，OHの特殊型またはvariant typeとして取り扱ってきた。

1. 脳波異常を伴う症例

本邦の小児自律神経研究会は，最初からOHの脳波異常の問題を取り上げ，堀田正之教授はシンポジウムとしてこの問題を検討した。筆者もこのシンポジウムに参加し，43例のOHに脳波をとり，18例（42%）に脳波異常を認め，自律神経発作症とOHが中枢のみに的を絞って考えれば，一つの中枢障害で両者が生じることを理論的に論じた（本多，1971[2]）。

また，Thomasら[9]は，40例の起立性低血圧のうち20例（50%）にdiffuse dysrhythmia，1例にdiffuse slow wave activityを認めることを述べている。

Schwarz[7]は，Shy-Drager症候群に光刺激を与えて脳波に棘波が生じることを報告したが，深田ら[1]は，Shy-Drager症候群5例中4例に突発性徐波お

よび 6 Hz 陽性棘波を観察した。そして，脳波異常と自律神経症状との間に相関を認め，変性病変の拡がりを知りえたとした。

臨床的に OH の中枢神経症状または自律神経症状は，脳波異常を伴うものか，自律神経発作症によるものか判然としない場合がある。

また，前述のごとく心理学的な問題も存在する（心身医学的研究の項目参照）。筆者らは，OH の脳波異常を伴うグループ 16 例と脳波異常を伴わないグループ 36 例の心理学的相違について検討した（Honda, 1985[3], 1997[4]）（表 64〜表 68）。

両グループの治療前後の心理テストの結果，治療前においては，以下の 4 点に要約することができる。
1）両グループの患者は，神経症性，不適応感がある。
2）両グループの患者は比較的うつ傾向，不安感がある。
3）両グループは不満な境遇における攻撃的感情を抑制する傾向にある。
4）両グループとも，対人関係と生活態度において，negative, passive な傾向にある。

また，治療後においては，以下の 2 点に要約することができる。
1）神経症性，うつ傾向，不安感は脳波異常群よりも正常群のほうがよりよく軽快する。
2）対人関係，生活態度に注目してみると，両グループとも negative な傾向が減少し，positive な傾向が増加している。そして，これらの傾向は脳波異常群よりも脳波正常群のほうが強い。

すなわち，起立試験の治療経過と併せて分析すると，脳波異常のない OH は加療により OH の消失と心理テストの改善が平衡しているのに対し，さらに，脳波異常群の OH は加療により消失しているのに脳波正常群に比して心理テスト上難治性である。これは，脳波異常を伴う OH では minor brain damage による minimal brain dysfunction の存在がうかがわれる。この場合の minimal brain dysfunction は，身体器官（特に循環器系）の生理的反応を障害するような脳の機能異常といえよう。また，その心身相関は単純な心理的反応というよりも，脳と循環器との相関であるといえる。すなはち，脳波異常のある OH は少なくとも狭義の心身症とはいえないという

特殊な起立性低血圧 **161**

表64 16例の起立性低血圧の脳波異常

症例	年齢・性	安静時記録	過換気	光刺激	Diphenhydramine誘発
境界領域～軽度異常					
1	34 F	律動異常	6Hz突発性徐波	(−)	(−)
2	52 F	律動異常	(−)	(+)	6 Hz, 7 Hzの陽性棘波
3	62 F	律動異常	(−)	(+)	突発性徐波
軽度異常					
1	18 F	(−)	(−)	(+)	律動異常＋6 Hz, 7 Hzの陽性棘波＋6 Hz, 7 Hz突発性棘徐波連合＋phantom
2	25 F	律動異常	(++)	(−)	陽性棘波
3	31 F	律動異常＋突発性高電位徐波	(++)	(−)	突発性高電位徐波
4	40 F	律動異常＋突発性徐波	徐波増強	(+)	6 Hz, 7 Hzの突発性徐波
5	44 F	律動異常	(±)	律動異常＋5 Hz phantom	突発性徐波
6	48 F	突発性高電位徐波	(−)	(−)	突発性徐波
7	49 F	突発性高電位徐波	(++)	(+)	突発性高電位徐波
8	52 F	突発性徐波	徐波	(+)	突発性徐波
9	58 F	(−)	徐波増強	(−)	突発性徐波
10	59 F	律動異常＋突発性高電位徐波	徐波増強	(+)	突発性徐波
11	59 F	律動異常＋突発性徐波	(−)	(+)	突発性高電位徐波
中等度異常					
1	32 F	突発性徐波＋6Hz phantom	(−)	突発性徐波＋6 Hz phantom	
高度異常					
1	33 M	突発性徐波	(−)	(−)	突発性高電位棘徐波連合

表65 CMI, YG, MAS, SDSの結果

		正常脳波	異常脳波
CMI	I II III IV	9 (25.0%) 27 (75.0%)	5 (31.3%) 11 (68.7%)
YG	A C D B E	20 (58.8%) 14 (41.2%)	8 (50.0%) 8 (50.0%)
SDS (n=27, n=15) MAS (n=34, n=16)		49.3 20.6	47.9 20.7

CMI, YGにおける数値は人数. ( )内の数字は%

表66 P-Fスタディ, SCTの結果

		正常脳波	異常脳波
P-Fスタディ	GCR=% E⇌M E↓	n=33 (50.1%) 25 (75.8%) 7 (21.2%)	n=16 (51.3%) 13 (81.3%) 3 (18.8%)
SCT	nagative passive	18/35 (51.4%)	11/15 (73.3%)
	positive passive	10/35 (28.6%)	2/15 (13.3%)

E⇌M, E↓, SCTの数字は人数

ことであろう。

Ivanova[5]は，60人の健康被験者を老人と成人の二つのグループにわけて起立試験によるEEG power spectraを比較分析し，老人グループではblunted reactionであったという．今後，OHのEEG power spectraの分析，脳半球血液量との関係，dopamine代謝との関連など研究の余地は大きいと考えられる．近年，日本においても，ODの脳波パワースペクトル解析が始まり，ODの起立直後のα-パワーの低下は脳血流量の低下を反映するという（神谷[6]）．

また，体位と脳波（theta波，delta波）との間にはっきりした相関があることが認められ，$6°$ head-down tilt (HDT) 後に定型的に起こるcardiovascular deconditioning (CD) の効果はorthostatic intoleranceとbicycle ergometryを検査することにより分析され，1) EEGのスペクトル分析ではhead-up-tilt (HUT) と比較してHDT中により徐波化が強くなっている．

特殊な起立性低血圧　*163*

表67　治療前後の心理テストの結果（CMI, YG, MAS, SDS）

		正常脳波		異常脳波	
		治療前	治療後	治療前	治療後
CMI	I　II	6 (20.7%)	5 (31.3%)	1 (10.0%)	2 (20%)
	III　IV	23 (79.3%)	11 (68.8%)	9 (90.0%)	8 (80%)
YG	A C D	8 (44.4%)	14 (77.8%)	2 (22.2%)	4 (44.4%)
	B　E	10 (55.6%)	4 (22.2%)	7 (77.8%)	5 (55.6%)
SDS		48.8 (n=13)	39.1 (n=13)	50.4 (n=10)	40.8 (n=10)
MAS		23.4 (n=17)	16.8 (n=17)	26.0 (n=9)	21.7 (n=9)

CMI の変化

	正常脳波	異常脳波
改善	5(41.7%)	1(10%)
III,IV→I,II	(5)	(1)
不変	7(58.3%)	9(90%)
I,II→I,II	(0)	(1)
III,IV→III,IV	(7)	(8)
悪化	0(0%)	0(0%)
I,II→III,IV	(0)	(0)

YG の変化

	正常脳波	異常脳波
改善	8(44.4%)	2(22.2%)
BE→ACD	(8)	(2)
不変	9(50%)	7(77.8%)
ACD→ACD	(7)	(2)
BE→BE	(2)	(5)
悪化	1(5.6%)	0
ACD→BE	(1)	(0)

表68　治療前後の心理テストの比較（P-F スタディと SCT）

		正常脳波		異常脳波	
		治療前	治療後	治療前	治療後
P-Fスタディ	GCR=%	51.8% (n=17)	49.7%	54.6% (n=11)	44.1%
	E⇌M	10(58.8%)	10(58.8%)	8(72.7%)	5(45.5%)
	E ↓	6(35.3%)	4(23.5%)	1(9.1%)	3(27.3%)
SCT	nagative passive	8(50%) (n=16)	1(6.3%)	7(63.6%) (n=11)	4(36.4%)
	positive passive	5(31.3%)	9(56.3%)	2(18.2%)	4(36.4%)

正常脳波		異常脳波	
治療前	治療後	治療前	治療後
5 { 1(↑) / 4(↓) }	4 { 0(↑) / 4(↓) }	2 { 0(↑) / 2(↓) }	5 { 0(↑) / 5(↓) }
(29.4%)	(23.5%)	(18.2%)	(45.4%)

2）EEG の delta 波と感覚運動の性能は HDT により体液が胸部に移動し，皮質抑制の sign をもたらすという（Vaitl[10]）。

現在，意識消失を起こす宇宙飛行士の地球着陸後の OH について，急性の脳虚血のための脳の電気的休止をみるために，EEG と ECG の連続記録を見ているようである（Schraeder[8]）。

文　献

1) 深田忠次・他：Shy-Drager の脳波所見. 自律神経 19 (1)；13-19, 1982.
2) 本多和雄：自律神経発作症と起立性低血圧. Clinical Report 12；55-60, 1971.
3) Honda, K., Shimoda, Y., Nagata, K., Noguchi, T., Ago, Y., Araki, T.：A study of orthostatic hypotension−with special regard to abnormal EEG. 自律神経 22 (5)：439-443, 1985.
4) Honda, K., Shimoda, T., Araki, T., et al.："The patients with orthostatic hypotension who have abnormal EEG". Mordern Orthostatic Hypotension. Honda, K. ed. Torino. Edizioni Minerva Medica. 1997. p 91-95.
5) Ivanova, L.A.：Orthostatic changes in the EEG power spectra of normal subjects；Effect of aging. EEG and Clin. Neurophysiol. 70 (4)；363-365, 1988.
6) 神谷裕子, 相原正男, 畠山和男・他：起立性調節障害における体位変換時の脳波パワースペクトル解析. 小児科臨床. 52；125-130, 1999.
7) Schwarz, G.A.：The orthostatic hypotension syndrome of Shy-Drager. Arch. neurol. 16 (2)；123-139, 1967.
8) Schraeder, P.L., Lathers, C.M., Charles, J.B.：The spectrum of syncope. J. Clin. Pharmacol. 34 (5)；454-459, 1994.
9) Thomas, J.E., Schirger, A.：Idiopathic orthostatic hypotension (A study of its natural history in 57 neurollogically affected patients). Arch. Neurol. 22 (4)；289-293, 1970.
10) Vaitl, D., Gruppe, H., Stark, R., et al.：Simulated microgravity and cortical inhibition；a study of the hemodynamic−brain interaction. Biol. Psychol. 42 (1〜2)：87-103, 1996.

（下田又季雄, 池見酉次郎. 吾郷晋浩, 荒木登茂子, 吉野行夫, 堀田正之, 矢部博樹）

2．過敏性腸症候群

起立性低血圧と過敏性腸症候群（irritable bowel syndrome）との関係を論じた報告をまだ知らない（Honda, 1997[5]）

【症例1　18歳，女性，学生】
　主　訴：立ちくらみ，頭痛，食欲不振，下痢，便秘。
　家族歴：父母健在，祖母，糖尿病で加療中，兄1人下痢もちである。
　既往歴：幼少時より腹痛もちである。中学3年ごろよりときどき下痢，便秘が交互に起こるようになった。その頃より立ちくらみ。頭痛があるようになった。生理順調。
　現病歴：1980年3月ごろより食欲不振があり，当時妻子ある男性との恋愛感情に悩まされていた。6月ごろには，この問題は消滅した形になったが，そのころより頭痛，立ちくらみがひどくなり，食欲減退著明，下痢が1日に5～6回持続する。粘液排出は便秘時に多いという。
　諸検査成績：起立試験でOHを認め，ECGでST$_{II}$ 0.1 mV 減高，T$_{III}$陰性化（表69）。
　自律神経機能検査および神経反射：Valsalva maneuverのovershootは軽度昇圧反応，Valsalva ratio＝1.2，Handgrip－昇圧反応，暗算試験－陽性，carotid occlusion－negative，hyperventilation test－血圧不変，MDT－ス

表69　起立試験

年	月	日	臥床10分		起立10分	
			血圧（mmHg）	脈拍	血圧（mmHg）	脈拍
1980	6	19	100～70	76	68～62	60
	8	18	100～64	66	72～56	88
	9	9	98～64	68	74～56	92
	9	13	102～64	62	74～64	76

表70 血漿レニンと血清アルドステロンの起立試験による変化

年	月	日	血漿レニン (ng/ml/hr)		血清アルドステロン (pg/ml)	
			臥床10分	起立10分	臥床10分	起立10分
1980	6	20	1.2	4.0	130	120
	8	5	3.7	8.0	160	120

ロープ型，脳波検査－1) 10～12 Hz regular abundantly, 2) 左右前後のasymmetry (−), 3) paroxysmal discharges (−), 4) 眼瞼開閉 (+), 5) HV (−), 6) photic stimulation；diffuse driving (+), 7) diphenhydramine provocation：a) paroxysmal sharp or θ dysrhythmia in all lead slightly, b) 6−7 Hz positive spike in both occipital leads, c) paroxysmal 6～7 Hz spike and wave phantom in both posterior parietal, occipital leads (+),

　脳波学的診断：軽度異常
　起立試験による血漿レニンおよび血清アルドステロンの変動：(表70)
　尿中カテコラミン：NAD 22.6 μg/day, AD 17.0 μg/day
　血中セロトニン：88 ng/ml
　胃腸透視：バリウムは2時間で直腸に達していた。腹部単純撮影において回盲部にわずかなガス像を認める。
　レントゲン学的診断：過敏性腸症候群（下痢・便秘交替型）
　CTR＝0.33, UCG：異常なし
　心理テスト：(表71)。
　治療：Dihydergot 1日3 tab, minor tranquilizer, 自律訓練, 行動療法2ヵ月で軽快し退院した。

　過敏性腸症候群は，Da Costa が1871年 mucosus enteritis として発表し，南北戦争のとき下痢患者が多かったこと，また，irritable heart (cardiac neurosis) に合併している過敏性腸症候群を報告している（河野[7]）。また，Almy[1] は，過敏性腸症候群に NCA 症状をしばしば伴うことを報告している。
　OH と effort syndrome, NCA は第一次大戦までは同意語と考えた人も

表71　心理テスト

CMI：Ⅲ領域，YG：E型
MAS：36点　SDS：48点
FSS：相当ある；なし
　　　非常にある；なし
断行行動調査表：16/30が非断行的行動
MPI：E_0N^+≒(アイゼンク)　精神身体神経症
MMPI：テストに対して防衛的，迷いやすい，不全感が強い
- -
P-Fスタディ：GCR＝43％，前半にE↑，後半にM↑，無責的要求固執性，E-E↓，I-I↑
SCT：negative，passiveな傾向が強く，他人に悪く思われまいとする構えが強い，攻撃的感情を抑え，おとなしく控えめで他人を傷つけまいとする対人配慮のために内向反応が強くなっている。

あったようであるから（Lewis[8]），当然，OHと過敏性腸症候群の合併は考えられる。しかし，この合併のメカニズムには情動障害，自律神経失調が関係していることは推定されるが，詳細は不明である。また，本症例は小心臓を合併し，少なくともNCA症状の発生には関与していることが推察される。

筆者らは本症例のほかにもう1例経験した同様の合併例も同じような脳波異常（自律神経発作症）を示している。おそらく，一つの中枢障害がOHにも過敏性腸症候群の発生にも密接な関係を有していることが考えられる。

中川[10]らは，過敏性腸症候群（便秘型）に脳幹発作症を合併した症例を報告し，宮石[9]らは過敏性腸症候群の10例の脳波異常例について，詳細な病態生理を報告している。Wagner[12]は，OHの一症状として慢性下痢を報告しているが，筆者らの従来の調査では，下痢よりも便秘例が多く，その頻度は8〜9倍である。しかし，本症例のように便秘・下痢交替型のものはほとんどなかった。

Almy（1957）[2]は，情動と大腸機能の一連の研究のなかで，敵意とか攻撃的な精神状態のときに，S字結腸の運動亢進をきたして便秘を起こし，また，失望の状態ではS字結腸の運動低下をきたして下痢になると説明している（河野[6]）。そして，自律神経系では副交感神経系の極度の緊張を主張する人もある（篠田[11]）。

OH と過敏性腸症候群との合併の問題は興味のある課題であり，今後，心身医学の領域，自律神経（特に neurochemistry）系の領域の研究が期待される（本多[4]，Bishop[3]）。また，近年米国においては起立不耐性の中にこの過敏性腸症候群が含まれるという報告もあるようである（Jacob[6]）。

文　献

1) Almy, T.P.："Disorders of motility" Texbook of Medicine (Cecil-Loeb), 11 th ed. Beeson, P.B. and McDermott, W. ed. Philadelphia and London. Sunders Comp. 1963. p 869-879.
2) Almy, T.P.：What is the "Irritable Colon" Amer. J. Diag. Dis. 2；93-97, 1957.
3) Bishop, A.E., Polak, J.M.："The gut and the autonomic nervous system" Autonomic Failure. 4 th ed. Mathias, C. J. and Bannister, R. ed. New York. Oxford Univ. Press. 1999. p 117-125.
4) 本多和雄：起立性低血圧による立ちくらみとめまい．からだの不調．東京．日本図書センター，1988. p 175-181.
5) Honda, K., Shimoda, Y., Yo, S., Yabe, H.："Irritable bowel syndrome and orthostatic hypotension" Mordern Orthostatic Hypotension. Honda, K. ed. Torino. Edizioni Minerva Medica. 1997. p 95-98.
6) Jacob, G., Shannon, J.R., Costa, F., et al.：Abnormal norepinephrine clearance and adrenergic sensitivity in idiopathic orthostatic intolerance. Circulation 99；1706-1712, 1999.
7) 河野友信：過敏性腸症候群．東京，中外医学社．1970. p 3.
8) Lewis, T.：The solder's heart and the effort syndrome. New York. Paul B. Hoeber 1919.
9) 宮石典浩，西川清方，下田又季雄：発作性異常脳波を示す Irritable Colon Syndrome の検討．精神身体医学 15 (3)；28-33, 1975.
10) 中川哲也，河野友信：過敏性腸症候群の臨床．東京，藤沢薬品工業．1973.
11) 篠田知璋：自律神経失調症．東京．法研．1997. p 66.
12) Wagner, H.M.：Orthostatic hypotension. Bull. Johns Hopkins Hospital. 105；322-359, 1959.

（下田又季雄，矢部博樹）

3. Holmes-Adie 症候群－求心路障害を求めて－

　Johnson (1971) ら[2]は Holmes-Adie 症候群と OH を合併した 2 症例を発表し，baroreceptor からの求心路障害であることを証明し，Shy-Drager type とは別のものであることを論述した。しかし，田辺ら[6]の報告した Adie 症候群の 2 例は OH を示していない。犬飼ら[1]はその後，Adie 症候群，分節性無汗症，OH などの多彩な合併症を伴った皮膚筋炎の 1 例を報告し，節性，節後線維障害を考えるという。

　求心路障害のある OH として，Johnson (1976)[3]は脊髄癆，アルコール性神経障害でも起こりうることを示唆している。

　Onoda ら[4]は，アルコール神経障害（129 例中 11 例，18.5%）に OH を認め，また，Valsalva ratio の低下，心電図 R-R 間隔の CV%の減少を認めるという。

　また，Onrot ら[5]は，頚部損傷，放射線治療による迷走，舌咽神経障害による求心路障害を指摘している。

　自験例（69 歳の男子）では，糖尿病性 OH において Valsalva maneuver の overshoot の消失，carotid occulusion の両者が negative なものがあり，このような症例を求心路障害と考えるべきなのであろう。

文　献

1) 犬飼敏彦・他：Adie 症候群，分節性無汗病，起立性低血圧などの多彩な合併症を伴った皮膚筋炎の 1 例. 日内医誌. 72 (4)：425-429, 1983.
2) Johnson, R.H., et al.：Orthostatic hypotension and the Holmes-Adie syndrome. J. Neurol. Neurosurg. Psychiatry 34 (5)；562-570, 1971.
3) Johnson, R.H.：Orthostatic hypotensionin neurological disease. Cardiology 61 (Suppl. 1)；150-167, 1976.
4) Onoda, K., Takahashi, K.：Alcoholic neuropathy and myelopathy：A clinical electrophysiological, and pathological study. Yonago Acta Medica 31 (1)；17-28, 1988.
5) Onrot, J., et al.：Mnagement of chronic orthostatic hypotension. Am. J. Med.

80 (3) ; 454-464, 1986.
6) 田辺　等・他：Adie 症候群 13 例についての臨床的考察．自律神経　8 (4)；240-253, 1971.

（楊　俊哲）

4．Shy-Drager症候群と多系統萎縮症

1960年，Shy-Drager[24]が死亡前にほかの病名がつけられず，剖検により延髄のオリーブ核に変性とグリオーシスがあるほか，橋，中脳から大脳核に至るまでの各所に同様の変化をみた1例をIOHより鑑別した。

木下（1979）[8]は，臨床的にみてShy-Drager症候群を広範な自律神経症状を発症から症状完成まで通じて中核症状とし，これに小脳症状，錐体外路症状，運動ニューロン疾患の症状が加わった多彩な病像を有する疾患と考えた。

近年，Shy-Drager症候群という言葉は多系統萎縮症（multiple system atrophy, MSA．）という概念（オリーブ橋小脳萎縮症，olivopontocerebellar atrophy, OPCA．線条体黒質変性症，striatonigral degeneration, SND．およびShy-Drager syndrome, SDS．）の一部として使用されている。これはShyとDrager以前にもアメリカには同様な病理学的所見を呈する疾患が報告されており，現在ではこのMSAのうち自律神経障害が顕著であり，OHを示すものをShy-Drager症候群といっている可能性が強い（Daniel[2]）。また，MSAは現在病理学的には神経系の一次的変性疾患であり，乏突起神経膠細胞（oligodendrocytes）の胞体内にみられるグリア細胞質内封入体（glialcytoplasmic inclusion；GCI）が報告され，このGCIはMSAが単一の疾患であることを示すマーカーになることが指摘され（Papp[17]，三明[12]），これにより組織学的に定義されるという。

【症例1　60歳，女性，主婦】
家族歴：家庭内に類似疾患を認めない
既往歴：特記すべきものなし。
現病歴：1968年（57歳）ごろより頭痛，立ちくらみがあった。
　1970年1月ごろより立ちくらみが強くなり，乗り物酔いをしやすくなった。また，歩行障害，構音障害，頻尿などを生じるようになった。
　1970年6月（59歳），排尿後立ちくらみが強く，ときに失神をきたし，トイ

レで倒れ顔面に裂傷を受け某総合病院に入院した。

　入院時現症：胸腹部に理学的異常所見なし，脳神経正常，言語は断綴性言語を示し，指鼻試験拙劣，変換運動障害が認められた。特に失調性歩行が著しく，歩行に杖を必要とした。四肢深部反射は亢進，感覚は正常，頻尿，尿失禁を示した。血圧は臥位で 126/76 mmHg，立位で 56/30 mmHg と著明な OH を示した。

　検査所見：ワ氏反応（−），RBC 409×10^4，Hb 86.5％，WBC 10,400．尿正常，血清総蛋白 5.8％，A/G 比 1.05，RA（−），CRP（−），肝機能正常，脳脊髄液正常，心電図，胸部写真に異常なし。

　疾病経過：1971年3月ごろには頻尿，言語障害が著しく，歩行もやっと可能という状態となった。同年6月肺炎を併発して死亡した。

　中枢神経組織所見：

1）大脳；皮質，基底核，視床下部に異常を認めず。
2）中脳；黒質のメラニン細胞の脱落とメラニン遊出が認められる
3）橋；橋核，橋腕の著明な変性脱落がみられる（図38）。同部は線維性グリオーシスを示し，被蓋部では青斑核が軽度に変性。
4）延髄；オリーブ核の著明な神経細胞脱落，astrocyte の増殖が認められる。迷走神経背側核には異常なし。
5）小脳；Purkinje 細胞が脱落し，Bergmann's glia の増殖，Torpedo などを認めた。特に，Purkinje 細胞の脱落は Vermis に著しい。白質の変性萎縮，グリオーシスは著明であるが，Vlies の髄鞘は比較的よく保たれ，歯状核の変性は中等度であった。
6）脊髄；前索，側索の軽度の変性がみられた。Clark 柱の神経細胞も軽度脱落，脳髄の intermediolateral column の神経細胞に萎縮変性像がみられた。細胞数もやや減少しているように思われる（図39）。

【**症例2**　55歳，男性，地方公務員】

　家族歴：家系内に類似疾患を認めない
　既往歴：特記すべきものなし。
　現病歴：1981年（53歳）はじめごろより，右手指の脱力感を起こし，その

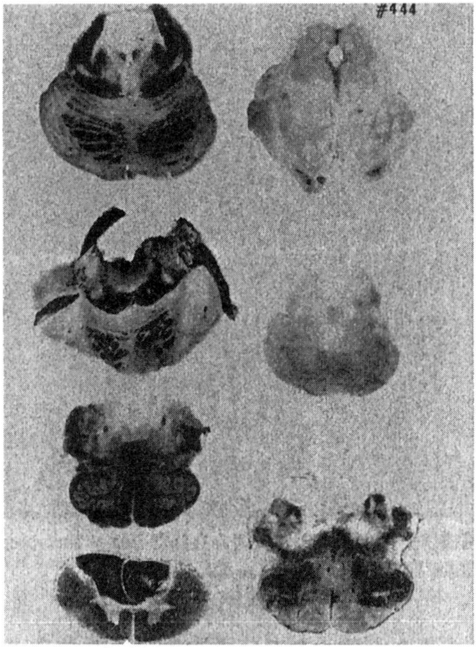

図 38　橋低部横走線維の変性
同部ならびに黒質，オリーブ核の線維性 gliosis がみられる。
脊髄では側索がびまん性に髄鞘の脱落がみられる。結合腕は
よく保たれている。(高橋和郎教授提供)

ころより小字症を認め，某病院で parkinsonism と診断され，加療を受けたが軽快せず，'82 年ごろより頻尿を訴えた．'83 年はじめごろより歩行障害を起こし，'83 年 4 月ごろより著明な"いびき"をかくようになった．Shy-Drager 症候群の疑いで紹介入院した．

　入院時現症；両側対光反射消失，左ホルネル徴候陽性，口とがらし反射（＋），右手に強剛を認める．両側前腕，両側下腿に感覚障害を認む．歩行は失調性歩行，言語障害は著明ではないが，断綴性言語で患者は舌もつれがすると訴える．

　検査成績：起立試験は，臥床 10 分で血圧 104/89 mmHg，脈拍 71，起立 10 分で血圧 74/60 mmHg，脈拍 84，貧血なし．電解質異常なし．TSH 1.91 μu/ml，肝機能正常，梅毒反応陰性，BMR＝−11.2％，脳 CT，軽度の大脳

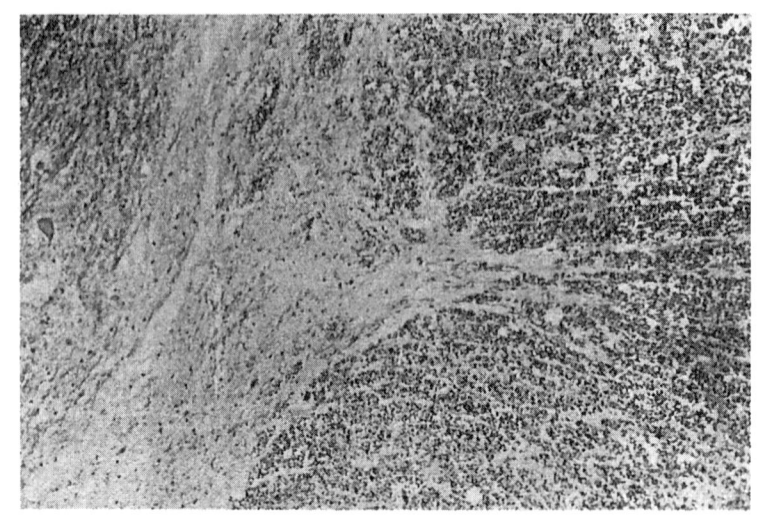

図39 脊髄側角，神経細胞の脱落がみられた Luxol fast blue-cresyl
（violet 染色，×80）（高橋和郎教授提供）

皮質回転の萎縮。検尿，軽度の膀胱炎の所見あり。泌尿器科受診で神経因性膀胱，膀胱炎の診断を受けた。

自律神経機能検査：Valsalva maneuver の overshoot の消失，Valsalva ratio＝1.25, carotid occlusion−negative, handgrip−negative, 暗算試験−陰性，過換気テスト−血圧下降反応＋動揺性，寒冷昇圧反応−陰性，脳波−正常範囲，心電図の R-R 間隔の CV％＝1.33％↓，血漿セロトニン−178 ng/ml, 血中コルチゾール 17.4 mmG/dl, 尿中カテコラミン−NAD 14.0 μg/day, AD 12.5 μg/day, 髄液アミン定量−AD 0.01 ng/ml, NAD 0.14 ng/ml, HVA 9.5 ng/ml, ↓ MHPG 7.4 ng/ml ↓, 5-HIAA 5.7 ng/ml ↓。

血漿カテコラミン，血漿レニン，血清アルドステロンの起立試験による変動（表72）。

疾病経過：約1ヵ月の入院加療にて一時期において OH は加療により消失したが，その他の症状の改善なく退院した。実家の北九州の病院に転院。その後半年後死亡したと聞く。剖検施行できず。

表72 血漿カテコラミン，血漿レニン，血清アルドステロンの起立試験による変動

	臥床 10 分		
カテコラミン		レニン	アルドステロン
(ng/ml)		(ng/ml/h)	(pg/ml)
AD	NAD		
0.07	0.06	0.65	79.7
起立 10 分			
0.03	0.13		
起立 30 分			
0.03	0.11	1.29	105.5

a. Shy-Drager 症候群の疾病概念

ShyとDrager[24]が多彩な自律神経症状と広汎な中枢神経症候を伴うOHを報告してより，日本でも多数の症例が報告されている。そして，これが単一な疾患単位であるかどうかについては，これまで多くの議論がなされてきた（木下 1985[9]）。しかし，現在病理学的にみて前述のごとく，OPCA，SND，SDSの間には共通するものが多く，これらを包括して多系統萎縮症（MSA）と呼ぶことが多くなった（濱田[5]）。

このうち自律神経症状が初期よりあり，OHが著しく，しかも多彩な運動系の障害があるものを本症候群と呼んでいる。

b. Shy-Drager 症候群の臨床症状

陸ら (1985)[19]は，多数例の臨床症状をまとめ，次のごとく要約している。
1) 多くは40〜50歳代に発病し，発病より死亡までの期間は平均5〜6年，平均死亡年齢約56歳。
2) 男子に圧倒的に多い。
3) 自律神経症状で発病することが多く，発病後約2年で自律神経症状が明らかとなる。運動神経症状で発病しても，2年で自律神経症状がはっき

表73　MSAの3主要徴候の出現頻度

		OPCA (24例)	SND (7例)	SDS (13例)
小脳症状	＋	24(100%)	0 (0%)	6 (46%)
	(＋)	0 (0%)	3(43%)	7 (54%)
	－	0 (0%)	4(57%)	0 (0%)
錐体外路症状	Froment徴候	19 (79%)	1(14%)	6 (46%)
	筋強剛	14 (58%)	6(86%)	9 (69%)
	Westphal現象	8 (33%)	1(14%)	5 (38%)
	振戦	2 (8%)	2(29%)	2 (15%)
	歯車現象	0 (0%)	5(71%)	0 (0%)
	すくみ現象	1 (4%)	6(86%)	1 (8%)
	小刻み歩行	4 (17%)	2(29%)	1 (8%)
	寡動	0 (0%)	3(43%)	2 (15%)
	小字症	0 (0%)	1(14%)	1 (8%)
	Myerson徴候	1 (4%)	4(57%)	2 (15%)
自律神経症状	立ちくらみ	4 (17%)	1(14%)	11*(85%)
	起立性低血圧	6 (25%)	2(29%)	12**(92%)
	排尿障害	22 (92%)	5(71%)	12 (92%)
	発汗低下	10 (42%)	3(43%)	10 (77%)
	陰萎	2/10 (20%)	0 (0%)	11/11(100%)
	便秘	7 (29%)	1(14%)	9 (69%)
	瞳孔異常	7 (29%)	0 (0%)	5 (38%)

*失神をきたすもの…4(31%)，**失禁をきたすもの…9(69%)。

(文献[4,5]より引用)

りする。

4) 初発する自律神経症状は排尿障害，陰萎，OHの三者が大部分を占める。

5) 主な運動神経症状は小脳症状，パーキンソン症状，運動ニューロン障害症状であるが，このうち小脳症状は早期に出現しやすい。また，日本では小脳症状，欧米ではパーキンソン症状が目立つ傾向にあるが，運動ニューロン症状の出現頻度はこれらと同等かそれ以上である。

6) 機能予後や，生命予後に対し，OHの影響が多い。

7) 死因については，変性疾患，一般にみられる感染症が多いが，血圧や呼吸の異常に関連した突然死がありうる。

また，平山（1985）[4]らは臨床的にSDS，OPCA，SNDと診断された症

例につき比較対比して詳細に検討している（表73）。そして，臨床的にSND, OPCAと診断された症例では，自律神経症状は認められるもののSDSで観察されるような多彩なものでなく，その程度も軽微なものが多いという（濱田[5]）。

c. Shy-Drager症候群の病理学的所見

【症例1】を提供した高橋ら[25]は，Shy-Dragerの報告以後，IOHとして剖検されたものを病理学的にみて，parkinsonismに類するものと，OPCAあるいはその他の脊髄小脳変性症に類似するものと二つに分けている。そして症例1は後者に近似しているという。しかし，近年のMSA的考えからするとこの二つの混合型も存在するという（Daniel[2]）。

【症例2】は剖検所見は残念ながら得ることができなかったが，小脳症状－失調性歩行，錐体路症状－筋強剛，小字症。自律神経症状－対光反応消失，Horner症候，baroreflexの障害を認め，自律神経中枢障害，末梢自律神経障害などが疑われ，強い"いびき"は喉頭の後輪状披裂筋の麻痺などの広範囲の進行性の病変を疑わせる。かつて，Roessmann[23]は，Shy-Drager以後の諸家の剖検例16例をまとめ，黒質，銹斑の細胞消失，Lewy bodiesの出現，背側迷走神経核の細胞消失，小脳皮質の細胞の消失，オリーブ核の細胞消失，交感神経節の好エオジン体，Lewy-bodiesの出現，骨格筋の細胞消失を報告し，16例中14例に脊髄の中間外側角の細胞消失があることを報告していた（表74）。

しかし，現在では前述のごとくMSAが単一疾患である理由はOPCA, SND, SDSに共通して認められるグリア細胞内の嗜銀性封入体の存在であるが，その顕微鏡的所見において三明ら[12]は次のごとく分類している。

1) 線条体－黒質系では被殻の後外側優位の神経細胞の脱落とグリオーシスであり，脱落は主として小型神経細胞であり，大型神経細胞は比較的よく残る。尾状核の変化はあっても一般には軽度であり，肉眼的にも脱色のみられる黒質では緻密帯のメラニン含有細胞の著明な脱落とグリオーシスがみられ，網状帯にも強いアストログリアがみられ，その増殖がみられる。
2) オリーブ－橋－小脳系では，下オリーブ核の神経細胞の脱落とグリオーシ

表74 剖検例の総括

	Schwarz	Shy-Drager	Johnson et al	Schwarz	Martin et al	Johnson et al	Roessmann	Fichefet	Vanderhaeghen
症例数	1	2	2	2	4	1	1	1	2
性別	F	M	M	M	M	M	M	F	M
年齢	41	46	54	57	59	66	68	71	73
発病後の年数	4	6 1/2	5	11	5	4	10	1	1
黒質	+	+	+	+	−	LB	+LB	+LB	LB
青斑	+	+	+	+	−	LB	+LB	+LB	LB
背側迷走神経核	+	+	N	+	−	−	+	−	−
小脳皮質	+	+	+	+	−	−	−	−	−
橋核	−	−	−	−	−	−	−	−	−
下オリーブ核	+	+	+	+	−	−	+	−	−
脊髄前角	−	+	−	−	−	−	−	+	N
脊髄中間外側角	+	+	+	+	+	+	+	+	N
交感神経節	+	N	−	N	−	EB	LB EB	+EB	EB
骨格筋	+	N	−	+	N	N	+	N	+

＋：細胞消失，LB：Lewy 体，EB：好エオジン体，−：異常なし
N：記載なし，または材料不完全
(Roessmann et al.：Arch. Neurol. 24；503：1971 より変更)[23]

スがみられる。橋では被蓋部は保たれているのに対して，橋底部の横走線維の変性と橋核の神経細胞の脱落がみられる。Purkinje 細胞，顆粒細胞にも脱落をきたす。一般に歯状核は保たれているという報告が多く，軽度のグリオーシスにとどまる。

3）自律神経系としては胸髄中間外側核，Onuf 核の神経細胞脱落がみられる。青斑核と迷走神経背側核の神経細胞の脱落もみられる。以上の要約を表75 にまとめた（Oppenheimer[16]，三明[12]より引用）。

4）電子顕微鏡所見；前述の GCI は大きさが 4〜20 μm で，HE 染色では非常にみにくい。この GCI は嗜銀性を示し，Gallyas 染色で良く認識される。また，GCI 含有細胞は，白色に多く束間の乏突起神経膠細胞の列のなか

表75 MSAの病変分布

大脳皮質	−
尾状核	(+)
被殻	++
淡蒼球	(+)
視床	−
視床下核	−
赤核	−
黒質	+
青斑核	+
橋核	+
下オリーブ核	+
Purkinje細胞	+
歯状核	−
迷走神経背側核	+
Clarke柱	+
脊髄中間外側核	−
Onuf核	+
前角細胞	+
脊髄後根神経節	+
交感神経節	+

++：常にもしくはほとんど常に変性がある，+：一般的に変性がある，(+)：時折変性をきたす，−：変性はないとされている。

(文献[12][16]より引用)

によくみられる。封入体をもたない乏突起神経膠細胞と比較して，その核は大きく，クロマチンが疎で明るくみえる。免疫細胞化学的にGCI含有細胞は乏突起神経膠細胞と考えられる（図40）（三明[12]らの別症例を引用）。

　近年，日本でもShy-Drager症候群の剖検例が相次いで報告され，中枢神経系だけでなくて，節後線維の器質的変化が強調されるようになった。

　朝長[27,28]は，2例の剖検例をまとめ，末梢では交感神経節の神経細胞数の減少のほか種々の変性がみられ，末梢神経の無髄神経線維の萎縮，減少さらに副腎髄質にもadrenal bodyが見出され，迷走神経も線維の減少があり，喉頭筋

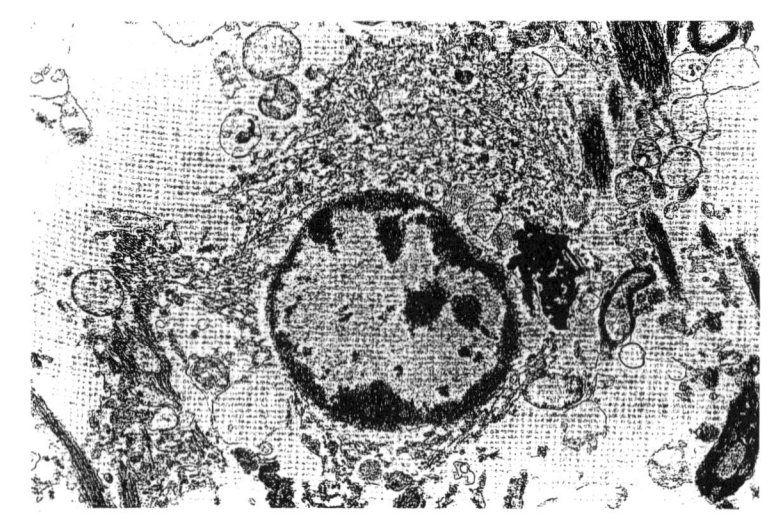

図 40 GCI の微細構造
GCI は核との間に多少のスペースを有し，主にランダムに交錯する細線維と顆粒状物質から構成され，一部小胞状構造や細胞内小器官を含むが，限界膜は認められない．（× 3,300）（三明[12]1999 より引用）

のうち外転筋の後輪状披裂筋の選択的萎縮がみられた（いびきの原因）。しかし，延髄の疑核の変化は軽度であり，また，臓器の壁在神経にも変化が見られたという。

　大藤[15]は，2例の全身解剖で認められた内臓末梢神経と平滑筋の広汎な変化を以下の通り報告している。

1) 膀胱と消化管に共通するびまん性の組織検査所見として，固有筋層平滑筋細胞の萎縮を伴う筋層内神経線維束の高度の変性と萎縮，さらには壁内，小ないし細動脈中膜の菲薄化を認めた。

2) 1例の上頚交感神経節で axo-dentritic synapse が殆ど認められず，神経線維も減少していた。また，この例の脳動脈にびまん性の中膜平滑筋細胞の萎縮があり，外膜の神経線維束に認められるシナプス小胞の多くは cholinergic と思われ，本症候群では節後線維の器質的変化が広範に起きているという。また，睡眠時無呼吸の研究において，Shy-Drager 症候群においても睡眠時無呼吸症例が報告され，延髄の呼吸中枢の外側部の中枢

神経系の異常を認め，これが睡眠時無呼吸の呼吸異常発生に重要であることが提唱されている（Lehrman[11]）。これに対し長嶋ら[14]は，MSAの睡眠時無呼吸を伴う3剖検例において，青斑核および橋中部以下の縫線核群の病変が関与していることを推定した。

また，前述のMSAにおける顕微鏡的末梢神経障害の細胞学的含有物は神経膠，細胞形質，核に広く存在することが報告され，この乏突起神経膠細胞含有物（GCTs）は至るところに存在し，神経束内，付随体，血管周辺において銀の透浸を容易に確認することができるという（Daniel[2]）。

d．Shy-Drager症候群の神経化学

Polinskyら[18]は，Shy-Drager症候群の髄液内のHVA，5-HIAAの濃度が低下していることから，中枢性ドーパミンおよびセロトニン系ニューロンの障害が示唆されるとしたが（平山。1989）[3]，自験例の症例2は加えてノルアドレナリンの代謝産物のMHPGの減少も認めている。また，ドーパミンとセロトニンは血圧調節に関する中枢神経路と同様に錐体路系の神経伝達物質でもある（図41）。また，パーキンソン病との鑑別はこの髄液所見だともいわれている。陸ら（1987）[20]は，神経系と赤血球の異常発現に共通の因子を推定し，楕円赤血球を伴う注目すべきShy-Drager症候群の1例を報告しているがShy-Drager症候群の血液学的研究の端緒となるのではなかろうか。

次いで，Kano[7]らは，Shy-Drager症候群と同じ神経症状をあらわし，血清，髄液ともにHTLV-1陽性抗体を示し，末梢血において成人T-白血病様細胞を認める症例を報告している。

e．Shy-Drager症候群と高血圧

両者の合併はまれでなく（三杉）[13]，臥位血圧が動揺性であり，動揺性高血圧と考えられるものは，起立試験，中枢性神経症状，末梢神経症状に注目すべきだという。田中ら[26]は，このShy-Drager症候群の高血圧発症の機序として次の二点を挙げている。
1）起立によるレニン-アンジオテンシン-アルドステロン系の賦活
2）交代性Horner徴候が出現するごとく，本症候群の変性途上にある交感神

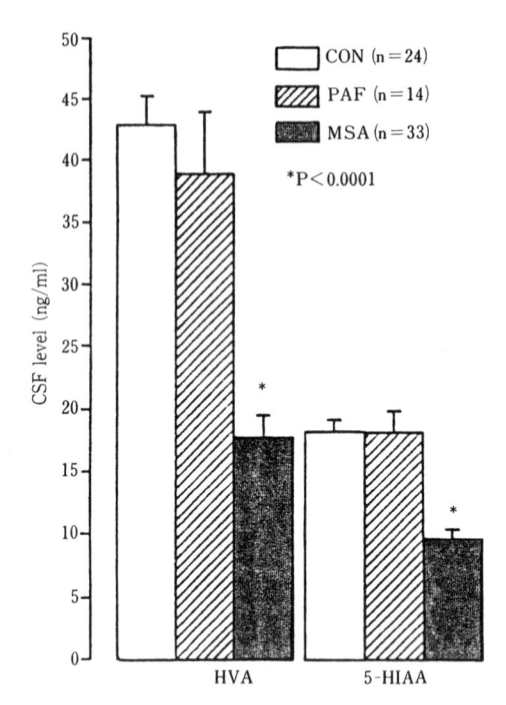

図41 正常被験者（CON）
pure autonomic failure (PAF), multiple system atrophy (MSA) における髄液中の HVA と 5-HIAA の濃度 (M±SEM)
(Polinsky, R.J., et al.：J. Neurol. Neurosurg. and Psychiat. 51；914-919, 1988 より引用)

経機能がかなり変動しており，一過性の機能亢進が起こると α-receptor の hypersensitivity のため著明な血圧上昇を起こすであろうという。

f. Shy-Drager 症候群の病気進行過程

従来，中枢に障害があり，下行性に病変が進行していく場合と，仙髄，腰髄における intermediolateral column の機能障害が病気初期より存在し，病気進行に伴って上行する場合と二つ考えられていた。

木原ら[10]は，本症候群の発汗障害の研究により，上行性の病気進行を主張し

ている。

　Bannisterら[1])は，本症候群が繰り返される脳の乏血による二次的脳幹徴候か原発性ニューロン変性か結論する前に，長い間の疾病の経過を周到に分析することのほうが，より大切だと述べている。

g. Shy-Drager症候群の死の転機

　Robertsonら[22])が報告しているが，多くの患者は喉頭喘鳴，嚥下障害を起こし，これが再発性肺炎を起こし，しばしば，死の原因になるという。加えて，多くの患者はCheyne-Stokes呼吸と周期性呼吸を生じ，あるものは呼吸運動の危険な停止を起こし，これをOndine's courseとよんでいる。

　また，肺性高血圧が肺炎の経過中に起こる可能性がある。そしてこの二つの問題をかかえてShy-Drager症候群の死の最も多い原因は肺塞栓症であるという。また，この死亡の原因について調査した飯島ら[6])は肺炎（約50%），窒息死，突然死（20%）と述べている。加えて，陸ら（1988)[21])は，食後低血圧がShy-Drager症候群の突然死の一因となる可能性を示唆している（食後低血圧の項目参照）。

　現在，なお，日本においてもShy-Drager症候群はMSAの一部として研究が続けられているが，われわれが日常遭遇するIOHとは異質のものであり，混同を避けるべきだとするのが筆者らの立場である。

文　献

1) Bannister, R., Ardill, L., Fentem, P. : Defective autonomic control of blood vessels in idiopathic orthostatic hypotension. Brain 90 (4) ; 725-746, 1967.
2) Daniel, S.F. : "The neuropathology and neurochemistry of multiple system atrophy" Autonomic Failure. A textbook of clinical disorders of the autonomic nervous system, 4 th ed. Mathias, C.J. et al. ed. New York. Oxford Univ. Press. 1999. p 321-328.
3) 平山恵造：神経病学. 日本医事新報 3384；3-10, 1989.
4) 平山恵造, 北　耕平：多系統萎縮症の臨床. Shy-Drager症候群を中心にして. 脳神経 37；637-645, 1985.
5) 濱田潤一：多系統萎縮症における自律神経異常. 神経内科 50；24-33, 1999.
6) 飯嶋　睦. 岩田　誠：多系統萎縮症の概念と臨床 神経内科 50；1-7, 1999.

7) Kano, M., et al.：Shy-Drager syndrome and human T-lymphotropic virus type 1. infection. Ann. Neurol. 25（4）；420-421, 1989.
8) 木下眞男：Shy-Drager症候群の概念について. 日本医事新報 2903：20-23, 1979.
9) 木下眞男, 松村芳幸：Shy-Drager症候群の歴史的展望. 脳神経 37（7）；631-635, 1985.
10) 木原幹洋・他：Shy-Drager症候群における発汗障害の定量的検討. 自律神経 22；345-353, 1985.
11) Lehrman, K.L., et al.：Sleep apnea syndrome in a patient with Shy-Drager syndrome. Arch. Intern. Med. 138（2）；206-209, 1978.
12) 三明裕知. 水澤英洋：多系統萎縮症の神経病理. 神経内科 50；8-15, 1999.
13) 三杉　進・他：高血圧と考えられたShy-Drager症候群の1例. Geriat. Med. 14；45-49, 1976.
14) 長嶋淑子・他：Multiple System AtrophyにみられるSleep Apnea Syndromeと脳幹病変－とくに青斑核および縫線核群の神経病理. 自律神経　20（1）；27-33, 1983.
15) 大藤高志：Shy-Drager症候群の内臓と血管の病理. 脳神経　37（7）；699-705, 1985.
16) Oppenheimer, D.R., Esiri, M.M.："Disease of the basal ganglia, cerebellum and motor neurons" Greenfield's Neuropathy 5 th ed. Adams, J.H. Duchen, L. W. ed. London. Edward Arnold. 1992. p 988-1045.
17) Papp, M.I., Kahn, J.E., Lantos, P.L.：Glial cytoplasmic inclusions in the CNS of patients with multiple system atrophy (striatonigral degeneration olivopontocerebellar atrophy and Shy－Dager syndrome). J. Neurol. Sci. 94；78-100, 1989.
18) Polinsky, R.J., et al.：Low lumbar CSF levels of homovanillic acid and 5-hydroxyindoleacetic acid in multiple system atrophy with autonomic failure. J. Neurol. Neurosurg. Psychiatry 51（7）；914-919, 1988.
19) 陸　重雄・他：Shy-Drager症候群の臨床経過. 脳神経 37（7）；647-654, 1985.
20) 陸　重雄・他：楕円赤血球を伴うShy-Drager症候群. 自律神経　24（5）；462-467, 1987.
21) 陸　重雄・他：Shy-Drager症候群の予後と血圧異常. 自律神経 25（4）；370-374, 1988.
22) Robertson, D., Beck, C., Gary, T.：Classification of autonomic disorders. Int. Angiol. 12（2）；93-102, 1993.
23) Roessmann, U., et al.：Idiopathic orthostatic hypotension. Arch. Neurol. 24（6）；503-510, 1971.
24) Shy, G., Drager, G.A.：A neurological syndrome associated with orthostatic hypotension. Arch. Neurol. 2；511-527, 1960.

25) 高橋和郎・他：本態性起立性低血圧の臨床病理学的検討. 神経学トピツクス. 3 (1)；49-54, 1973.
26) 田中信行・他：Shy－Drager 症候群の起立性低血圧の発現機構と高血圧発症の可能性について－自律神経機能，心血管動態および Renin－angiotensin－aldosterone 系の検討. 自律神経 14 (4)；188-196, 1977.
27) 朝長正徳：Shy－Drager Syndrome の病理. 脳神経 37 (7)；687-689, 1985.
28) 朝長正徳：Shy－Drager 症候群にみられた自律神経系の形態学的変化について. 自律神経 14 (2)；67-75, 1977.
29) Wenning, G.K., Tison, F., Shlomo, Y.B., et al.：Multiple system atrophy：A review of 203 pathologically proven cases. Mov. Disord. 12；133-147, 1997.

(高橋和郎, 中島健二, 田中信行, 永田勝太郎, 本田龍三, 大塚　昇)

5. 登校拒否ならびに不登校

近年，日本の小児科領域の OD，または内科領域の OH に登校拒否ならびに不登校が続発することが問題になっている。

永田（大分バリントグループ）らは，17 例の登校拒否を起こした高校生について，bio-psycho-socio-ethical に分析したところ，文部省の作成した登校拒否の原因と症状の両者に着目した分類（1983 年）にあてはまらないもの（不明項目）が一番多いことに気づいた（表76）。そして，不明欄に該当するものは心身症型であるとして，別に新しい分類法を設けた（表77）。この心身症型の中に 3 例の OH を伴う登校拒否のあることを報告しており（本多・永

表76 登校拒否の分類（文部省，1983）

①	不安を中心にした情緒的な混乱によって登校しない，神経症的な拒否の型	2 (11.8%)
②	精神障害による拒否で，精神的な疾患の初期の症状とみられる型	2 (11.8%)
③	怠学すなわちずる休みによる拒否で，非行に結びつきやすい型	5 (29.4%)
④	身体の発育や学力の遅滞などから劣等感を持ち，集団不適応に陥り，登校を拒否する型	1 (5.9%)
⑤	転向や入学時の不適応，いやがらせをする生徒の存在などの客観的な理由から登校を拒否する型	0 (0%)
⑥	学校生活の意義が認められないというような独自の考えから，登校を拒否する型	0 (0%)
⑦	不明	7 (41.2%)
	合　計	17

表77 登校拒否の分類

怠学型	5 (29.4%)
心身症型	7 (41.2%)
神経症型	3 (17.6%)
精神病型	2 (11.8%)
その他	0 (0%)
合計	17

田¹⁾），その内 2 例について記述する。

【症例 1】 18 歳，女性，看護学院生
　主　訴：登校拒否，立ちくらみ，頭痛。
　家族歴：両親健在，姉 1 人（看護婦）
　既往歴：高校に入ってより，夏期に立ちくらみ，頭痛があった。
　現病歴：1984 年 4 月 11 日，某医大附属看護学校に入学（奈良），2 週間過ぎたころに突然寮のなかで不安感を感じ，落ち着かない感じがした。3 人部屋の関係があったかも知れないという。

　同年 5 月 8 日，突然無断で帰郷（島根）した。学校，寮にいたくなかった。不安感もあったという。

　同年 5 月 11 日，両親が本人を説得し，学校に連れて行き，おいて帰る。

　同年 5 月 12 日，寮に置き手紙をしてまた帰郷。

　同年 5 月 20 日，両親に連れられて，再度学校に行くが連れて帰る。

　同年 5 月 28 日，初診および本人・両親の面接。

　中学，高校時代の友人たちとの分離不安と，奈良では学校・寮で関西弁であり，自分の石見弁では緊張し，それが不安につながるという。寮内では 3 人部屋であり，人間関係にも問題があるようである。精神科医師受診ではカルチャーショック状態であるという。

　諸検査成績：

　貧血なし，肝機能・正常，電解質・異常なし，脳波・境界領域。

　頭部 CT・異常なし。CTR＝0.43，BMR＝－17％，T_3-uptake＝27.5％，T_3＝1.24 ng/ml，T_4＝8.4 ng/ml，TSH＝0.3 μU/ml。

　自律神経機能検査（表 78）；Valsalva manuver-overshoot 15 mmHg，handgrip－negative，carotid occlusion－negative，暗算試験－陰性，過換気テスト（3 分間）－血圧下降反応 10 mmHg ↓，寒冷昇圧試験（4 ℃）－収縮期圧 25 mmHg ↑，拡張期圧 20 mmHg ↑，ECG－R-R 間隔の CV％ 6.63％，microvibration β-wave に富む。

　内分泌機能検査（表 79）；血漿ノルアドレナリン（NAD）の減少，cyclic GMP・cyclic AMP の減少，髄液の NAD，5-HIAA，MHPG の減少を認め

表78 自律神経機能検査

- Valsalva maneuver：overshoot 15 mmHg
- handgrip：negative
- carotid occlusion：negative
- 暗算試験：陰性
- 過換気テスト（3分）：血圧下降反応（10 mmHg↓）
- 寒冷昇圧試験（4℃）：$\begin{cases} 収縮期圧 & 25\,\text{mmHg}\uparrow \\ 拡張期圧 & 20\,\text{mmHg}\uparrow \end{cases}$
- ECG R-R 間隔の CV%：6.63%
- microvibration：β-wave に富む

表79 内分泌学的検査

年月日	血漿カテコラミン (ng/ml)				血漿レニン (ng/ml/hr)		血清アルドステロン (pg/ml)	
	臥床10分		起立10分		臥床10分	起立10分	臥床10分	起立10分
	AD	NAD	AD	NAD				
6.19.'84	0.01<0.04↓		0.01<0.05		4.26	4.10	168.0	274.2
7.30.'84	0.01<0.05		0.01<0.11					

尿中－AD：10.5 μg/day
尿中－NAD：52.7 μg/day
血清セロトニン：83.2 ng/ml
c-GMP：1.0<pmol/ml ↓
c-AMP：6.1　pmol/ml ↓

髄液のアミン定量（ng/ml）

	AD	NAD	5-HIAA	HVA	MHPG
5.31.'84	0.01<0.04↓		7.0↓	20.5	9.3↓
7.31.'84	0.01<0.04↓		8.3↓	19.3	10.7↓

た。

心理テスト；心理テストでは不安感があり，非断行的で MPI ではアイゼンクの心身症である。投影法では対人関係に問題があり，登校拒否で他人に迷惑をかけたことに対する内向反応が強い。約3ヵ月間の入院加療で登校意欲が出てきて退院した（表80）。

特殊な起立性低血圧　**189**

表80　心理テスト

	入院時 (5.28.'84)	退院時 (8.8.'84)
CMI	II	I
MAS	21	12
YG	C (AC)	C (AC)
MMPI	normal profiles	
アレキシシミヤ調査表	7/13	
断行行動調査表	14/30	7/30
MPI	E°N⁺=(アイゼンク) 心身症型	E⁺N⁻不安感↓
P-F スタディ	GCR＝59%	57%
	E⇄M	E⇄M
	i↑E↑	i↑E↑
SCT	passive な傾向↑	negative passive
	内向反応↑	内向反応↓
	登校拒否で他人に迷惑をかけたこと	登校意欲が出てきた

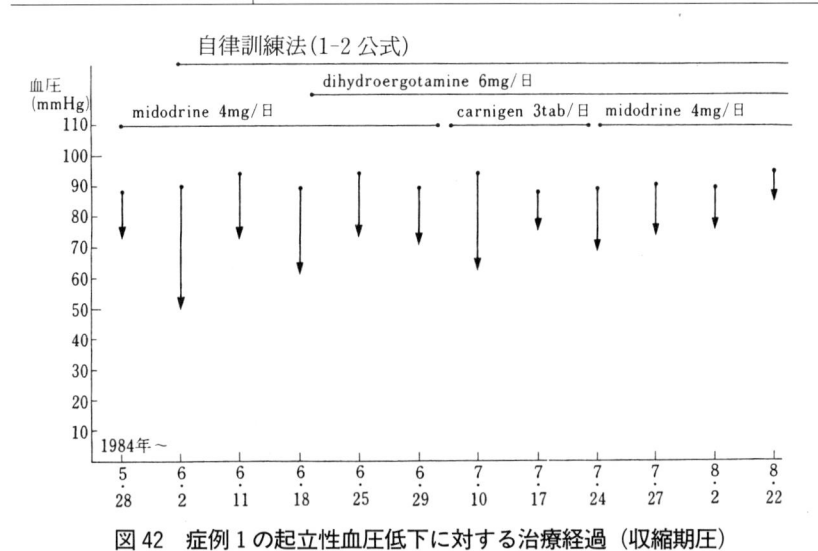

図42　症例1の起立性血圧低下に対する治療経過（収縮期圧）

治療経過（図42）：1984年5月28日入院，入院当初の3週間はミドドリン4 mg/日＋自律訓練で経過をみたが，不安感がやや軽快した程度でOHは頑固に持続していた。同年6月19日よりジヒデルゴット6 mg/日を併用したところ，一時OHは境界領域まで軽快したが，ミドドリンを一時カルニゲンに変更した直後にOHがひどくなり，結局，ミドドリン4 mg/日＋ジヒデルゴット6 mg/日＋自律訓練＋行動療法を約3ヵ月近く施行してOHの消失と登校意欲が出てきたために退院した。

【症例2】17歳，女性，高校生

主　訴：不眠，頭痛，立ちくらみ

家族歴：両親が6年前に離婚，本人は父の姪になっているが母と同居（母は教員），21歳の姉がいる。複雑な家庭に育っている。

既往歴：小学6年ごろより夏になると，頭痛，立ちくらみ，寝起きが悪いなどを訴えている。

現病歴：中学2年の2学期に登校拒否を起こす。高校に進学してから1983年7月に男子生徒と付き合い，停学処分（1ヵ月）を受け，以後食欲不振，不眠を起こす。

諸検査成績：起立試験；ECG T_{II}の0.2 mVの減高（表81）

表81　起立試験（ECG T_{II} 0.2 mVの減高）

日付	臥床10分		起立10分	
	血圧	脈拍	血圧	脈拍
8. 17. '83	97〜58	65	72〜59	108
9. 12. '83	109〜64	62	78〜49	93
10. 4. '83	92〜64	75	81〜60	114

自律神経機能検査；Valsalva maneuver-overshoot 35 mmHg ↑, handgrip−negative, carotid occlusion−negative, 暗算試験−15 mmHg ↑, 過換気試験−血圧不変, 寒冷昇圧試験−収縮期圧 35 mmHg ↑, 拡張期圧−35 mmHg ↑, ECGのR-RのCV%−6.60%, microvibration−irregular wave ($\alpha+\beta$)。

表82　内分泌学的検査：起立試験による変動

血漿カテコラミン						血漿レニン	
AD (ng/ml)			NAD (ng/ml)			(ng/ml/hr)	
臥床10分	起立10分	起立30分	臥床10分	起立10分	起立30分	臥床10分	起立10分
0.08	0.73	0.17	0.17	0.41	0.35	5.27	13.85

尿中 { AD：11.2 μg/ml　　血清セロトニン：45.0 ng/ml
　　 { NAD：37.5 μg/ml

髄液所見 (ng/ml)

	治療前 (9.13.'83)	治療後 (10.6.'83)
AD	0.01<	0.01<
NAD	0.08	0.08
HVA	34.7	38.0
5-HIAA	14.7 ↓	20.4
MHPG	14.2	15.8

表83　心理テスト

	治療前 (9.12.'83)	治療後 (10.13.'83)
CMI	III	
YG	B (AB)	
MAS	26	
SDS	55	60
MMPI	depression valley	
Beck	35	39
Hamilton	25	20
精神症状評価尺度	中等度	中等度
K-SCT	negative, passive な性格で文章は短文, energy の低下, 内向反応が強い。	

内分泌学的検査；(表 82)

心理テスト；(表 83)

治療経過：1983 年 9 月 12 日入院。入院当初よりジヒデルゴット 3mg＋ルジオミール 30 mg＋セレナール 30 mg/日を投与して経過を観察，同年 10 月 4 日の起立試験による起立性血圧低下は消失していたが，心理テストに示すようにうつ状態は改善していなかった。その後，トフラニール 20 mg/日を併用して不眠はやや改善したが，同年 10 月 26 日家庭の都合で学校の近くの医師に転医を希望して退院した。

起立性低血圧と登校拒否

1） OH が登校拒否を起こす症例は決して多いものではないが，症例の病歴が示すように登校拒否の前にすでに OH 症状を訴えていることに注目すべきである。
2） OH＋登校拒否例は病態生理が複雑であり，脳波異常を伴うもの，不安，うつ状態のあるものなど経験している。治療は難治性のものが多く，OH の早期発見，早期治療が望ましい。
3） 小児の OD 領域で尿中塩類の排泄リズムについて，日本では古くより草川らの報告があるが，OD に続発する登校拒否の尿中塩類排泄リズムは，うつ病の排泄リズムときわめて類似しており，小児科領域では登校拒否の大半はうつ病とみることも奇説ではないと考えられている（草川[2,3]）。
4） 近年になり登校拒否児の終夜睡眠脳波の研究が進み，中途覚醒が多いこと，REM 期，深睡眠期のある割合が少ないことなど，うつ病と類似しており，登校拒否児は概日リズムの乱れをきたしているものと結論されている（梅津[8]）行動異常のある登校拒否児（内山[10]）には，脳波異常を示すものがかなりあり，少なくとも数回の脳波検査の必要性を痛感している（下田[5]）。
5） 最近，小児科領域の登校拒否児に plasma β-エンドルフィンの定量が行われている。β-エンドルフィンは内因性生体反応を即時的に反映する可能性があり，その生体リズムが不登校時に乱れを生じ，軽快後は正

常に回復するという。

内科領域においても，症例のごとく登校拒否は存在し，追試研究の必要性を痛感している（塚田[6]）。

6) 筆者らの取り扱う登校拒否は，高校生以上のことが多いが，環境要因，病態生理を分析し，個々の症例について治療法を検討すべきである。症例は薬物療法のほかに，カウンセリング，行動療法および行動科学的（上里[9]，筒井[7]）検討と治療の併用が効果があると思われる。また，両親とくに父親とのカウンセリングが必要なことが多い（内山[10]）。

7) 現在，日本では保健室登校や不登校は深刻な社会問題になっているが，友人，患者の先生らが相談に乗ってやること，心の教育の充実（筒井[7]），病的な児童はできるだけ早く専門医師の受診を受けることが必要である。

8) 最近，家族療法による治療も行われている。

日本ではこの登校拒否の問題が社会的問題となりつつあり，そのため登校拒否の少ないスウェーデンまで調査に行かれた田中英高先生の報告を参考にされたい。

文　献

1) 本多和雄，永田勝太郎：起立性調節障害と起立性低血圧−登校拒否を中心にして−．思春期心身症．東京．誠心書房．1990.
2) 草川三治, 西尾正子：起立性調節障害. 東京. 中外医学社. 1975. p 129-135, 1975.
3) 草川三治：生体リズムと登校拒否. 日本医事新報 3285；137, 1987.
4) 文部省：生体の健全育成をめぐる諸問題−登校拒否問題を中心に−，（中学校，高等学校編），東京．文部省．1983. p 13-21.
5) 下田又季雄：臨床脳波 40 年 日本医事新報 2839：17-29, 1978.
6) 塚田和子：登校拒否症における血中 β-エンドルフィンの概日リズムについて．自律神経 24（6）；530-535, 1987.
7) 筒井末春：行動科学概論. 人間総合科学大学. 株式会社サンヨー．2000. p 118-122.
8) 梅津　二・他：登校拒否児の終夜睡眠脳波. 臨床脳波 28（7）；476-480, 1986.
9) 上里一郎：登校拒否. 東京. 岩崎学術出版. 1985.
10) 内山喜久雄：登校拒否. 東京, 金剛出版. 1983.

（永田勝太郎, 田中英高）

6. なぜ日本に登校拒否が多いのか
－日本の登校拒否をスウェーデンの心理社会的背景から考える－

a. 子どもを取り巻く心理社会的背景

　登校拒否は現在も増え続けている。平成11年度の小中学生の登校拒否は13万人を超えた。なぜ登校拒否は日本で多いのか。その心理社会的背景については，多くの知識人が様々な意見を述べている。

　登校拒否発症の心理社会的背景の所在は，大別すると登校拒否児本人のpersonality，家族関係，学校生活，現在の文化社会的価値観の四つがあり，これらが複雑に関連しながら，子どもを不登校という状態に追い込んでいくことになると考えられる。

　私は小児科医として不登校を診療しているが，その経験から，登校拒否の原因の大部分は，家族関係にあると確信していた。端的に言えば，日本で登校拒否が多いのは温かい家庭の崩壊のためであると考えていた。一方，富田は『母性性の強い日本的精神風土，学問に価値を置く民族性に父性性の強い欧米で発達した民主主義と近代の物質文明が入り込んだ結果』と説明している。

b. スウェーデンには登校拒否がない

　しかし，私のこの考えは，家族4人でスウェーデンに1年半余り滞在した時，もろくも崩れることになる。なぜなら，スウェーデンでは，自由な個人主義が蔓延した結果，家族というユニットがほとんど崩壊したが，それにもかかわらず，登校拒否がほとんど存在しないという事実を知ったからである。スウェーデンは離婚率が40％を超え，地区によっては8割の家庭が，母子家庭という状況でありながら，登校拒否がないのである。学校の教師だけでなく，小児科医も登校拒否という言葉も知らないし，また，実際に登校拒否のデータもない。たった独りで登校拒否を研究している小児精神科医を探し当てたが，この医師によると，スウェーデンの登校拒否は小学校入学時に発症するタイプであり，日本で最も問題となっている思春期発症型の登校拒否にはお目にか

c. 日本とスウェーデンの子どもの身体と精神の健康比較研究

以上の理由から，私は，日本の登校拒否の原因は家庭崩壊以外にもっと他の重要因子があるのではないかと考えるようになった。そこで，スウェーデンの研究者と一緒に，小中学生の身体精神健康調査の実施を含めて，登校拒否の心理社会的背景の一つ一つを両国間で比較研究した。それらの結果は既に詳細に報告したが（田中[1][2]），そのポイントを述べる。

日本の子どもは，スウェーデンに比較して身体的により多くの症状を持っている。たとえば低血圧症状については表84に示したように，スウェーデンの子どもにくらべて，2〜3倍以上の有症状率である。低血圧症状以外の身体症状においても，さらには，抑うつ症状などの精神症状においても，日本の子どもでは，有症状率がスウェーデンよりも，はるかに高かった。このことから，日本の子どもは，多くの身体症状や精神症状を有しており，スウェーデンの子どもにくらべてはるかに脆弱であるといえる。

このような身体的脆弱性は，日本人がスウェーデンに比較して低血圧傾向にあるという生物学的な特徴性（Tanaka[3]）からも説明できる。しかし身体症状は心理社会的因子に大きく影響を受けることから，心理社会的因子と身体症状との関係を日本の小児について検討した。その結果，表85に示したように，心理的状態が悪い群，例えば，『勉強や学校の事が気になる』という質問項目に対して，『はい』と回答した子どもは，『いいえ』と回答した子どもに比較して，有意に身体症状得点が高かった。また自尊心や生活満足感のある子ども

表84 日本とスウェーデンの中学生における起立性低血圧症状の有症状率

症　状	日本	スウェーデン
1）夜はよく眠れない	9.2	5.0*
2）朝起きにくく，午前中は体調が悪い	24.6	3.7*
3）立ちくらみや目まいがする	13.0	4.5*
4）何時も疲れている	22.8	13.8*

数字は，『はい』『時々』『いいえ』のうち，『はい』を選択した子供の％を示す。（*：$p<0.0001$）

表 85　日本の小児において心理的状態が身体症状に与える影響

症　状	はい群	いいえ群
1）勉強や学校の事が気になる	7.5	4.0*
2）学校の先生がきらい	7.0	4.2*
3）とりえがないので悲しい	7.9	4.1*
4）自分の過去の失敗を思い出す	6.2	3.9*
5）自分に満足している	4.2	5.8*
6）自分の生活は面白い	3.8	6.6*

1）〜6）の各質問項目において『はい』または『いいえ』と答えた子どもの身体症状合計点数の比較。
身体症状合計点数は最高が20点。統計は分散分析による。
($*p<0.001$)

は，有意に身体症状得点が低かったのである．すなわち，日本の子ども達の身体的脆弱性は，生活満足度の低さ，自尊心の欠如，将来への不安，人間関係における葛藤と強く関係することが明らかとなったのである．

d．現代の日本の子どもを救う手立てはあるのか？

日本の子ども達がこのように，ガラス細工のように壊れやすくなった原因は様々であろうが，日本の戦後教育における問題の多い学校制度，学校教育内容，さらには家庭や学校において真なる精神性や人間性が欠如した教育が，根本的な問題である．今日の日本においては，子ども達に『夢と希望』，『自信と勇気』を取り戻すべく，家庭教育と学校教育において，倫理・道徳・宗教観に基づいた教育理念を打ち立てる必要性を強調したい．

文　献

1) 田中英高：なぜ日本に登校拒否が多いのか－スウェーデンとの国際比較研究－健康文化（第4回健康文化研究助成論文集）4：76-90, 1998.
2) 田中英高：公立小中学校児童生徒の身体愁訴，精神症状の国際間比較－Nazismが潜む日本の教育下の子どもとスウェーデンの子どもの比較－（財）明治生命厚生事業団第6回健康文化研究助成論文集 2000. p.73-81.
3) Tanaka, H., Thulesius, O., Borres, M., Yamaguchi, H. and Mino, M.：Blood pressure responses in Japanese and Swedish children in the supine and stand-

ing position. Eur. Heart J. 15(8) ; 1011-1019, 1994.

(田中英高,寺島繁典,竹中義人,玉井　浩,Magnus Borres)

7. 過換気症候群

Burnum (1954)[1]らは，血液ガスの面から OH を説明しょうとしたが，過換気症候群を示さない OH においてはうまくゆかない（表86）。

また，過換気発作を起こし，呼吸性アルカローシスを起こしても OH を起こさないものもある。

筆者らの経験では，ヒステリー，不安神経症などの機能的疾患があり，頻回に過換気発作が起こり，臥位においてすでに呼吸性アルカローシスを起こしている。こうした症例に起立という些細なストレスが生体に加わり，偶然に過換気発作が起こり，呼吸性アルカローシスがよりひどくなり，末梢血管を拡張させ，OH が起こると理解したほうが一般的と考えている。一方，脳血流は減少し，anoxic anoxia も手伝って脳の anoxic を招来し，意識障害を起こすと考えられている（笹本[6]，楊[7,8]，長野[5]）。

【症例】 17歳，女性，高校生
主　訴：呼吸困難発作
家族歴：特記すべきものなし。
既往歴：中学生のころより時々めまい感があり，高校に入ってより，学校内で時々体育のときに呼吸困難発作を起こし倒れるという。しかし，家庭では倒れることなし。
現病歴：1977年2月7日，学校内で運動後呼吸困難発作を起こし，救急車にて来院，前胸部痛，四肢のしびれ感を訴えている。
現　症：入院2日目，起立試験10分後に発作を起こし，血圧が下降し，測定不能となり，起立性低血圧と診断した。
諸検査成績：RBC 417×10^4, WBC 5500, Hb 12.8 g/dl, Ht 37%, 血液ガス（救急外来で紙袋を使用した直後の血液ガス）　1) actual PH 7.421　2) PO_2 73.0 mmHg　3) Hb 9.5 g/dl　4) SaO_2 94.9%　5) actual PCO_2 32.2 mmHg　6) base excess -3.0 mEq/l blood　7) buffer base 42.4 mEq/l

表86 起立性低血圧の体位変換による血液ガスの変動

case No	1	2	3	4	5
●臥位10分					
1. actual PH	7.420	7.422	7.424	7.410	7.386
2. PO_2 (mmHg)	122.0	97.6	98.0	128.0	110.0
3. hemoglobin (g/100 ml)	11.5	14.0		18.5	
4. oxygen saturation (%)	98.4	97.6	97.5	98.4	97.6
5. actual PCO_2 (mmHg)	54.0	47.0	44.0	40.0	60.0
6. base excess (mEq/l blood)	(+)8.5	(+)6.5	(+)2.9	(+)0.8	(+)4.2
7. buffer base (mEq/l blood)	55.0	54.2	60.5	51.5	61.5
8. plasma bicarb. at PCO_2=40 mmHg (mEq/l plasma)	32.1	26.8	26.5	25.0	27.8
9. actual bicarb (mEq/l plasma)	34.9	31.7	28.6	25.0	35.1
10. total CO_2 (mEq/l plasma)	36.5	33.1	29.5	26.2	36.9
●起立3分					
1. actual PH	7.410	7.434	7.452	7.436	7.430
2. PO_2 (mmHg)	115.0	104.0	120.0		115.0
3. hemoglobin (g/100 ml)	20.2	11.5	7.0	12.0	
4. oxygen saturation (%)	98.0	97.7	98.4		98.2
5. actual PCO_2 (mmHg)	60.5	45.0	43.0	34.0	51.0
6. base excess (mEq/l blood)	(+)9.5	(+)5.2	(+)5.2	0	(+)6.0
7. buffer base (mEq/l blood)	59.0	51.7	49.8	46.5	61.5
8. plasma bicarb. at PCO_2=40 mmHg (mEq/l plasma)	33.2	29.0	29.1	24.3	29.6
9. actual bicarb (mEq/l plasma)	48.4	30.2	29.5	23.5	34.0
10. total CO_2 (mEq/l plasma)	50.2	31.6	30.8	24.5	35.6

(本多, 1973)

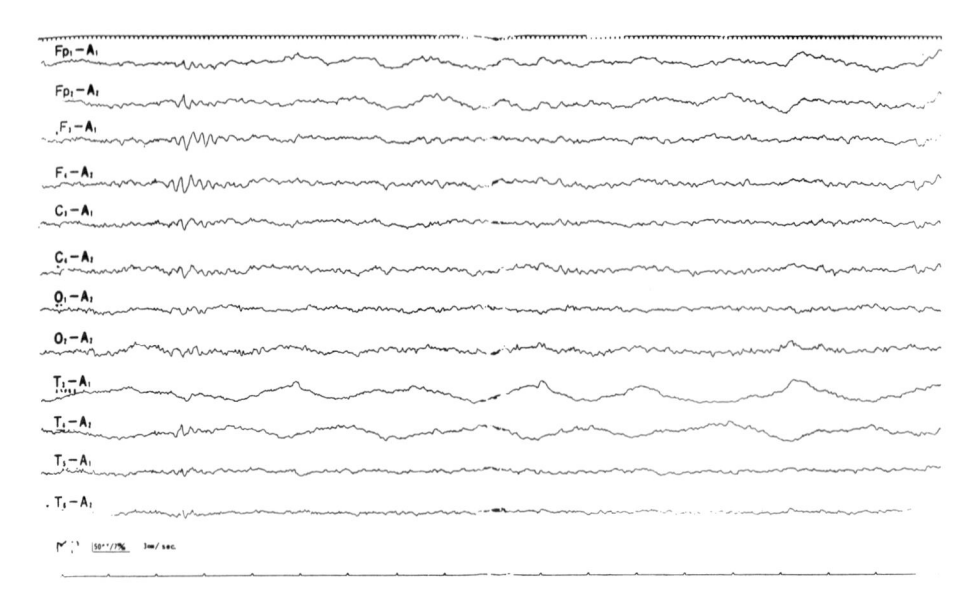

図43 17歳女子の脳波

blood 8) plasma bicarb at $PCO_2 = 40$ mmHg. 21.7 mEq/plasma 9) actual bicarb 20.3 mEq/l plasma 10) total CO_2 21.3 mEq/l。

電解質は異常なし。

自律神経機能検査および神経反射：脳波，α波に富み発作波なし，過換気試験（－），光刺激（－），diphenhydramine誘発，1～2回 low voltage 6 Hz を全誘導に認めた（図43）。

Valsalva maneuver－正常反応，寒冷昇圧試験－正常な昇圧反応，暗算試験－陽性，頸動脈閉塞試験－陽性，呼吸曲線の乱れあり，NEFA は臥床10分で380 μEq/l，起立10分で428 μEq/l，心電図は起立試験により，T_{II} 0.2 mV の減高，CTR＝0.42

心理テスト：外向的，活動的で精神的に安定している。自己主張しすぎていた傾向を意識的に抑制しようとしており，やや自罰的になっている。家庭（特に父親）への不満が顕在化してヒステリー的になっている（表87）。

治療経過：入院2週間，プロミナール 0.2 g/日＋minor tranqulizers の投与で発作は出現せず退院した（1977年2月21日）。

表87　心理テスト

CMI	II領域
MAS	5
YG	B型，のんき，支配性，外向的，活動的
P-Fスタディ	GCR＝43％↓ E↓　E％↓　I％↑ I $\xrightarrow{0.33}$ $\xrightarrow{0.38}$ N-P％　やや自罰的
K-SCT	父親への不満（理想と現実のギャップ） 会話の少ない家庭への不満 潔癖（＋），自己主張（＋＋）

　本症例は，起立試験をきっかけに突然に過換気発作を起こし，呼吸性アルカローシスを起こし，末梢血管を拡張し，OHを起こした例で極めて稀な症例である（Honda[3]）。

　他にもう1例，同様なOH＋過換気発作の高校生女子の症例を経験しているが，繰り返される過換気発作のために血液ガスは臥位において，すでに呼吸性アルカローシスを示していた。

　治療法：紙袋を使用した戻し呼吸が従来効果があるといわれ，現在でも使用されている。また，症例により心理療法の併用は当然のことであり，筆者らは最近こうした過換気発作の症例に内観療法の効果のあった1例を経験している。

　小児科領域において，宇都宮[9]は，OD自験例683例のうち過換気発作を示したものは6例にあったが，起立試験時に過換気発作を起こしたものは1例もなかったと述べていた。また，日本では古くよりこの問題に関しては笹本・楊[6~7]の報告があるが，筆者らの経験では症例のごとく脳波異常を示すものが多い。

　過換気症候群を心身医学的にみると，うつ傾向のあるもの，不安感の強いもの，ヒステリー性格を有するものなどがあるといわれ，日本でも古くより注目されている（池見[4]）。

　近年，米国においてはBurnum[1]以後認むべき報告を知らず，OHと過換気症候群とは無関係であるとの報告もあるようだが，情報交換の不足を感じてい

る (Cowings[2])。また，精神病学会では過換気症候群の一部は panic disorder に入れるべきだとの報告もあるようである。

文　献

1) Burnum, J.F., et al.：The effect of hypocapnia on arterial blood pressure. Circulation 9；89-95, 1954.
2) Cowings, P.S., et al.：Autogenic-Feedback Training：A potential treatment for orthostatic intolerance in aerospace crews. J. Clin. Pharmacol. 34 (6)；599-608, 1994.
3) Honda, K., Yo, S., Kubota, T.："Hyperventilation syndrome" Modern Orthostatic Hypotension. Honda, K. ed. Torino. Edizioni Minerva Medica. 1997. p 114-117.
4) 池見酉次郎：Hyperventilation Syndrome（神経性呼吸困難）について．日本医事新報 1540 号；10-13, 1953.
5) 長野　準，島元宗暉：Hyperventilation. Geriat. Med. 12 (5)；33-39, 1974.
6) 笹本　浩・楊　俊哲：起立性低血圧．慶應医学 41；89-97, 1964.
7) 笹本　浩・楊　俊哲：酸基平衡の臨床．中外医学社．1971. p 151-154
8) 楊　俊哲：過換気症候群．呼吸器診療 13 (1)；27-32, 1958.
9) 宇都宮淳一：成人の起立性調節障害（OD）（未発表）

（楊　俊哲, 吾郷晋浩, 久保田健之）

8. 神経性食欲不振症

神経性食欲不振症（anorexia nervosa, AN）に低血圧を伴うものはすでに本邦でも報告があるが，起立性低血圧を伴う AN の報告は非常に少ない。初期の発表者は Johnson（1974[1]）である。現在 AN の診断は DSM-IV の摂食障害の項目で判定されており，体重減少 85% 以下の体重が続くこと，肥満恐怖，体形や体重への歪んだ認識，無月経が診断基準となっている。

【症例1】16 歳，女性，高校生
　主訴：食欲不振，不眠症，無月経，徐脈。
　家族歴：母 42 歳－起立性低血圧，父 44 歳－健在，妹 13 歳－起立性低血圧。
　既往歴：出産時体重 3,300 g，正常産，13 歳のころより夏になると体重が 2～3 kg 減少していたが，食欲の減退はなかった。14 歳 10 月に初潮があり，その後半年無月経，その後は 2 ヵ月に 1 回くらいあるが不順であった。
　現病歴：1974 年 5 月はじめ体重が 55 kg あったが，同年 6 月より過労などの誘因がなくて食欲不振を起こし，次第に全身衰弱を起こし，入院時（1974 年 7 月 9 日）体重 43 kg（78%）に減少していた。同年 5 月 10 日に月経あり，その後，無月経，7 月 25 日より不眠症を起こし，食事は 6 月はじめころより米飯は殆ど食べず，アイスクリーム，氷，ジュースなどを飲んでいた。とにかく米飯は食べたくなかったが，米飯に対する嫌悪感はなかった。
　Lanugo と徐脈を認めた。
　検査成績：血液一般・RBC 406×10^4，WBC 3600，Hb 13.3 g/dl，Ht 47%，血清鉄 62.9 μg/dl，アイロソルブ-59 13 μg/dl，血清銅 70 μg/dl↓，尿中銅 30 μg/dl↑↑↑，蛋白分画・総蛋白量 5.3 g/dl，A/G 比 2.2，Alb. 69.0%，α_1-gl. 3.6%，α_2-gl. 7.1%，β-gl. 6.0%，γ-gl. 14.3%，免疫グロブリン IgG 1250 mg/dl，IgA 175 mg/dl，IgM 280 mg/dl，BUN 8.1 mg/dl，電解質・血清＝Na 141 mEq/l，K 3.7 mEq/l，Cl 101 mEq/l，Ca 4.6 mEq/l，尿中＝Na 1.2 g/day，K 0.4 g/day，Cl 1.3 g/day，Ca 0.07 g/day，17-KS

表88　起立試験

年月日	臥床10分		起立10分	
	血圧（mmHg）	脈拍	血圧（mmHg）	脈拍
8. 9.'74	100～52	52	73～43	76
8.11.'74	110～65	46	79～57	74
8.15.'74	99～55	54	77～55	78
8.19.'74	107～72	58	69～49	118

(17-OHCS) 5.8 mg/day (4.8), 2.1 mg/day (1.7)。BMR＝－17%

　ブ糖50g負荷試験：血糖・負荷前76 mg/dl, 負荷30分後146 mg/dl, 負荷60分後134 mg/dl, 負荷120分後96 mg/dl, 尿糖・負荷前0.4 mg/dl, 負荷30分後0.3 mg/dl, 負荷60分後0.3 mg/dl, 負荷120分後0.4 mg/dl。

　自律神経機能検査および神経反射：EEGは2回ともborder line～within normal limits, メコリールテスト（沖中法）N型, ノルアドレナリン試験＝0。暗算試験, 陽性。寒冷昇圧試験は血圧上昇反応, Aschner眼球圧迫試験（＋）, Kestner皮膚毛細管反応（＋）, 皮電図：顔面, 両腋窩, 足蹠に皮電点分布。

　握力：左12 kg, 右13 kg。胃透視：胃炎, 肝機能障害：なし

　起立試験：入院後4回とも陽性（Hypodyname Form）（表88）

　心理テスト：（表89）

　治療前；周囲からの批判に対して過敏で, 対人緊張が強く, 攻撃性を感じながらも表出できずに, 不適応状態に陥っていることが推測される。外界への恐怖心も強い。

　治療後；不適応感や外界への恐怖心が消失, 抑うつ傾向も減少して表面的には非常に安定してきている。以前よりも自己主張できるようになっており, 対人関係でのストレスは減少していると推測される。

　治療前後の変化；不安や不適応感の減少, 病気によつて不安, 恐怖心が一時的に増強していたと仮定すると, 病気の軽快により, 精神的に安定したと考えられる。

　治療と経過：

　患者は1974年7月9日に入院, 某医師に治療を受けるも軽快せず, 同7月

表89　心理テスト

	治療前 (7.30.'74)	治療後 (8.23.'74)
CMI	III領域，不適応感怒り，緊張	I領域
MAS	22	6
YG	A型	C型
SDS	42	31
FSS	相当ある〜15，非常にある〜11	相当ある〜0，非常にある〜0
P-F	GCR＝64% $\underline{E}\uparrow$, $\underline{E}+\underline{I}\uparrow$, $I-\underline{I}\downarrow$ $E\xleftarrow{0.8}\xrightarrow{0.85}O-D$	GCR＝50% $I-\underline{I}\downarrow$, $E'\xleftarrow{1.00}\xrightarrow{0.03}E$
K-SCT	反省心が少なく，いいわけ，否認が多い，攻撃ありながら抑制→不平，グチが多くなる．批判などに対して過敏，対人関係構え↑→緊張　↑と予想される父に対してpositiveで一緒にいたい寂しさがある．他人からの批判，両親に抵抗（対人緊張）．	反省心が少なく，やはりいいわけ，否認が多く，まだ対人緊張の持続は認められる．はっきり自己主張できるようになっている．しかし，ストレスが続くと外罰的になりやすい．父親への憧れ，男性は強く女性はやさしく，保母になりたい．

28日に筆者に紹介される．同7月28日より説得療法とともに自律訓練を開始する．食欲は自律訓練開始3日目より完全に回復し，体温が35℃台であったものが36℃台に上昇する（吉植[5]）．体重は自律訓練開始後10日にして約3kg増加した．同年8月23日に希望退院したが，その後通院なし．

　本症例は，OHの家系に生まれ，偶然の機会にANを合併したとも考えられる．短期間の自律神経機能検査では末梢性とも，中枢性ともはっきり断定できないが，治療前の起立試験（Hypodyname Form），起立による心拍の著明な増加，心理テストが自律訓練により，一時的だとは思われるが，非常に改善している点からみると，少なくとも中枢性OHが考えられ，本症例は心身医学的な因子が強く作用していると考えるべきであろう．また，初期の報告者JohnsonはOH+ANの患者はValsalva maneuverが正常反応であることからカテコラミンのdeficient releaseで説明できるとしている．

　しかし，現在ではANは視床下部の摂食中枢からの影響を受け，また，こ

の摂食中枢は脳の他の部位からの影響を受け，ドパミン，ノルアドレナリン，セロトニンなどを含む神経線維が中脳からきて影響を及ぼしており，加えて各種の神経ペプチドがこれらの摂食中枢の神経核に働いて食欲を調節しているという。また，本症例のように体温下降をする症例も視床下部が関係し，体温を調節するための各種の神経ペプチドが体温調節の活動を修飾するとしている（筒井[3]）。また，AN の心拍変動のパワースペクトルにおいては通常 LF/HF 比は安静臥位ならびに起立時に低い傾向にあり，交感神経活動が低下傾向を示すといわれているが（佐藤[2]），本症例は自律訓練加療後短期間で起立による頻脈を認める，これは一時的なものとも考えられるが自律訓練により生体がリラックスしたためかも知れない。

　本症例で特に注目すべきは，血清銅の減少傾向，尿中銅の著明な増加である。これは潜在性神経疾患の内在していることを疑わせる。また，近年本症の味覚障害が学会で問題になっているようであるが，金属代謝，特に亜鉛代謝について再検討する必要があるのではなかろうか？

　筆者らは，他にもう 1 例 OH＋AN の患者を経験しているが，女子大学生であり，臨床的にはブリマレキシアともいうべき症例であったが，外来で検査予約に来院せずデータにならなかった（White[4]），また，最近，小心臓＋低血圧＋AN の 2 症例（28 歳，女性。39 歳，女性）を経験しているがこれからの問題となるのではないかと考えている。

　現在，日本では OH を合併する AN は，AN 症例の 1/10 であるとの報告もある。この OH を合併する AN は心身医学的にみて中核群（アレキシシミア）ではなく辺縁群に属するともいわれている。また，近年の学会では AN の ECG での QT 間隔の延長が生命予後に影響を及ぼすこと，brain-SPECT で頭頂葉，前頭葉を中心とする皮質の幅広い領域に脳血流の低下を認めるという。OH との関係，精神発汗定量，autoregulation との関係など今後に問題を残すことになろう。

　うつ病＋摂食障害＋OH の関係については「うつ病，うつ状態」の項目を参考にされたい。

文　献

1) Johnson, R.H.：Disorders of the Autonomic Nervous System. London. Blackwell Scientific Publication. 1974. p-104.
2) 佐藤　広：神経性食欲不振症. 心拍変動の臨床応用. 林　博史編. 東京. 医学書院. 1999. p 123-124.
3) 筒井末春：行動科学概論. 人間総合科学大学. 株式会社サンヨー. 2000.
4) White, M.B., White, W.C.（杵渕・他共訳）：過食と女性の心理. 東京. 星和書店. 1994.
5) 吉植庄平：神経性食欲不振症の体温調節は単純に Dysfunction なのか？ 自律神経 25（1）；1-3, 1988.

(石沢正一, 荒木登茂子)

9. ポルフィリン尿症

OH のうちポルフィリン尿を出す症例はもちろん IOH より区別して考えるべきだと思う。OH＋ポルフィリン尿症を最初に報告したのは Schirger[5]である。日本では我々が症例報告をした（本多，1971[2]，1997[3]）。

【症例】 32歳，女性，教員

既往歴：1961年，貧血があるといわれたが，特記すべき疾患を認められていない。

家族歴：特記すべきものなし。

現病歴：1967年8月（妊娠末期）より全身の皮膚に黒色の色素沈着を認めた（同年10月1日に出産）。11月18日ごろより2～3日勤務したが，頭重感，腹痛あり，かつ腰部，背部のしびれ感が起こった。11月21日腹部より大腿部にかけてしびれ感と疼痛があり，松江日赤に入院，1968年6月に再度腹痛を起こしたがしびれ感はなかった。また，同年12月腹痛と両側足蹠痛を起こす。

松江日赤退院後，しばらく自宅にて静養中，OH の疑いのもとに益田日赤病院に入院した。月経不順，不眠がある。

現症：体格中等度，栄養不足，全身皮膚に黒色の色素沈着，舌は灰白色，舌苔（＋＋＋），脈拍数118，不整脈なく緊張良好，眼瞼結膜は軽度貧血性，心臓濁音界正常，心音純，呼吸音正常，腹部で肝脾触知せず，心窩部に圧痛があった。Mendel（＋），膝蓋腱反射等大，下肢に浮腫なし。病的反射なし，体前面上方，乳房より下方大腿部中央まで触覚，痛覚障害を認め，体後面上方は両側腸骨稜より下方大腿部中央にかけて触覚，痛覚障害を認めた。

諸検査成績（松江日赤病院）：RBC 472×10^4，血色素 $9.6\,g/dl$，WBC 13,200。尿蛋白（＋），血清電解質・Na 138 mEq/l，K 4.2 mEq/l。Ca 5.3 mEq/l，Cl 100 mEq/l，HCO_3 23.9 mEq/l，血清ジアスターゼ 520単位，尿中ジアスターゼ 512単位

肝機能検査；総蛋白量 6.0 g/dl，A/G 比＝1.22，albumin 3.3 g/dl，globulin 2.7 g/dl，黄疸指数 5，コリンエステラーゼ 0.7 PH，NPN 42.0 mg/dl，Urea-N 25.0 mg/dl，アルカリフォスファターゼ 2.9 単位，コレステロール 280 mg/dl，Phenol Turb T．20.8，Co-RR_4（＋），Ca-RR_8（＋），GPT 76.6。

空腹時血糖 136 mg/dl，尿中・尿中にポルフィリン体の証明，陽性（Fischer の Burgsch 変法）。Thorn's 試験，減少率 88％，17-KS 18.3 mg/day，16.2 mg/day，116 mg/day，17-OHCS 6.90 mg/day，5.04 mg/day，4.92 mg/day。濃縮試験 1.041，1.038，0.040。心電図，異常なし。

（益田日赤病院）；起立試験，臥位 10 分，血圧 140〜80 mmHg，脈拍 100。起立 10 分，血圧 90〜70 mmHg，脈拍 130，握力左 17，右 17。背筋力テスト 19。自律神経機能検査：メコリール試験（沖中法）P 型，ノルアドレナリン試験 0.71，Ach/Adr 皮内反応＝0.51，末梢血液像・RBC 327×10^4，WBC 4800，Hb 10.9 g/dl，Ht 41％，分類 Stab 7％，Seg II 40.0％，III 25.0％，IV 6％，Eosin 1％，Lymph 21.0％，血清銅 130 μg/dl，血清亜鉛 100 μg/dl，尿中亜鉛 1.02 μg/dl，尿中銅 0.06 μg/ml。

入院後経過：益田赤十字病院にて自律神経機能検査後，筋の組織化学，電顕検査などを考え，検査目的のために鳥取大学第一内科に転院，その 2 日後（1968 年 12 月 9 日），検査未施行のままベッド上において右側臥位にて突然死亡，剖検拒否（本多　1971[2]）。

臨床診断：porphyria hepatica（mixed form）＋orthostatic hypotension

初期の発表者 Schirger[5]らは，ポルフィリン尿を出す OH に発汗障害と肛門括約筋の調節消失を報告し，Gibson[1]らは交感神経系の反射弓の遠心路に少なくとも障害があると考え，末梢自律神経系の細胞の変性を認めるという。また，Perlroth[4]らは，視床下部，視床下部－下垂体系を含む中枢神経障害を報告している。近年，米国では POTS（postural orthostatic tachycardia syndrome）という概念が注目されているが，本症例は脈拍が臥位で 100，立位で 130 と増加している。POTS の疾病解明の mechanism に参考となる症例ではなかろうか（POTS の項目参照）。加えて，筆者らは，この porphyria が初期または寛解期に OH を示さず，増悪期に OH を認めるのではないかと推察し，

関心を持っている。

文　献

1) Gibson, J.B., Goldberg, A.：The neuropathology of acute porphyria. J. Path. Bact. 71；495-507, 1965.
2) 本多和雄・他：成人の起立性低血圧. 自律神経 8 (3)；138-142, 1971.
3) Honda, K., Yo, S., Kubota, T., Harrison, R.A.："Porphyria and orthostatic hypotension" Modern Orthostatic Hypotension. Honda, K. ed. Torino. Edizioni Minerva Medica. 1997. p 120-121.
4) Perlroth, M.G., Tschudy, D.P., Marrer, H.S., et al.：Acute intermittent porphyria, new morphologic and biochemical findings. Am. J. Med. 41 (1)；149-162, 1966.
5) Schirger, A., et al.：Orthostatic hypotension in association with acute exacerbations of porphyria. Mayo Clin. Proc. 37；7-11, 1962.

(久保田健之，安達直弥)

10. うつ病，うつ状態

　うつ病とOHの関係については，近年精神科領域において抗うつ剤の副作用によるとの報告がなされており（Hayes[4]，Glassman[3]，Jarvik[10]），定説化されてきた。しかし，本邦の小児自律神経研究会では早くより，うつ病とODが原因不明ではあるが，併発することに注目している（草川[13]，阿部[1]，本多[6]）。また，日本には古くよりうつ病の60%が自律神経障害を伴うとの報告もある。

　OH研究者として高名なIbrahim[9]は，抗うつ剤を投与されたことのない慢性OH患者8人のうち4人がうつ病の診断を受けたとの注目すべき報告をしている。

　OH患者23人とOH＋うつ病22人の症状分析とOH＋うつ病患者のうつ尺度を表90に示した。OHにうつ病が加わると，発汗異常，夜間多尿，性欲減退などの項目の頻度が増すようである。

【症例1】48歳，女性，主婦
　主　訴：頭重感，口渇，食欲不振，嘔気，不眠，立ちくらみ，便秘，腹部不快感。
　家族歴：夫が1965年に脳卒中で死亡，1978年12月に15歳の次女が慢性腎炎で死亡。現在，高校3年の長女と一緒に生活，また，姉と一緒に豆腐製造業で生活を支えている。
　現病歴：1976年6月ごろ，次女が慢性腎炎で20歳くらいまでしか余命がないと某医大でいわれ，その頃よりbandlikeの頭重感，口渇，食欲不振，嘔気，不眠，立ちくらみ，便秘，腹部不快感が起こってきた。この状態が1年くらい持続し，漢方薬，お灸で少し良くなったが，1978年12月に次女が死亡し，その頃よりまた上記の症状がひどくなった。
　諸検査成績：
　起立試験（表91）；ECGの起立試験でT_{II}の0.1 mVの減高。

表90 症状分析と症状発生頻度（Wagnerを修飾）ならびにうつ尺度

症状分析	OH (N=23)	OH+Dep (N=22)
1. 失神	6 (26%)	7 (32%)
2. 心拍数固定	9 (39%)	3 (14%)
3. 暑さへの不耐性	11 (48%)	9 (41%)
4. 発汗異常	11 (48%)	18 (82%)
部分増加	5	5
部分増加, 全身減少	3	7
全身減少	2	3
全身増加, 部分減少	1	1
全身増加		2
5. 夜間多尿	3 (13%)	5 (23%)
6. インポテンツ	1 (4%)	1 (5%)
7. 性欲減退	10 (43%)	17 (77%)
8. 若々しい顔貌	20 (87%)	18 (82%)
9. 顔面蒼白	13 (57%)	11 (50%)
10. 便通異常	15 (65%)	14 (64%)
便秘	10	11
下痢	2	3
便秘, 下痢交互	3	1
11. 貧血	8 (35%)	2 (9%)
12. Urea-N の増加	0 (0%)	3 (14%)
13. 基礎代謝の低下	9 (39%)	5 (23%)
14. 不安, 軽度の中枢神経症状	20 (87%)	22 (100%)

OH+Dep(N=22)のうつ尺度
SDS　61.04±6.08
新福　14.00±2.79
Beck　23.35±10.97
Hamilton　34.38±7.20
精神症状評価尺度　高度2, 中等度18, 軽度2

表91 起立試験

年月日	臥床10分	脈拍	起立10分	脈拍
'79. 3.31	96〜66 mmHg	58	76〜58 mmHg	70
'79. 4.13	92〜66 mmHg	72	72〜62 mmHg	100
'79. 4.26	106〜74 mmHg	78	86〜68 mmHg	74
'79. 5. 6	100〜66 mmHg	74	60〜56 mmHg	112

脳波-正常。CTR＝0.48。MDT-テスト不能型。microvibration-irregular wave（$\alpha+\beta$），Valsalva maneuver-正常反応。carotid occlusion-昇圧反応，寒冷昇圧反応-hyporeactor。

過換気試験-血圧不変-血管中枢の機能低下？，暗算試験-positive，handgrip-血圧不変。

生化学的検査；17-OHCS　9.5 μg/dl。尿中カテコラミン・NAD 32.7 μg/day，AD 13.8 μg/day。成長ホルモン 0.3 ng/ml。血清アルドステロン 70 pg/ml。NaClを 5 g に制限すると 2 日目 90 pg/ml，3 日目 150 pg/ml，血漿レニン活性（臥位 2 時間）0.4 ng/ml/hr，同（座位 2 時間）0.4 ng/ml/hr。

心理テスト；CMI，IV 領域。MAS 34 点。SDS 66 点。YG E 型。FSS（相当ある）33 項目，（非常にある）29 項目。

断行行動調査表 30 項目中 13 項目が非断行的行動。MPI E^- N^+ 不安，抑うつ状態。MMPI, neurotic traid。P-F スタディ，GCR＝57％，無責的自我防衛型，依存心が強く，家庭，対人関係に問題がある。K-SCT，病気へのとらわれが強く，心気的になっており，夫の死後，娘の死亡，自分の生活力に悲観的になっている。

治療経過：

患者は 1979 年 3 月 21 日〜同 4 月 14 日まで検査のため入院したが，家庭の事情のため外来診療を希望し，一時退院。しかし，症状不変のために 1979 年 4 月 24 日再入院。一見してうつ型の OH であり，上記の検査結果から血管中枢の機能低下〜心血管に至る遠心路障害による OH を疑った。心身医学的にみると，neurotic depression とでもいうべきものであった。頭痛は定型的な bandlike であった。

治療は，4 月 4 日ごろより自律訓練，再入院のころよりジヒデルゴット，抗うつ剤のトフラニールを使用し，5 月 6 日現在，OH まだ消失しないが，bandlike の頭痛は軽減し，後頭部に軽い頭重感を残すのみとなり，不眠，食欲不振も消失している。頭痛は筋緊張性頭痛に近いものであった。

本症例は，depression の軽快とともに OH が消失し，低血圧に移行した症例であるが，退院時（1979 年 6 月 27 日），心理テストで生活態度に積極性が出てきたが，まだ，neurotic で家族内の対人関係に危惧，不満を持っていた。

【症例2】19歳，女性，無職。

主　訴：摂食障害，うつ傾向

家族歴：祖母がうつ病で精神科に入院したことがあり，母は7年前に心臓病を経過，父は健康。兄弟4人，弟が昨年神経症で不登校，その他は元気。

既往歴：3歳のとき"ひきつけ"あり，3回病院に通ったという。中学は1年だけ行き，2年，3年は行事のときだけ行き，いわゆる不登校であった。高校1年で中退，自分では目的がなかったためという。

　16歳のとき，某会社に勤めたが，3ヵ月で退職，細かい仕事で肩こり，頭痛があり，体の具合が悪くなり，そのころ家人の注意を引くため，祖母の薬を大量に飲んだり手を傷つけたりしたことがあった。

　同じ16歳の冬，スーパーに勤めたが3ヵ月でやめた。17歳の春（4〜7月）酒屋に勤めたが3ヵ月でやめた。17歳の9〜11月までホームセンターに勤めた。

現病歴：17歳11月（1990年）ごろより，仕事をやめてからイライラしたときに過食傾向となり，半年間で5 kg体重が増加した。当時夜間に不安発作，幻聴があったという。

　18歳7〜8月，家で内職，9月にアルバイト，10月に外来で起立性低血圧を認められた。アルバイトを止めると過食になるという。

　19歳1月末ごろより，また嘔吐，嘔気があり，入院前は隔日くらいに嘔吐があった。寝つきが悪く，外出するのが不安となり，集中力低下，うつ傾向があり，殆ど家に閉じこもっているが，昨年，弟が神経症と不登校であったものが加療により当院で治癒したので，家人に説得されて入院することになった。

　入院前1ヵ月間（19歳3月）で，11 kgの体重増加があったという。

現　症：両側大腿部の触覚，痛覚の減退，両背部の部分に圧痛があった。

諸検査成績：

　起立試験；（外来時）　臥床10分，血圧106〜71 mmHg，脈拍68。起立1分，血圧82〜72 mmHg，脈拍110。循環動態ではSV 52 → 31 cc，TPR 1870 → 1770　dyne/sec/cm^{-5}と起立1分後に減少していた。血液一般，肝機能，腎機能に異常なし。CTR＝0.41〜0.42

　甲状腺機能検査；FT_4 1.01 ng/dl，FT_3 3.9 pg/ml，TSH 0.74 μU/ml。

表92 起立試験によるCatecholamineの変動 (ng/ml)

	supine 10 min.	standing 10 min.
AD	<0.01 ↓	<0.01 ↓
NAD	0.05 ↓	<0.08 ↓
DOPA	0.01 ↓	<0.01 ↓

血中セロトニン	14.2 μg/dl
尿中 5-HIAA	1.6 mg/l
尿中 17-KS/T	3.60 mg/day ↓
尿中 17-OHCS	4.90 mg/day

表93 自律神経機能検査

Tests	治療前 (3.31.'92)	治療後 (5.11.'92)
Valsalva maneuver	square wave like response	square wave like response
overshoot	8 mmHg ↑	18 mmHg ↑
Valsalva ratio	0.86	1.1
carotid occlusion	6 mmHg ↑	4 mmHg ↑
handgrip	6 mmHg ↑	10 mmHg ↑
hyperventilation	6 mmHg ↑	8 mmHg ↑
cold press. test		
syst. p.	8 mmHg ↑	4 mmHg ↑
diast. p.	14 mmHg ↑	8 mmHg ↑
mental arithmetic	6 mmHg ↑	8 mmHg ↑
Aschner	(+)	(+)
Erben	(−)	(−)
Czermak-Hering	(−)	(−)

脳波；1回目－resting records－predominant α with rare θ（7 Hz）。H.V.（+），P.S.（+），診断；境界域（6.10.'91）。2回目・resting records－regular unsteady rhythm。H.V.（+），P.S.（−）。診断；正常域（3.6.'92）。

整形外科的診断；レントゲン上は異常なく，神経症状もなく経過観察。

起立試験による血漿カテコラミンの変動（ng/ml）；（表92）。

自律神経機能検査；（表93）。

心理テスト；表94はうつ尺度と表層心理（治療前と治療3ヵ月後），表95

表94 心理テスト

		治療前	治療後（3ヵ月後）
うつ尺度	SDS	61	34
	新福	11/20	6/20
	Hamilton	33	6
	Beck	12	2
表層心理	CMI	3	2
	MAS	24	9
	YG	A″	
	MPI	平均的性格	
	MMPI	?61↑ 決められない，不全感 正常沈下型	?66↑ 決められない，不全感 profile「spikes」Mf↑
	ECL-R	AC↓ 他人との非協調的態度	AC↓ 他人との非協調的態度 社会性↓

は投影法（治療前と治療後）。

心理面接：

　小学6年の時に初潮があり，高校中退のころよりうつ状態が強くなると過食し，性欲も減退し，うつ状態が回復すると食欲正常となり，性欲も旺盛となり，ボーイフレンドと遊ぶようになった．また，生理のときにいらいら感，うつ状態になるという．

　入院前，うつ状態になると一室に引きこもりがちとなり，他人とは非協調的であり，自己の病気（肥満，過食）にとらわれ，心気的，内向的になっていった．

治療経過：最初にこのbulimiaは心理テストの結果でdepressionによるものと考え，Anafranil（25 mg）1Aを点滴で1週間投与し，Tetramide（10 mg）1 tabを就寝前に投与したところ，患者はmanicとなり，Limas（100 mg）4 tabを1週間投与し，manicの状態を押さえた（unipolar 2-type？）．

　入院前1ヵ月間で11 kg体重増加したのは，depressionの状態であり，自己統制法から深町[5]の"行動制限療法"800 kcalよりはじめ，感想文は毎日回

表 95　心理テスト

		治療前	治療後
深層心理	P-F study	GCR＝39% 無責的要求固執型 前半 E↑，後半 M↑ 家庭構造，対人関係に問題あり E↓，E+I↓，agg.↓ 社会性↓，精神発達↓	GCR＝36% 他責的障害優位型 前半 E↑，後半 M↑ (M−A)+I↓ 対人関係に問題あり 社会性↓，精神発達↓
	K-SCT	防衛性＝5% 肯定感情＝63% 内向性＝67% 肯定：否定＝15：7 positive passive の傾向にあり自己の病気（肥満，過食）にとらわれ，心気的↑，内向的↑になっている． 文章短文となりうつ病を疑う．	防衛性＝24% 肯定感情＝40% 内向性＝67% 内向：外向＝8：4 positive passive の傾向にあり，自己の病気にとらわれ，内向反応が強いが，前回に比し落ち着いた態度がみられ，自己の病気についての気付きがみられる．

診時に提出させた．家族との治療契約（3ヵ月）も結び，病棟看護婦の協力も得ることを約束した．

入院後2週間で嘔吐が止まった．最初看護婦も大変てこずったが，一般病棟から心療内科病棟に病棟をかえた1ヵ月後くらいから落ち着き，経過順調であり，体重減少も目標どおりとなり外泊もできるようになった．

a．抗うつ剤の副作用による OH

抗うつ剤による副作用としての OH については，抗うつ剤の投与量によることを疑っている．すなわち，抗うつ剤（imipramine, amitriptyline）は，少量では交感神経亢奮作用があり，大量では交感神経抑制に働くことである（Lapin[14]）（図44）．

また，これらの三環系抗うつ剤は，OH＋うつ病の患者において OH の増悪因子となるとの報告もあり，筆者らは四環系抗うつ剤（maprotiline, mianserin）の少量（30 mg/day）を好んで使用しているが，三環系抗うつ剤は 30～100 mg/day までにしたいと思っている．また，近年発売された選択的セ

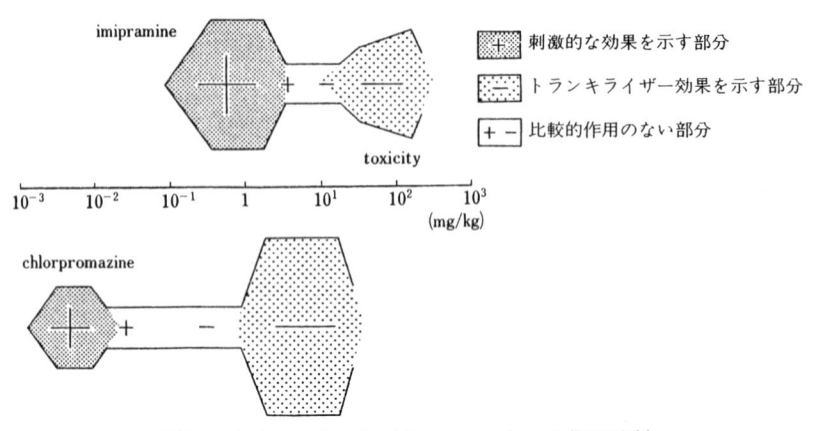

図44 Imipramine と chlorpromazine の作用比較
（Lapin[14]より変更）

ロトニン再取り込み阻害剤（SSRI）の副作用としてのOHの発生率は0.4％位といわれている。

前述の三環系抗うつ剤の慢性投与は，β-受容体の感受性低下（受容体数の減少）と5-HT_2の受容体の感受性低下（受容体数の減少）などが考えられており（田中[17]），抗うつ薬の作用機序は，一つのneurotrasmitterだけではクリアカットに説明するには無理な時代になっている。

Middletonら[16]は，抗うつ剤の副作用としてのOHについて研究するために，筆者らの使用する数倍ないし10倍の大量投与をして心臓脈管反応をみたが，心臓脈管反射の異常は，cholinergicまたはadrenergicの両者のmechanismと関係があり，adrenergic mechanismは末梢α_1-blockadeと同じであるという。臨床的にみて，抗うつ剤の副作用としてのOHを考える場合，抗コリン作用の少ないという四環系または二環系抗うつ剤の少量が奨められている。また，SSRIでの副作用としてのOHの場合は投与中止など慎重に施行すべきだという。

b．自律神経障害のためのOH

前述のごとく，古くより日本にはうつ病の60％に自律神経障害を認めるとの報告があるが，OHの自律神経機能検査として，筆者らが使用しているbaroreflex の検査でも大体同じような傾向を認めている（表 96）。

Valsalva maneuver の overshoot, carotid occlusion, handgrip, hyperventilation, mental arithmetic, cold pressor test のうち，OH＋うつ病の患者では，carotid occlusion の negative なものが，OH のみのものよりも有意に多く，また，小心臓を示すものが多いことに注目すべきであろう。これはOH＋うつ病＋小心臓という明らかな低機能病変があって，OH 単独よりも圧反射効果が弱いことが容易に考えられる。

なお，OH の baroreflex の障害のうち，最大の原因となるものは，hyperventilation test に示すごとく，OH 患者で 69%，OH＋うつ病患者で 72%が血管中枢の機能低下または不安定であり，昇圧剤に加えて精神安定剤の投与が望ましい。OH＋うつ病患者の髄液アミン定量の結果は，これまで報告がないが，表 97 に示すごとく，AD, NAD, 5-HIAA, HVA, MHPG の定量結果

表 96　自律神経機能検査

	CTR 0.4≦	Overshoot Valsalva ratio	Carotid occlusion	Handgrip	Mental arithmetic	Cold pressor test	Hyperventilation hypofunction or instability
OH + Depression (N=22)	7* (31%)	negative 1　positive 21　M±SD 41.31±18.51　V.ratio= 1.34±0.17	negative 10*　positive 12　M±SD 10.22±9.06	negative 3　positive 19　M±SD 20.68±13.21	negative 4　positive 18　M±SD 17.60±12.95	increased P.R. 5　normal P.R. 5　decreased P.R. 12　Syst. p. 14.25±12.38　Diast. p. 11.81±9.94	72%
OH (N=23)	3 (13%)	negative 2　positive 21　M±SD 41.73±22.03　V.ratio= 1.38±0.15	negative 4　positive 14　M±SD 15.62±8.11	negative 4　positive 19　M±SD 18.04±12.31	negative 6　positive 17　M±SD 17.27±9.96	increased P.R. 4　normal P.R. 9　decreased P.R. 10　Syst. p. 14.34±9.33　Diast. p. 10.21±5.73	69%

(χ^2-test　*$P<0.05$)

表97 起立性低血圧と起立性低血圧＋うつ病の髄液検査

	CSF findings of orthostatic hypotension (N=23)				
age (yr)	NAD (ng/ml)	AD (ng/ml)	5-HIAA (ng/ml)	HVA (ng/ml)	MHPG (ng/ml)
15-30 (N=4)	0.06±0.01	0.01<↓	13.65±4.83 ↓	30.22±6.71	11.53±2.47
31-50 (N=4)	0.08±0.02	0.01<↓	17.74±9.61 ↓***	36.12±18.63	11.13±3.01 ↓**
Over 50 (N=10)	0.08±0.03	0.01<↓	20.22±10.09 ↓***	40.65±27.19	10.81±2.31 ↓**
	CSF findings of OH+depression (N=22)				
age (yr)	NAD (ng/ml)	AD (ng/ml)	5-HIAA (ng/ml)	HVA (ng/ml)	MHPG (ng/ml)
15-30 (N=1)	0.04 ↓	0.01<↓	10.4 ↓	25.8	
31-50 (N=7)	0.07±0.03	0.01<↓	10.10±14.56 ↓***	18.03±19.57**	12.77±5.15
Over 50 (N=14)	0.07±0.04	0.01<↓	18.80±11.14 ↓***	31.43±20.07 ↓*	6.57±3.55 ↓***

The *↓ notations were compared to the control values of Gottfries (1971) and Shopsin (1973).
(*P<0.05, **P<0.01, ***P<0.001)

では，OH＋うつ病と，OHだけのものも5-HIAAの減少が目立ち，NADとMHPGとの間には解離とも考えられる変化がある．またOH＋うつ病のものはHVAが低下していた．ともあれ，自律神経中枢の広範な機能障害があることが推定される（Honda[8]）（内分泌および代謝異常の項目参照）．

うつ病患者の脳灌流が最近問題となり，prefrontalの脳灌流の減少があるという（Machale[15]），OH＋うつ病に関してもこれからの問題として考慮すべきであろう．

c. 心理療法

うつ病を伴うOH患者についての心理療法は，OHの領域では報告がない．

また，抗うつ剤で反応の無かった OH＋うつ病に心理療法が効果があったとの報告も知らない。

Gelder[2]は，うつ病の心理療法には認知療法と対人関係療法（interpersonal therapy）があり，特に認知療法は薬物との併用により効果があり，再発が少ないという。

Klerman ら[12]が発表した対人関係療法は，遷延性うつ病を減少させるという。また，近年，この遷延性うつ病に内観療法が効果があるとの報告もある（川原[11]）。ともあれ，こうした心理療法の基礎は受容，支持，保証であり，OH＋うつ病の患者にも使用されるべきものであろう（本多[7]）。

【症例1】は，心身医学的には OH＋neurotic depression とでもいうべき症例であり，OH に合併するうつ病では最も多いタイプの症例ではなかろうか。前述のごとく，薬物療法と認知療法が主体である。

【症例2】は，OH＋うつ病（unipolar 2-type？）の症例で，摂食障害を起こしたまれな症例である。うつ状態のときに過食を起こし，うつ状態が去ると性欲が旺盛になる症例であった。心理療法は自己統制法から，深町[5]の"行動制限療法"を試み成功した症例である。

一般的にいって遷延性うつ病に OH を合併した症例は難治性であり，三環系抗うつ剤も 30 mg/day ではうつ病の治療が成功しない症例があり，また，家族内の人間関係が非常に影響している例があり，両親のカウンセリングが必要な場合がある。

文　献

1) 阿部忠良：OD の治療．起立性調節障害．東京．中外医学社．1974. p 232-247.
2) Gelder, M.G.：Psychological treatment for depressive disorder. BMJ 300（6723）；1087-1088, 1990.
3) Glassman, A.H., Bigger, J.T., Giardina, E.V., et al.：Clinical characteristics of imipramine induced orthostatic hypotension. Lancet Mar. 3；464-472, 1979.
4) Hayes, J.R., Born, G.F., Rosenbaum, A.H.：Incidence of orthostatic hypotension in patients with primary affective disorders treated with tricyclic antidepressants. Mayo Clin. Proc. 52（8）；509-512, 1977.
5) 深町　建：続・摂食異常症の治療．東京．金剛出版．1989.
6) 本多和雄：成人の起立性調節障害．薬物療法 9（11）；29-34, 1976.

7) 本多和雄：うつ病と起立性低血圧. 心療内科. （中川哲也. 末松弘行・編）. 東京. 金原出版. 1992. p 108-109.
8) Honda, K., et al.："Depression and the depressive state in orthostatic hypotension". Modern Orthostatic Hypotension. Honda, K. ed. Torino. Edizioni Minerva Medica. 1997. p 125-129.
9) Ibrahim, M.M., et al.：Idiopathic orthostatic hypotension.；circulatory dynamics in chronic autonomic insufficiency. Am. J. Cardiol. 34（3）；288-294, 1974.
10) Jarvik, L.F.：Pretreatment orthostatic hypotension in geriatric depression；predictor of response to imipramine and doxepin. J. Clin. Psychopharmacol. 36（6）；368-372, 1983.
11) 川原隆造, 木村秀子, 長沢　宏：遷延性うつ病に対する集中内観療法. 臨床精神医学 22（3）；343-348, 1993.
12) Klerman, G.L., Weissman, M.M., Rounsaville, B. J., et al.：Interpersonal Psychotherapy of Depression. New York. Basic Books. 1984.
13) 草川三治, 西尾政子：難治の1例. Clinical Report. 12（1）；65-66, 1971.
14) Lapin, I.P.：Comparison of imipramine and chrorpromazine effects on behavior of amphetamine-excited animals. Psychopharmacological Methods. Oxford-London. Pergamon Press. 1963. p 80-86.
15) Machale, S.M., Lawrie, S.M., Cavanagh, J.T., et al.：Cerebral perfusion in chronic fatigue syndrome and depression. Br. J. Psychiatry 176；550-556, 2000.
16) Middleton, H.C., et al.：Do antidepressants cause postural hypotension by blocking cardiovascular reflexes? Eur. J. Clin. Pharmacol. 31（6）；647-653, 1987.
17) 田中正敏：抗うつ薬の薬理, うつ病の科学と健康（河野友信, 筒井末春・編）, 東京. 朝倉書店. 1987. p 62-70.

（川原隆造, 井上　寛, 汐田まどか, 君島健次郎, 挾間秀文, 楊　俊哲）

11. 透明中隔腔および Verga 腔嚢胞

　かつて，日本において透明中隔およびベルゲ腔嚢胞がボクサーの試合出場の資格の合否としてマスコミで話題になったことがある。筆者らは，この透明中隔嚢胞およびベルゲ腔嚢胞と起立性低血圧について 30 年前より関心をもっている（本多，1964[3]，'83[4]，'97[5]）。

　【症例】 56 歳，男子，会社員
　主　訴：左片頭痛，不眠，歩行中のふらつき。
　家族歴：父は 55 歳で脳卒中で死亡，母は 42 歳で不明疾患で死亡。兄弟 9 人中 3 人は幼児のときに死亡。6 人は生存，彼らの一人は糖尿病の治療を受けている。
　既往歴：患者は 25～26 歳ごろから酒客（0.36～0.54 l/日）であった。1964 年より 2 年間肺結核で入院した。
　現病歴：1980 年 6 月より患者は全身倦怠，頭部のふらつきを訴え，6 月 12 日筆者らの外来を訪れた。当時肝機能障害を認め，外来患者として加療している。
　9 月 10 日ごろより左片頭痛，頭重感がひどくなり，不眠を訴えた。1980 年 9 月 16 日，外来で OH を認め入院した。
　諸検査成績：貧血なし，肝機能正常，尿検査正常，血清梅毒反応陰性，電解質・Na 139 mEq/l，K 4.0 mEq/l，Cl 105 mEq/l，Ca 4.6 mEq/l，PSP 1）15.5％，2）16.5％，3）17％，4）12％，濃縮試験　1）1.019，2）1.019，3）1.019，RPF 598 ml/ml，GFR 120 ml/ml，FF 0.20，CTR＝0.4，UCG 正常，頸椎軽度変形，胃透視にて胃角に"ニッシェ"を認め，内視鏡で胃潰瘍を認めた。
　自律神経機能検査：Valsalva maneuver－収縮期圧の 5 mmHg の昇圧反応，Valsalva ratio＝1.0，暗算試験－血圧上昇 10 mmHg の昇圧反応，寒冷昇圧試験－35 mmHg の血圧上昇反応，handgrip 5 mmHg の血圧上昇反応，

表98 起立試験（T_{II} 0.3 mV の減高）

年 月 日	臥床 10 分		起立 10 分	
	血圧 (mmHg)	脈拍	血圧 (mmHg)	脈拍
9. 6.'80	132〜92	60	102〜72	82
9.22.'80	124〜80	72	104〜76	88
9.29.'80	144〜92	68	112〜82	88
10. 3.'80	134〜88	78	112〜76	93
10.22.'80	144〜96	72	106〜78	90
10.27.'80	156〜104	68	110〜84	86
11.19.'80	152〜102	70	111〜80	96
1.14.'81	140〜94	78	122〜88	90
1.22.'81	142〜92	80	122〜90	92

表99 起立試験による変動

	血漿カテコラミン (ng/ml)		血漿レニン (ng/ml/hr)	血清アルドステロン (pg/ml)
	AD	NAD		
臥位 10 分	0.06	0.23	1.1	120
起立 10 分	0.14	0.57	2.1	120

尿中カテコラミン
 { NAD：9.8 μg/dl
 { AD：4.1 μg/dl

血漿セロトニン：7 μg/ml ↓

carotid occlusion 5 mmHg の血圧上昇反応，microvibration β-wave に富む，過換気テスト－血圧不変反応，起立試験：（表98）。

内分泌学的試験：（表99）。

心理テスト：

CMI II領域。YG AE 型。MPI；E＝7，N＝23，E－N⁰偏倚↑↑。L＝26↑（neurosis-PSD），MAS 18，SDS 42，FSS；相当ある5，非常にある0。断行行動調査表－非断行的9/30，MMPI；D.Pt/Hs．Hg．Sc．Pd/。PF-スタディ；E↓ I'↑，未熟な無関心。K-SCT positive, passive な性格で疾病に執着するために内向的になっている。

脳CTで透明中隔嚢腫とベルゲ腔嚢胞を認める（図45）。

治療経過：

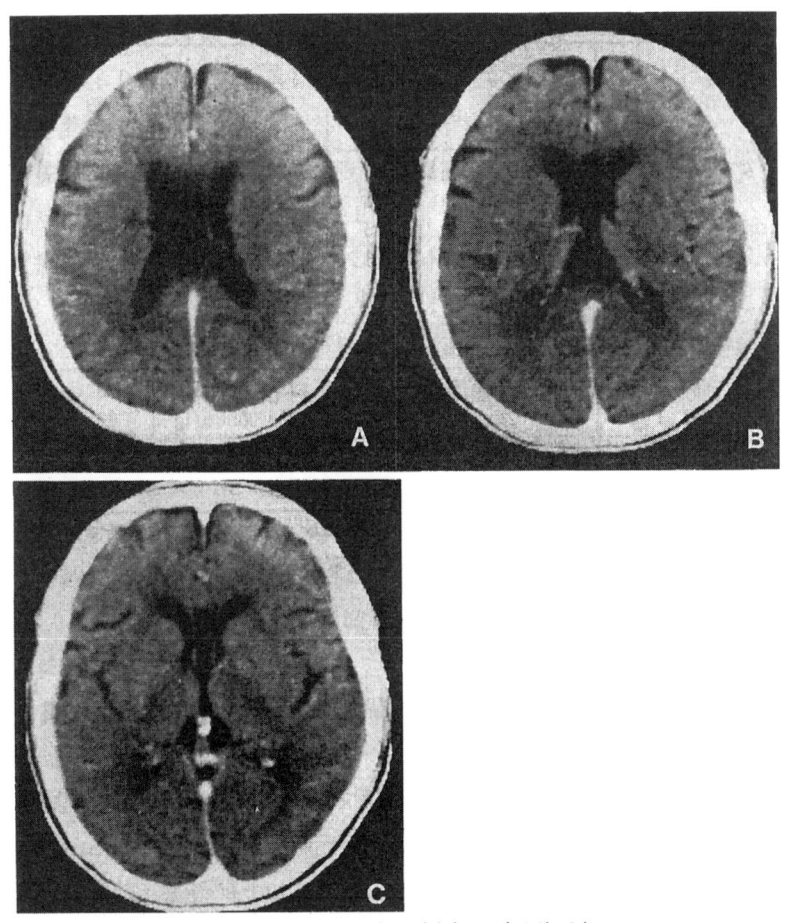

図 45　頭部 CT 所見（症例：渡○瀬○）

9．16．1980	入院	
9．29．	oxazolam（10 mg）6 tab/日の投与	
10．1．	自律訓練の開始	
10．6．	ジヒデルゴット 6 tab/日の投与	
10．13．	amitriptyline hydrochloride（10 mg）3 tab/日を投与	
10．24．	胃透視にて胃潰瘍を認む。	
11．7．	PLP 1 tab/日を投与	

11.	14.	aceglutamide aluminium の経口投与開始
12.	6.	内視鏡にて胃潰瘍が未治癒のため sulpiride 3 tab/日を追加投与
2.	9. 1981	urogastrone 投与
4.	9.	内視鏡で胃潰瘍悪化の傾向があるため oxapium iodide (10 mg) 1日6 tab/日を開始する。
5.	6.	OH と胃潰瘍は改善せず,本人の希望で退院する。

透明中隔嚢腫に OH を伴う症例は,筆者らの報告が最初と思われるが(本多 1964[3]),当時,嚢腫を脳室と交通性にする手術を施行し,一時的に OH の改善をみた。

今回の本症例は,外科的手術を施行せず,内科的加療により OH と胃潰瘍の改善がなかった。おそらく,透明中隔嚢腫のために周囲組織(間脳)に影響を及ぼし(深田[2]),血圧調節不全が起こっていたと考えられる(佐野[8])。また,脳幹腫瘍(視床,橋,延髄)を伴う OH の報告もあり(Hsu[6]),腫瘍転移の一つの所見として OH を重視すべきだという。加えて延髄空洞症は OH と心臓迷走神経障害を起こし,特に第9,第10の頭蓋神経に関係するときに起こるという(Benarroch[1])。なお,透明中隔嚢腫は成人よりも小児に発見されることが多いといわれ(水野[7]),小児 OH と透明中隔嚢腫との関係について,より一層の研究が期待される。

文　献

1) Benarroch, E.E. : The central autonomic network : Functional organization, dysfunction, and perspective. Mayo Clin. Proc. 68 ; 988-1001, 1993.
2) 深田忠次,石崎文子:透明中隔,Verga 腔の空気造影. Neurol. Med. 5 (1) ; 90-92, 1976.
3) 本多和雄,下山昌士,鈴木勝樹:内科領域における起立性低血圧症候群について. 米子医誌 15 (5) ; 376-384, 1964.
4) Honda, K., et al. : Orthostatic hypotension in the elderly. 自律神経 20 (3) ; 193-201, 1983.
5) Honda, K., Yo, S., Fukada, T., et al. : "Cystic changes in the Cavum Septi Pellucidi and Cavum Verga" Modern Orthostatic Hypotension. Honda, K. ed. Torino. Edizioni. Minerva Medica. 1997. p 131-135.

6) Hsu, C.Y., et al.：Orthostatic hypotension with brain stem tumors. Neurology 34 (9)；1137-1143, 1984.
7) 水野　隆, 高木徳郎, 小松代万靱・他：小児気脳写における透明中隔異常拡大の臨床的意義. 脳と発達 1 (3)；211-218, 1969.
8) 佐野圭司, 吉岡真澄, 新井紀元：透明中隔腔およびVerga腔嚢胞. 臨床神経 6 (12)；726-733, 1966.

(深田忠次, 矢部博樹, 楊　俊哲)

第15章

老人性起立性低血圧

　老人性起立性低血圧は，従来，特殊な領域と考えられ，脳血管障害などを伴うOHが多いことが提唱されていた（Caird[2]，Johnson[11]）。また，近年になりアルツハイマー病との関連が問題となり，アルツハイマー病＋OHの患者は前頭葉または頭頂前頭葉領域の脳血流の減少があるという（Siennicki-Lantz[29]）。しかし，日本では老人の領域でも器質的障害のないOHが報告され（小澤[19]，本多[8-10]），また，後述するごとく食後低血圧の併発（島津[27]），臥位高血圧で，立位低血圧（Robertson[23]）なども問題になってきており，その疫学的調査が注目を浴びてきた。

　近年，Robbins[22]は，65歳以上の老人には約20％にOHを認め，その約半数が症候性であるとしている（表100）。また，Mathias[16]らは老人のOH頻度は14-30％で年齢とともに増加するという。この調査報告からみると，成人のOH（一次性）よりはるかに発生頻度が高いことになる（成人のOHは集団の1％前後と考えて良い）。しかし，これらは集団検診の結果であり，にわかに信用すべきではないが，日本では器質的障害の無い老人性OHに関心が持たれるようになった。

　寺岡[30]は，19歳から83歳までの健常男子91名について起立試験の加齢に伴う循環調節機能を報告し，老人は成人に比して起立直後は血圧低下が有意に強いと言う。また，起立時の心拍反応は，active tiltingでは加齢の影響が

表 100 老人集団における起立性低血圧の発生頻度

発表者	対象	年齢	収縮期圧20 mmHg以上の下降(%)
Johnson ら[11]	100（入院患者）	>70	17%
Rodstein, Zeman ら[24]	250（集団検診）	>61	11%
Caird ら[2]	494（集団検診）	>65	24%
		65〜74	16%
		>75	30%
MacLennan ら[14]	186（集団検診）	>65	22%

(Robbins, A.S. et al.[22])

なく，passive tilting では高齢者ほどこの心拍反応は有意に少ないという（島津[27]）。しかし，拡張期圧の反応は加齢に伴い低下し（Rodstein[24]），老年者においては細動脈収縮不全の存在を推定した。これらは起立時の末梢血管抵抗の上昇が若年者よりも少ないことによるものと考えられている（Williams[32]）。

しかし，島津[27]は，passive tilting では収縮期圧はほとんどの被験者に下降し，その程度は加齢とともに大となり，負の相関関係を示したという。

老人性 OH の原因は，自律神経失調以外にも加齢による体液の減少，電解質バランスのくずれ，血中レニンおよびアルドステロンの減少，バゾプレッシンの減少などが考えられる（Robbins[22]）。

また，Valsalva 試験の正常反応が抑制されることから，加齢による循環調節反射機能の低下を推定する人（小澤[19]）があるが，高齢者では若・中年者に比べ圧受容器－心拍数反射は有意に低く，圧受容器－筋交感神経反射は有意差がなく保たれているとの報告もある（松川[15]）。

老人性 OH の診断基準について日本では寺岡ら[30]の起立直後の問題に始まる。また，Lund[12]らは起立試験で収縮期圧 20−30 mmHg の下降，，拡張期圧 5 mmHg 以上の下降，脈拍 1 分間に 30 以上の上昇を基準にした。そして老人では大多数が運動機能障害，脳，心臓血管系の障害，視力障害を伴うことが多いことを述べ，この特殊の年齢グループにおける症状は神経学的，心臓血管学的，内分泌学的，そして代謝異常などの多数の因子の失調に基づくものであると考えた。しかし，彼らの診断基準は臨床体験に基づくものであり，前述

の成人の場合のごとく理論的な分析がなされておらず,実際には結論できる段階ではない。

また,老人は成人に比較して,ストレスあるいは環境の急速な変化に対する代償力が弱い(Robbins[22])だけでなくて,老化という自己の内的な環境の変化に対して不適応をきたしやすいこと,身体的には老化現象があり,精神的には幼児帰り(自我の弱体化)が起こるため,わずかな情緒的ストレスによりホメオスタシスの乱れを生じ,重篤な心身症よりも器質的な心身症を起こしやすいとしている(中川[18])。近年 OH の認知機能障害が問題となったが,認知障害は加齢の影響が最も強く,OH そのものにおける認知障害は OH のない対照老人に比較して有意差がないという。しかし,OH はいくつかの老人疾患を悪化させ,認知障害患者の症状を悪化させることは確認されている(Viramo[31])。

筆者らはかつて,17例の中枢血管障害のない老人性 OH について心身医学的立場から検討を加えた(本多[8-10])。

自律神経機能検査(表101,表102,表103)として施行した Valsalva maneuver の overshoot は,17例中2例に negative であり,carotid occlusion は 16例中6例に negative,handgrip は 17例中3例に negative であった。しかし,overshoot の消失と carotid occlusion の両者が negative であった症例はなかった。このことは,carotid sinus からの求心性インパルスは,carotid sinus の動脈硬化がいかに強くとも存在するということであろう。

実際問題として,大動脈,carotid sinus,心臓内腔,肺,気管支における総べての baroreceptor が動脈硬化により障害されるということは考えられない。

MacLennan[14]らは,この動脈硬化により baroreceptor の機能が減退し,その基礎にある自律神経失調の役割を強調している。また,自律神経細胞の加齢による変性を提唱する人もある(Rodstein[24])。また,加齢が圧反射効果を減弱することのほか,電解質異常,不整脈,心拍出量低下,薬物の副作用のような多数の非神経性因子が引き金となり,OH の症状の発現に関与しているため,長期間の血圧,心電図の経過を見る必要があるとの報告もある(Padrino[21])。

我々の自律神経機能検査において,血管中枢の機能低下または不安定と判断

表 101　老人性起立性低血圧の起立試験，Valsalva 試験，頸動脈閉塞試験，handgrip
（N＝17，61～76歳）

	臥床 10 分 （M±SD）	起立 10 分 （M±SD）	臥位，立位の差 （P）
収縮期圧	137.1±24.9	105.1±25.7	＜0.1％
拡張期圧	86.6±11.9	77.6±17.7	＜2％
脈拍	66.4±11.2	78.8±15.3	＜0.1％
脈圧	49.8±16.7	27.4±13.3	＜0.1％
脈圧狭少化		22.4±11.7	
起立性血圧低下	・	31.4±10.6	

Valsalva 試験		頸動脈閉塞試験		handgrip	
overshoot		頸動脈閉塞試験		handgrip	
消失	2	陰性	6	陰性	3
昇圧反応	15	陽性	10	昇圧反応	14
昇圧反応(mmHg)	32.4±21.0		15.3±12.7		15.9±8.3
Valsalva ratio （M±SD）	1.1±0.2				

（注）：Valsalva ratio；Levin の正常値；1.38～1.50（最低正常値），頸動脈閉塞試験，handgrip の陰性反応は 0～5 mmHg 以内の血圧上昇反応と決めた．

表 102　寒冷昇圧試験と暗算試験

寒冷昇圧試験		暗算試験	
昇圧反応の低下	6	昇圧反応　陰性	2
正常なる昇圧反応	7	昇圧反応　陽性	14
昇圧反応の増加	2		
計	15	計	16
平均収縮期圧反応		平均収縮期圧反応	
17.7±11.6 mmHg		M±SD＝17.5±9.7 mmHg	
平均拡張期圧反応			
14.7±8.5 mmHg			

されるものは，過換気テストにより推定したが，17 例中 12 例（71％）であった．遠心路障害を推定するために施行した寒冷昇圧試験は 40％，暗算試験は 13％が陰性であり，これに比較して血管中枢の機能異常の方が強く，より主な原因と考えられた．また，副交感神経系の機能低下をみるために，心電図 R

表 103　過換気テスト（3 分間）

判　定	例　数
1．血圧不変反応	2
2．血圧の動揺反応	5
3．血圧の動揺反応＋血圧下降反応	5
4．血圧下降反応	5
合　計	17

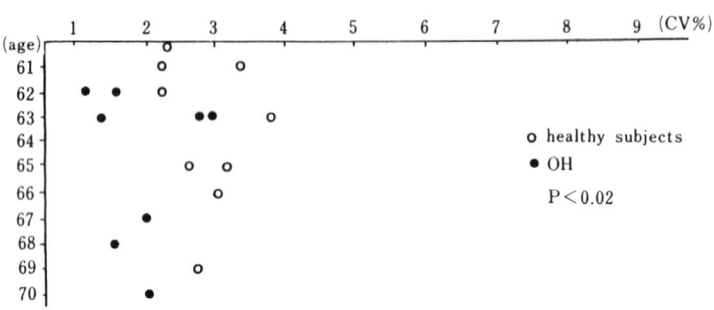

図 46　老人性起立性低血圧の ECG の R-R 間隔の CV%

-R 間隔の CV% を検討したが健康老人に比較して有意に低下していた（$P<0.02$）（図 46）。また，この CV% の低下はある程度中枢の副交感神経機能低下も反映するという。また，老人性 OH においては起立試験によるノルアドレナリンの増加が OH を有しない健康老人に比較して有意に少ないという（Gabbett[5]）。

老人性 OH の髄液アミン定量ではノルアドレナリンの減少程度よりも，5-HIAA の減少程度の方が強いようである。しかし，MHPG は若年，中年，老人グループともに減少していた（内分泌および代謝異常の項目参照）。もし，髄液のアミン定量の結果が，脳のアミン代謝を反映するとすれば，老人性 OH の自律神経中枢の機能異常が考えられる（Benarroch[1]）。

一方，レセルピンの中枢作用において，交感神経系，副交感神経系の抑制の程度に差があり（本多，1958[7]），また，このレセルピンの生体投与において OH を起こすことを考えれば（Schatz[26]），老人性 OH のこうした中枢両神経系における機能低下の差は，OH の一つの原因となることが考えられる。

表 104　頭部 CT 所見

評　価	症例数
1．異常なし	7
2．大脳皮質回転萎縮＋側脳室拡大	3
3．大脳皮質回転萎縮	5
4．大脳皮質回転萎縮＋延髄萎縮	1
合　計	16

　脳 CT による大脳皮質回転の萎縮は，16 例中 9 例に認められた（表 104）。この最大の原因は，患者が高齢者であるということに起因すると考えられるが，Shy-Drager 症候群[28]は大脳皮質，線状体，淡蒼球，小脳（プルキンエ細胞），海馬，視床などは anoxia により障害されやすく，脳幹 brain cord は障害され難いと述べている。繰り返される OH 患者の脳の乏血が大脳皮質回転の萎縮をもたらすものと考えられる。

　局所脳循環は脳組織と関係があり，局所脳血流は部位により異なるという（永井[17]，坂井[25]）。前述のごとく OH の場合も脳 SPECT で前頭葉領域の脳血流の検査をし，脳梗塞との関係などこれからの問題となろう（循環動態の項目参照）。

　また，老人集団（71-93 歳）では 4 年死亡率が OH のある人に高いという（Masaki[13]）。

　心理テストについては，治療前に不安，抑うつ，そして心気症的傾向がみられるが（表 105），薬物療法，心理療法後にはこうした傾向は減少し，患者は情動的に安定し，生活態度は活動的になっている。しかし，ストレス場面での行動パターンをみると，攻撃的感情や自己主張の調節は不完全で治療後も変化なく残っている。もし，不適応感，抑うつ傾向がストレス状態と関係があり，疾病の発生と関係があるとすると，治療前の心理テストの結果に反映すると考えられる（Honda，1983[8]）。

　このように，高齢者においても成人の OH と同様，中枢血管障害，心臓障害のない OH が存在すること，老化という現象は存在するが，心身医学的に検討すべき症例があることを忘れてはいけない。

表105 心理テストの治療前後の比較

検査の種類		治療前	治療後
CMI	I　II領域	1	4 (↑)
	III　IV領域	6	3 (↓)
YG	BE 型	3	3 (→)
	ACD 型	3	3 (→)
SDS (平均)		52.6	40.6 (↓)
MAS (平均)		25.7	18.9 (↓)
MPI		E=25.7	E=25.3 (→)
		N=23.8	N=16.3 (↓)
MMPI		HS↑ H_y↑ D↑ pd↑	HS↓ D↓ pd↓
断行行動調査表		14.3	17.8
P-F スタディ		E↓.E←	E↓.E←
SCT　人間関係		positive passive	positive passive
生活態度		negative passive	positive active 面の増加
疾病執着		(+)	軽度減少

1. 治　療

老人性 OH の治療として，Clark[3]は以下の点をあげている．
1） 体位反射障害を考えて，ゆっくりと 10 秒間かけて体位変換すること．
2） 頭部を挙上して就寝させること．
3） 意識消失を起こし大腿骨折などの外傷を受けやすいので，外出時はこの問題を理解できる付添者と一緒に外出する．
4） 降圧剤で低ナトリウム血症の原因となる利尿作用のあるものは中止する．
5） 持続性症状のあるものは弾性ストッキングを使用する．
6） 薬物療法ではフルドロコルチゾン 0.1 mg/day が有効である．

また，大友ら[20]はこの老人性 OH にミドドリンの有用性を報告している．なお自験例で大腿骨折を起こした 1 例は梅毒性 OH であり，転倒して頭部外傷，脳出血を起こした 1 例はうつ病性 OH であった．

Robbins ら[22]は，老人性 OH への薬物治療は副作用に注意して最終的手段

として使用すべきであり，その前に全身的支持処置，または十分なナトリウムを含む食事などを与えることに注意すべきであるという。

Cunha[4]は，老人性OHには段階的治療（stepped-care therapy）が必要であるとした。これは理論的・実際的で有効な治療法であり，これを適当に応用すれば少ない薬で最大の効果を認めるという。

第1段階：初診時の投薬を一時中止して，正確な原因を確認し，治療に移る。

第2段階：全身的支持処置，すなわち，患者が安心できるようOHの説明をすること。就寝時頭部を15 cm持ち上げて寝かせる。腹帯，弾性ストッキングを着用させる。患者に対する助言として，ゆっくり体位変換すること，起立前に座位をとること，日中は軽い運動をし，傾斜した椅子で休むこと。

禁止事項としては，過食を避け，少量の食事を頻回に与えること（Henry[6]），食後2時間の間は激しい活動をしないこと，特に朝食後は注意をすること，排便，排尿時の力みを避けること，過労を避け，重いものを持ち上げないこと，熱い風呂，シャワー，大量の食事，飲酒，数多くの投薬（鼻スプレー，点眼薬）などを避けることをあげている。

第3段階：高塩食（治療の項目参照）

第4段階：薬物的治療。fludrocortisone acetate（0.1〜0.4 mg/day），caffeine（200〜250 mg/day），dihydroergotamine（10〜40 mg/day），propranolol HCl（40〜240 mg/day），indomethacin（75〜150 mg/day），metoclopramide（30 mg/day），fludrocortisone（0.1〜0.4 mg/day）＋flurbiprofen（100〜600 mg/day）などを薦めている。

第5段階：心房ペーシング療法はとくにcarotid sinus hypersensitivityの人に効果があるという（Mathias[16]）。

文　献

1) Benarroch, E.E. : The Central Autonomic Network ; functional organization, dysfunction, and perspective. Mayo Clin. Proc. 68 ; 988-1001, 1993.
2) Caird, F.I., Andrews, G.R., Kennedy, R.D. : Effect of posture on blood pressure in the elderly. Br. Heart J. 35 ; 527-530, 1973.
3) Clark, A.N.G. : Postural hypotension in elderly. Br. Med. J. 295 ; 683, 1987.

4) Cunha, U.V. : Management of orthostatic hypotension in the elderly. Geriatrics 42 (9) ; 61-68, 1987.
5) Gabbett, T., Gass, G., Gass, E., et al. : Norepinephrine and epinephrine responses during orthostatic intolerance in healthy elderly men. Jpn. J. Physiol. 50 (1) ; 59-66, 2000.
6) Henry, R., Rowe, J., O'Mahony, D. : Hemodynamic analysis of efficacy of compression hosiery in elderly fallers with orthostatic hypotension. Lancet 354 (9172) ; 45-46, 1999.
7) 本多和雄：Reserpine の中枢作用－ことに中枢性血圧調節機構に対する影響. 米子医誌. 9 (6) ; 1139-1151, 1958.
8) Honda, K., Katsube, S., Nishitani, A., et al. : Orthostatic hypotension in the elderly 自律神経 20 (3) ; 193-201, 1983.
9) 本多和雄, 下田又季雄, 永田勝太郎, 荒木登茂子・他：老人性起立性低血圧. 臨床と研究 63 (1) ; 178-184, 1986.
10) Honda, K., Yo, S., Araki, T., Ago, Y., et al. : "Orthostatic hypotension in the elderly" Modern Orthostatic Hypotension. Honda, K. ed. Torino. Edizioni Minerva Medica. 1997. p 137-145.
11) Johnson, R.H., Smith, A.C. : Effect of posture on blood pressure in elderly patients. Lancet 3 ; 731-733, 1965.
12) Lund V., et al. : Treatment of orthostatic hypotension in severely disabled geriatric patients. Curr. Ther. Res. Clin. Exp. 14 (5) ; 252-257, 1972.
13) Masaki, K.H., Schatz, I.J., Burchfiel, C.M., et al. : Orthostatic hypotension predicts mortality in elderly men. The Honolulu Heart Program. Circulation 98 (21) ; 2290-2295, 1998.
14) MacLennan, W., et al : Postural hypotension in old age : Is it a disorder of the nervous system or of blood vessels? Age Ageing 9 (1) ; 25-32, 1980.
15) 松川俊義, 杉山由樹, 渡辺丈眞・他：高齢者における圧受容器反射機能－Valsalva 試験を用いた検討－, 自律神経 32 ; 484-488, 1995.
16) Mathias, C.J., Kimber, J.R. : Postural hypotension ; Causes, Clinical features. Investigation and Management. Annu. Rev. Med. 50 ; 317-336, 1999.
17) 永井　肇, 岡村和彦：局所脳循環測定法. 最新医学 25 (6) ; 1301-1311, 11980.
18) 中川哲也・他：老人医療の問題点（シンポジウム）. 日内会誌 63 (9) ; 120-123, 1974.
19) 小澤利男・他：老人の起立性低血圧の 2 例. Geriatric Medicine 14 ; 215-219, 1976.
20) 大友英一・他：老年者各種低血圧症に対する TS-701 (Midodrine hydrochloride) の有用性. 薬理と治療 15 (7) ; 261-277, 1987.
21) Padrino, C. : Postural hypotension with no neurogenic triggers in the elderly

Rev. Neurol. 26 (154); 974-978, 1998.
22) Robbins, A.S., et al.: Postural hypotension in the elderly. J. Am. Geriatr. Soc. 32 (10); 769-774, 1984.
23) Robertson, D., Robertson, R.M.: Causes of chronic orthostatic hypotension. Arch. Intern. Med. 154 (14); 1620-1624, 1994.
24) Rodstein, M., Zeman, F.: Postural blood pressure changes in the elderly. J. Chron. Dis. 6; 581, 1957.
25) 坂井文彦:脳循環代謝. 脳血管障害. (相沢豊三・監修), ライフサイエンス, 東京, 1980. p.105-109.
26) Schatz, I.Z.: Orthostatic hypotension. Arch. Intern. Med. 144 (4); 773-777, 1984.
27) 島津邦男:老年者における起立性低血圧と食後低血圧. 自律神経 31; 365-372, 1994.
28) Shy, G.M., Drager, G.A.: A neurological syndrome associated with orthostatic hypotension. Arch. Neurol. 2; 511-527, 1960.
29) Siennicki-Lanz, A., Lilja, B., Elmstahl, S., et al.: Orthostatic hypotension in Alzheimer's disease: Results or cause of brain dysfunction? Aging, Clin. Exp. Res. 11 (3); 155-160, 1999.
30) 寺岡賢治:起立時循環調節機能の非観血的評価に関する研究. 日老年医会誌. 15 (5); 437-444, 1978.
31) Viramo, P., Lunkinen, H., Koski, K., et al.: Orthostatic hypotension and cognitive decline in older people. J. Am. Geriatr. Soc. 47 (5); 600-604, 1999.
32) Williams, B.O., Caird, F.I. Lennox, I.M.: Haemodynamic response to postural stress in the elderly with and without postural hypotension. Age Ageing 14 (4); 193-201, 1985.

(荒木登茂子, 吾郷晋浩, 楊　俊哲, 諸岡由憲.)

第16章

症候性起立性低血圧
―特に糖尿病性起立性低血圧を中心にして―

　糖尿病，梅毒，胆囊症，脊髄横断症，急性筋炎（Kalita[17]），肺癌（Gacad[13]），アミロイドーシス（Kyle[19]，塚越[48]，Kobayashi[18]，鈴木[43]），ギラン・バレー症候群（Birchfield[4]），大動脈炎症候群（斉藤[38]），肥大性閉塞性心筋症（Mader[24]），腎性高血圧，褐色細胞腫（Robertson[36]，Hamada[16]，Munakata[29]），僧帽弁逸脱症（Santos[40]），肥胖細胞症（Robertson[37]），進行性核上性麻痺（長谷川[15]），Machado-Joseph病（田村[45]）の基礎疾病があり，症候性（二次性）にOHを起こすものを症候性起立性低血圧といっている。

　OHの分類には統一されたものがないが，かつてSchatz[41]は，OHを原因別にみて，機能的なもの，神経原因性のものに大別し，Thomasら[47]は，この症候性起立性低血圧を，1）内分泌代謝疾患，2）中枢・末梢神経疾患，3）その他の雑多な疾患に伴うものに分類しており，また，Polinsky[34]はOHの薬理学的特異性からShy-Drager症候群，IOH，SOH（sympathotonic orthostatic hypotension）に分類できるとし，このSOHの基礎となる理論は正常なるβ-adrenergic responseに伴う減少せるα-adrenergic responseであるとしている。

　近年，精神科領域において抗うつ剤だけでなく，向精神薬の長期投与によるOHが問題になり（岡田[31~33]），その原因は血管壁におけるα-receptorのブロック作用と，中枢遮断によるものと考えている。現在，薬物でOHを起こ

すものは 90 種類を数えるという。

なお，長時間の臥床，弱い筋力，静脈瘤，妊娠期間，胃切除などがあり，軽度の OH が一過性にあるものを "poor posture adjustment" と呼称する人もいる（Thomas[46~47]）。

Robertson ら[37]は，拡張期圧が起立により 25 mmHg 以上下降する 100 例の慢性 OH の原因をみると，軽症 OH とはかなり異なり，症候性 OH は 35%にみられ，15%が糖尿病性 OH であったという。しかし，Watkins ら[49]は起立により収縮期圧が 30 mmHg 以上下降する神経障害を有する糖尿病性 OH は症状頻度が高くなく，73 人の糖尿病性自律神経障害のうち 23 例（32%）に認めるのみであったという。

1．糖尿病性起立性低血圧

糖尿病性 OH の疫学的調査は少ない。特に老人の場合，糖尿病がなくても OH の発生はある（老人性起立性低血圧の項目を参照）。

糖尿病性 OH の場合，Sharpey-Schafer[42]は，神経障害部位が求心路と求心路〜遠心路のシナプスにあり，遠心路には障害がないと考えた。

筆者らは，かつて，糖尿病性 OH の神経障害部位が自律神経系のどこにあるかを推察するために，健康者 57 名，糖尿病者 56 名（うち 93%が sub-clinical diabetic neuropathy）を 40 歳を境にして若年者と老年者にわけて起立試験を施行し検討した（表 106，表 107）。

すなわち，健康者では，
1）一般に老人よりも若年者のほうが動きが激しい。
2）心拍数の反射性代償性増加は若年者と老年者とで同程度。
3）脈圧の低下は若年者のほうが強く，老人では不変。

以上から，健康な若年者は，心脈管が柔らかく，反射性 chronotropic および血管収縮反応は健全であるにもかかわらず収縮期圧が下がっているのは，反射性交感神経の心への inotropic effect が弱いためであろう。

一方，老人では反射性 chronotropic effect が有意に増加しているのみで，

表106 健康人の起立試験

	臥床 10 分(M±SD)	起立 10 分(M±SD)	臥位, 立位の差(P)
15〜39歳(N=29)			
収 縮 期 血 圧	116.7±11.2	111.0±12.2	<0.1%
拡 張 期 血 圧	57.2± 7.9	62.7± 9.2	<0.1%
脈　　　　拍	68.6±11.0	78.6±13.7	<0.1%
脈　　　　圧	59.8±13.00	48.8±11.3	<0.1%
脈 圧 狭 少 化		11.0± 9.1	
収縮期血圧低下		5.7± 4.2	
40〜98歳(N=28)			
収 縮 期 血 圧	128.5±25.4	128.0±29.6	
拡 張 期 血 圧	75.8±13.5	74.9±11.1	
脈　　　　拍	68.5±10.2	78.1±11.0	<0.1%
脈　　　　圧	52.8±21.0	52.9±25.1	
脈 圧 狭 少 化			
収縮期血圧低下		0.2±14.9	

表107 糖尿病者の起立試験

	臥床 10 分(M±SD)	起立 10 分(M±SD)	臥位, 立位の差(P)
21〜39歳(N= 7)			
収 縮 期 血 圧	120.3±10.5	102.0±13.9	< 5 %
拡 張 期 血 圧	72.9±18.4	73.7± 8.7	
脈　　　　拍	70.6± 8.5	82.0± 7.1	< 5 %
脈　　　　圧	47.4±19.6	27.7± 7.1	< 1 %
脈 圧 狭 少 化		19.7±19.1	
収縮期血圧低下		18.3±16.1	<0.1%
40〜78歳(N=49)			
収 縮 期 血 圧	145.1±27.4	132.6±28.5	<0.1%
拡 張 期 血 圧	82.0±15.1	79.6±14.2	
脈　　　　拍	69.4±12.2	76.8±12.8	<0.1%
脈　　　　圧	63.0±23.7	53.0±24.6	<0.1%
脈 圧 狭 少 化		10.0±16.2	
収縮期血圧低下		12.5±12.1	<0.1%

その他が不変なのは，血管が硬いためと反射性の心臓への交感神経刺激があまり侵されていないためであろう（しかし，この仮説は求心路が健全であるとう前提において成り立つ）。

糖尿病患者 56 名を，若年者，老年者にわけてみると，両者の動きはほとんど同じであるが，老人のほうが収縮期圧および脈圧の動きが強い。そしてこの脈圧の動きは収縮期圧のみに左右される。この収縮期圧の低下が老人に強い理由として，ほぼ，以下の点が疑われる。

1）反射性交感神経の心臓への inotropic effect が弱いのか。
2）求心路障害があるのか。
3）反射はよくても心自身に拍出の弱い点があるのか。
4）この心臓の弱さは冠硬化によるものなのか。

糖尿病患者 56 名中 Schellong の Grenzfälle（起立試験により収縮期圧が 15〜20 mmHg 下降するもの）以上のもの 25 例を発病後期間で検討すると，図 47 のごとくであるが，OH は糖尿病のどの時期にも発病するようである。

これらの筆者のデータを全般的にみると，脈拍は若年者，老年者ともに起立試験により正常に反応している。しかし，alloxan 糖尿病においては baroreflex を仲介する徐脈が起こる場合が報告されている（McDowell[28]）。また，筆者の OH は拡張期圧の変化によるものではなくて，収縮期圧の変化によるものであり，反射性交感神経の心臓への inotropic effect の障害と動脈硬化によるものと考えた。

【症例1】73 歳，男子，無職
主　訴：全身倦怠，心悸亢進，両下腿の知覚障害
家族歴：特記すべきものなし
既往歴：10 数年前より糖尿病を発見されているが治療せず，約 10 年前よりインポテンツを訴える。1973 年肺炎を経過，糖尿病が再び認められ，その後内服療法を続けている。4, 5 年前より両側下腿のしびれ感を訴えている。
現病歴：全身倦怠，心悸亢進，便秘あり。受診時 OH が見つかり入院した（1978 年 1 月 24 日）。
現　症：眼底検査，糖尿病性網膜症 Scott IIIa，眼底出血，下顎反射・両側

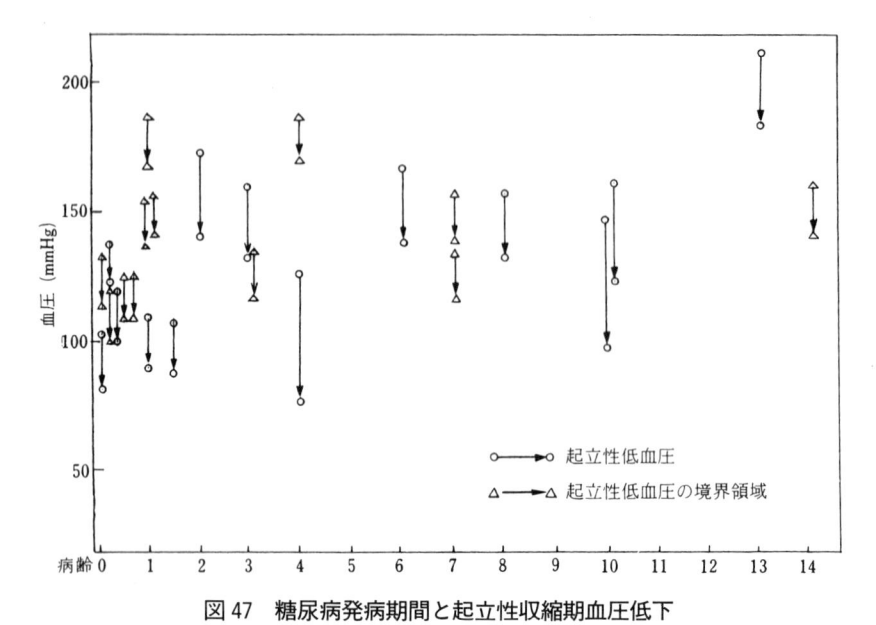

図 47　糖尿病発病期間と起立性収縮期血圧低下

表 108　ブドウ糖 50 g 負荷試験

	前	30 分	60 分	120 分
血糖 (mg/dl)	103	129	187	174
インシュリン (μU/ml)	14	21	24	14

弱陽性，口とがらし反射（＋），膝蓋腱反射・両側消失，両側下腿の表在性感覚障害があるが，深部感覚障害はない．

　諸検査成績：ブドウ糖 50 g 負荷試験（表 108）．

　コレステロール 156 mg/dl，β-リポ蛋白 315，中性脂肪 151 mg/dl，CTR＝0.42，BUN 21.4 mg/dl，尿酸 5.6 mg/dl，クレアチニン 1.50 mg/dl，血漿 11-OHCS 9.9 μg/dl，BMR＝－20％，血清銅 0.92 μg/ml，尿中銅 0.04 μg/ml，血清亜鉛 0.93 μg/ml，尿中亜鉛 0.49 μg/ml．

　自律神経機能検査および神経反射：起立試験，ECG の T_{II} の減高なし（表 109）．

　起立試験による血糖・NEFA の変動（表 110）．

表 109 起立試験（ECG T_{II} の減高なし）

日付	臥床 10 分		起立 10 分	
	血圧（中央値）	脈拍	血圧（中央値）	脈拍
1.24'78.	146〜70 mmHg	64	110〜66 mmHg	84
2.14'78.	130〜86 mmHg	60	106〜74 mmHg	72

表 110 起立試験による血糖・NEFA の変動

	臥床 10 分	起立 10 分
血糖 (mg/dl)	107	105
NEFA (μEq/l)	356	452

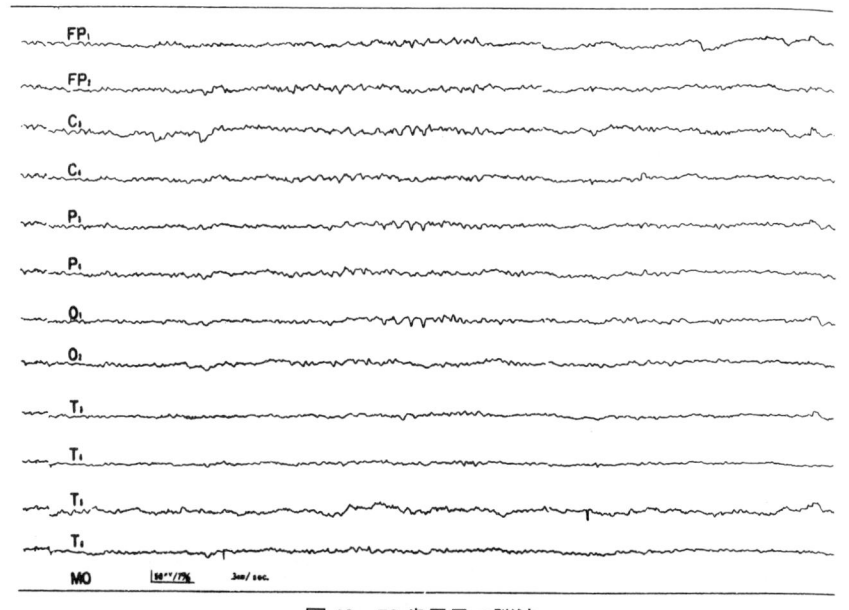

図 48　73 歳男子の脳波

脳波安静時記録・α-wave (10 Hz), 光刺激 (−), HV (−), その後で 4 Hz の slow wave (FP_1, C_3, P_3, O_1) diphenhydramine 誘発 (−) (図 48)。
　Valsalva maneuver 異常反応, 過換気試験, 血圧低下反応 (血管中枢の機能正常？), Aschner 眼球圧迫試験 (−), 暗算試験・陽性, carotid occlu-

表111 心理テスト

CMI	II領域
MAS	20
YG	B型
SDS	50
FSS	相当ある：14，非常にある：1
P-F	GCR 50% E′↑, I′↑, M′↓ I↓↓, e↑ i↑, m↓, I↓, M+1↓, E%↑, I%↓ e ↙0.71, 0.67, I′ ↙0.53, O-D, N-P ↙0.71 短絡反応多く根気が長続きしない．依存欲求強く，それを表出できず，ストレスフルになる．対人関係でのトラブルが多いと予想される．
K-SCT	開放的，楽天的，世話好き，和をモットーにして攻撃を抑える傾向あり．

sion・血圧不変。寒冷昇圧試験・hyporeactor。
尿中カテコラミン・36.4 μg/day。血漿レニン活性，臥床2時間 0.3 ng/ml/hr，座位2時間 0.4 ng/ml/hr。

心理テスト：（表111）。

【症例2】(70歳，男子)，【症例3】(61歳，女子) の糖尿病性OHの2例の概要は表112に示した。

【症例2】の70歳の男子は，中枢性血管障害を最初に合併したと考えたものであるが，血管中枢よりの遠心路障害もあるようである．自律訓練により"めまい感"が消失し，一時退院した．図49は本症例の Valsalva maneuver の overshoot の消失を示したものである．

【症例3】の61歳の女子は中途で腎盂炎を併発，その後アメンチアの状態になった．腎盂炎経過後1ヵ月で撮った脳波は，安静時記録で左側に徐波化があり，diphenhydramine 誘発で軽度の特発性徐波を認めた．

表112 2例の糖尿病起立性低血圧

	70歳男	61歳女
年齢・性別	70歳男	61歳女
糖尿病発症後 起立性低血圧発症まで	2年間	8年間
現症	糖尿病性白内障，口とがらし反射（＋），両側膝蓋腱反射消失 右 Gordon（＋） 右 Oppenheim（＋） 両下腿の表在性感覚障害（＋） 両下腿の深部感覚障害 両下腿（振動覚右＜左）	糖尿病性網膜症（Scott Ⅲ a） 口とがらし反射（＋），両側膝蓋腱反射消失 両下腿の表在性感覚障害（＋） 深部感覚障害 両下腿（位置覚，振動覚右＞左）
脳波	正常	正常→後に異常
過換気テスト	血圧下降傾向	血圧下降傾向
Valsalva maneuver	異常反応	異常反応
暗算試験	陰性	陰性
寒冷昇圧試験	昇圧反応の低下	昇圧反応の低下
頸動脈閉塞試験	血圧不変	昇圧反応
Aschner 眼球圧迫試験	（＋＋）	（＋）
脈波	重複波の減少	重複波の消失
神経伝導速度 （腓骨神経）	右 28 m/sec 左 33 m/sec	右 24 m/sec 左 23 m/sec
尿中カテコラミン	21.8 μg/day	17.0 μg/day
血中セロトニン	0.198 μg/2 ml	0.106 μg/2 ml
血中レニン活性	臥位 2 時間 0.4 ng/ml/hr 座位 2 時間 0.5 ng/ml/hr	臥位 2 時間 0.2 ng/ml/hr 座位 2 時間 0.3 ng/ml/hr
心理テスト	CMI Ⅳ領域，MAS 33 YG E（AE）型，SDS 46 FSS 相当ある：8項目 　　　非常にある：3項目	CMI Ⅲ領域，MAS 23 YG B型，SDS 60 FSS 相当ある：5項目 　　　非常にある：3項目 断行行動調査表-30項目中非断行的な行動が18項目 P-F study GCR＝85% 無責的自我防衛型 M↑↑ SCT 病気によるエネルギーの低下 内容貧弱，うつ傾向著明

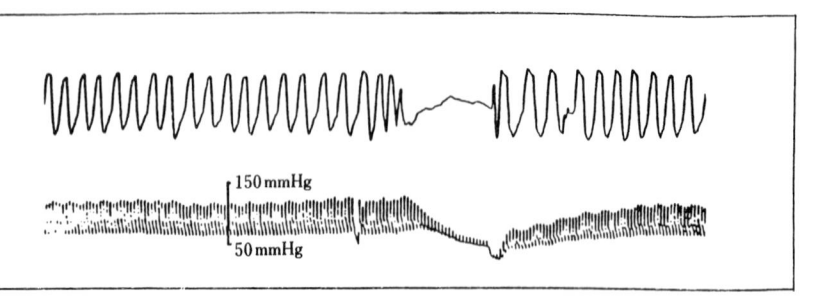

図 49　Valasalva maneuver の異常反応（70 歳男子）

【症例 4】67 歳，男子，無職
　主　訴：立ちくらみ，意識消失発作
　既往歴：1978 年 5 月 18 日より糖尿病を発見され，その後外来治療，1982 年に一度入院加療したことあり。
　現病歴：1985 年 7 月 26 日外来で意識消失発作を起こすため入院。同年 8 月 12 日退院後，外来にて食事療法，薬物療法で加療，意識消失発作は消失したが，立ちくらみは残っている。
　1988 年 6 月 14 日より '88 年 6 月 30 日まで再検査のため再入院した。
　現在比較的元気にて通院治療をしている。
　現　症：（1985 年 7 月 26 日）：眼底，両側網膜血管硬化症，初発白内障，左糖尿病性網膜症，左眼点状出血，膝蓋腱反射両側消失，アキレス腱反射両側減弱，左大腿部，右下腿に知覚障害を認める。振動覚は両下肢，両上肢ともに減弱しているが，位置覚は正常。
　諸検査成績：

振動覚	左下肢脛骨外側踝	5″
	右下肢脛骨外側踝	3″
	左手橈骨外側踝	9″
	右手橈骨外側踝	7″

　筋電図；大腿四頭筋に neurogenic discharge を認め，定型的な糖尿病性 amyotrophy & neuropathy と考えた。脳波，borderline，下肢末梢神経伝導

表 113　下肢末梢神経伝導速度（'87.11.24）

		conduction velocity (m/sec)
脛骨神経	左側 MCV	37.0
	右側 MCV	34.0
腓腹神経	左側 SCV	37.5
	右側 SCV	25.4 ↓

表 114　ブドウ糖 75 g 負荷試験

	前	30 分	60 分	120 分
血糖 (mg/dl)	177	262	265	329
インシュリン (MCU/ml)	4	6	5	5

表 115　起立試験

日付	臥床 10 分 血圧	脈拍	起立 1 分 血圧	脈拍	起立 10 分 血圧	脈拍
7. 26 '85	130-57	63	91-39	75	104-54	71
8. 8 '85	102-54	65	93-44	80	82-40	67
8. 29 '85	101-65	61	96-46	73	101-56	76
10. 9 '87	104-64	57	88-50	77	100-51	68
6. 18 '88	171-66	57	130-64	65	137-63	63
6. 27 '88	177-71	60	140-46	60	133-40	60
TPR (dyne/sec/CM^{-5})	950		430		460	
CO (L/M)	8.88		14.20		12.37	

速度（表 113），HbA$_{1c}$ 10.6％ ↑，フルクトサミン 2.32 mM/l, CPK 197 Iu/l ↑，β_2-マイクログロブリン 4.0 mg/dl ↑（1987 年 11 月 10 日），4.8 mg/dl, ↑（1988 年 6 月 15 日），内因性クレアチン・クリアランス 55.0 l/day ↓（1985 年 7 月 26 日）。43 l/day ↓,（1988 年 6 月 16 日），クレアチニン 1.2 mg/dl, 尿酸 5.2 mg/dl（1988 年 1 月 9 日），GFR 38 ml/min。（1987 年 8 月 10 日），GFR 26 ml/min。（1988 年 6 月 15 日），DIP（1985 年 8 月 2 日）異常なし。検尿蛋白（＋＋＋），沈渣赤血球 20/1 視野，顆粒円柱 1/2 視野。ブ糖 75 g 負荷試験（表 114）。起立試験（表 115）。

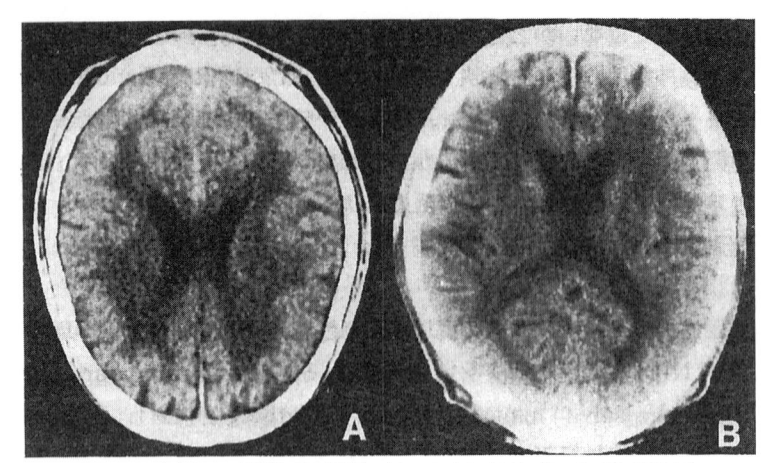

図50 症例4の頭部CT所見（A：7.13.1982．B：6.17.1987.）

表116 血漿カテコラミンと血漿レニンの起立試験による変動

日　付	血漿カテコラミン (pg/ml)				血漿レニン (ng/ml/h)	
	臥床10分		起立10分		臥床10, 起立10分	
	AD	NAD	AD	NAD		
7. 27 '85	10	290	20	543	0.5	0.7
6. 21 '88	25	273	29	412	0.2	0.3

頭部CT；1回目は灰白質と白質のdensityの差が強く（1982年7月13日），2回目は側脳室周囲のlow density areaが広がり，subcortical arteriosclerotic encephalopathyを考えたが，脳梗塞が否定できなかった（1988年6月17日）（図50）。

自律神経機能検査および神経反射：ECG R-R間隔のCV% 3.19%（1985年7月26日），2.95%（1988年12月2日），血中セロトニン48 ng/ml（1985年7月26日），髄液検査（ng/ml）（1987年7月26日），AD 0.01＜，NAD 0.05 ↓，MHPG 6.4 ↓，HVA 16.0 ↓，5-HIAA 12.9 ↓，尿中AD 4.1 μg/1450 ml（1985年7月27日），尿中NAD 60.0 μg/1450 ml，血漿カテコラミンと血漿レニンの起立試験による変動（表116）。Valsalva maneuverのovershootの消失あり，handgrip 15 mmHg ↑，carotid occlusion negative，暗算試験　10 mmHg ↑，寒冷昇圧試験　収縮期圧25 mmHg ↑，

同拡張期圧　15 mmHg ↑，過換気試験　血圧不変。

【症例4】の糖尿病性神経障害は，感覚神経，運動神経，自律神経と広範にわたっていることが推察され，また，この糖尿病性OHのタイプは，baro-receptorを介する求心路，血管中枢の機能低下が主体であり，中枢のアミン代謝は髄液の所見からみると，自律神経中枢に機能障害があることが推定される。また，中枢より心・血管に至る遠心路は比較的障害が少ないのではないかと考えられた。

a．疫学的調査

糖尿病性自律神経障害の頻度は年齢性差は不明であるが，IDDMの方がNIDDMより少し多いようである。heart rate variability (HRV), Valsalva maneuver, deep breathingを検討し，IDDMの16〜17％に自律神経障害があるという (Neil[30])，また，神経障害を有する糖尿病は神経障害を有しない糖尿病に比して5年生存率が低いという。そして，症候性神経障害の患者の死因の半分に神経障害があり，突然死が1/4にあるという。そしてOHを伴う糖尿病（NIDDM）は心筋梗塞，脳梗塞を起こしやすいともいう (Endo[9])，また高血圧を伴う糖尿病にOHを合併すると死の危険性があるともいわれている。

しかし，前述のごとく，筆者らの検討では，糖尿病性OHは病齢とは無関係に発病後のどの時期でも見られるようである。

b．糖尿病性OHの病態生理

糖尿病性OHの原因と考えられる糖尿病性神経障害は早期に自律神経が障害されている (Martin[25]) ともいわれ，また，最初の所見は虹彩炎であるとの考えが一般的である (Watkins[49])。また，古くより糖尿病性神経障害は運動神経よりも感覚神経の関係が一次的であり，神経障害の実在，程度，高血糖，糖尿の期間は独立したものであり，神経障害は糖尿病の合併症ではなくて，concomitantであるという (Ellenberg[8])。

竹田[44]は，IDDMに伴いやすい自律神経障害，または中・大血管の硬化性病変をもつ老齢の糖尿病性患者にOHが生じやすいという。こうした症例は，

突然の心肺停止からの死亡を予想されており，ときに麻酔との関係が重要であり，心電図 QT 間隔の延長に注目すべきだという（Neil[30]）。

近年，糖尿病神経障害患者の心拍変動のパワースペクトル解析の報告があるが，自律神経障害を伴う糖尿病患者では夜間に LF/HF 比が低下せず，HF が健常者よりも低下しており，この状態が昼間まで持続し，これが心筋梗塞，突然死の原因ではないかと考えられている（佐藤[39]）。

また，MIBG 心筋シンチグラフィは心臓局所の交感神経機能を直接画像化できる（白水[14]）。糖尿病性 OH には当然用いるべき検査方法であり，今後の研究が期待される。

Abrahm ら[2]は，血小板 α_2-adrenergic receptor が糖尿病性 OH に減少しているという。そしてカテコラミンは正常であっても，この α_2-adrenergic receptor の数が少なくては血管収縮が不十分となり，OH が起こるという。なお，この場合の OH とノルエピネフリン，レニンレベルの間には相関がないという。また，起立時のレニン反応の欠如は OH の反応ではなくて異常とはいえないという（Watkins[49]）。

c．発汗障害

糖尿病の発汗研究は古くよりあり，Ewings ら[10]は short fibres よりも longer fibers が先に神経発汗障害を受けることを報告しているが，他の部分（前胸部）に代償的に発汗増加を認めることもあるという（Low[20,21]）。また，温度調節性発汗試験（thermoregulatory sweat test, TST）は糖尿病性自律神経障害の臨床重症度と高度の相関があるという（Low[22]）。また，定量的軸索反射発汗試験（quantitative sudomoter axon reflex test, QSART）も提唱され，味覚発汗試験（gustatory sweating）も有効であるという（Watkins[49]）。いずれにしてもこの虹彩炎（14％），発汗障害（84％）を調べることにより糖尿病性神経障害の早期発見が提唱されている（Low[20,21]，Watkins[49]）。

病理学的所見：代謝異常に基因する segmental demyelination, Schwann cell の表面の変化が報告され，末梢神経線維の活動がインスリン濃度に左右され，myelin lipids に至る代謝が阻止される（松岡[27]）。さらに，alloxan 糖尿

病においては，末梢神経，脊髄に glucose, sorbitol, fructose, inositol などが著明に上昇し，これらの生化学機構の変化が糖尿病性神経障害の原因に重要であるとしている（Gabbay[11]）。

症例検査の考察：症例4に示すごとく，電気生理学的検査では，筋電図，感覚知覚神経（振動覚）と運動神経伝導速度も糖尿病において侵される。この神経伝導速度の減少は segmental demyelination と関係があるという（Dyck[7]）。そして糖尿病性神経障害の患者の死は腎障害のことがあり，神経障害と末期には共存する（Neil[30]）。

Valsalva maneuver を使用しての overshoot の消失，carotid occlusion, 過換気試験，暗算試験，寒冷昇圧試験の陰性化により，baroreceptor を介する求心路→延髄→心，血管に至る遠心路の障害が推定される。また，diabetic neuropathy の患者においては，中枢神経伝導の変化も証明されている（Goadby[12]）。筆者らは，この糖尿病性 OH の血圧調節障害と Shy-Drager 症候群の血圧調節障害と対比して興味を持っている。

中枢の自律神経機能を推定するために，近年，髄液のアミン定量が問題になっており，ノルエピネフリン，ドーパミン，セロトニンの代謝産物を定量したが，症例4では central autonomic network の各所に機能障害が推定された（Benarroch[3]）。

記述した4症例は，末梢神経障害のほかに中枢神経系にもかなりの障害が推定され，起立時における afferent impulses が不十分（Aagenaes[1]），自律神経中枢障害，心臓への遠心路障害のいずれかのために OH が起こったと考えねばならない。

一方，糖尿病の場合，脈波で重複波の消失，あるいは減弱するごとく動脈硬化という問題が常に存在する。また，血圧は対照に比較して運動中に増加する（Carlström[5]）。

近年，糖尿病性自律神経障害は心電図 R-R 間隔の CV% の減少を指標とし，この変化の特徴は軸索の異常と考えている人もあり，糖尿病の循環器系の自律神経障害では，交感神経よりも副交感神経が障害を受けやすいことを示唆する人もある。前述のごとく心電図の QT 間隔の延長も糖尿病性神経障害に注目されている（Neil[30]）。

糖尿病患者が神経症傾向を有し，抑うつ傾向のあることはすでに報告されているが，現在心身医学領域では IDDM と摂食障害（過食）との関係が問題となっている，とくに血糖のコントロールができないときは摂食障害を疑うべきであるともいわれている．

また，症例3はデプレッションの後でアメンチアの状態に移行し，症例4は意識消失発作を伴い，脳 CT で subcortical arteriosclerotic encephalopathy を認めた．これらは，脳動脈硬化に伴う脳虚血，脳梗塞，糖尿病性神経障害のための脳のアミン代謝の障害，diabetic encephalopathy（Reske-Nielsen[35]）のためではなかろうか．

治療：糖尿病性 OH の治療をまとめた報告は少ないが Watkins[49]，松岡ら[26]は次のごとく報告している

1）糖尿病性 OH は強い症状を現すものは少ないが，こうした症状を現す者は，一時すべての投薬（強い利尿剤，トランキライザー，抗うつ剤など）を中止する．
2）就寝時のベッドの頭部を挙上する．
3）十分に長いストッキングを着用する．この弾性ストッキングでは起立による眼底血圧の低下の軽減がある（松岡[26]）．
4）高塩食
5）ミドドリン
6）エリスロポイエチンの皮下投与が糖尿病性自律神経障害の OH を伴う貧血に効果がある

文　献

1) Aagenaes, Ö : Neurovascular examinations on the low extremities in young diabetics. Rep. Steno. Hos. 11 ; 125-130, 1926.
2) Abrahm, D.R., Hollingsworth, P.J., Smith, C.B., et al. : Decreased α_2-adrenergic receptors on platelet membranes from diabetic patients with autonomic neuropathy and orthostatic hypotension. JCE & M. 63（4）; 906-912, 1986.
3) Benarroch, E.E. : The central autonomic network ; Functional organizations, dysfunction, and perspective. Mayo Clin. Proc. 68（10）; 988-1001, 1993.
4) Birchfield, J., Shaw, C.M. : Postural hypotension in the Guillain-Barré syn-

drome Arch. Neurol. 10 ; 149-157, 1964.
5) Carlström, S., Karlfors, T. : Haemodynamic studies on newly diagnosed diabetics before and after adequate insulin treatment. Brit. Heart J. 32 (3) ; 355-358, 1970.
6) Clark, A.N.G. : Postural hypotension in the elderly. Brit. Med. J. 295 (6600) ; 683, 1987.
7) Dyck, P.J., Thomas, P.K., Lambert, E.H. : Peripheral Neuropathy 2. London. Saunders Com. 1975. p 956-981.
8) Ellenberg, M. : Current status of diabetic neuropathy. Metabolism 22 (5) ; 657-661, 1973.
9) Endo, A., Kinugawa, T., Ogino, K., et al. : Cardiac and plasma catecholamine responses to exercise in patients with type 2 diabetes ; prognostic implications for cardiaccerebrovascular events. Am. J. Med. Sci. 320 (1) ; 24-30, 2000.
10) Ewing, D.F. : "Recent advances in the noninvasive investigation of diabetic autonomic neuropathy" Autonomic Failure 2 nd ed. Bannister, R. ed. Oxford. Oxford Univ. Press. 1988. p 667-689.
11) Gabbay, K.H., Merola, L.O., Field, R.A. : Sorbitol pathway;Presence in nerve and cord with substrate accumulation in diabetes. Science 151 (707) ; 209-210, 1966.
12) Goadby, H.K., Downman, C.B.B. : Peripheral vascular and sweat-gland reflexes in diabetic neuropathy. Clin. Sci. Mol. Med. 45 (3) ; 281-289, 1973.
13) Gacad, G., Akhtar N. Cohn, J.N. : Orthostatic hypoxemia in a patient with bronchogenic carcinoma. Arch. Intern. Med. 134 (6) ; 1113-1115, 1974.
14) 白水重尚："MIBG心筋シンチグラフィ". 自律神経機能検査 3版 日本自律神経学会編. 東京, 文光堂. 2000. p 191-198.
15) 長谷川康博, 白水重尚, 古池保雄・他：進行性核上性麻痺における起立性低血圧. 自律神経 36 (1) ; 48-55, 1999.
16) Hamada, M., Sigematsu, Y., Mukai, M., et al. : Blood pressure response to the Valsalva maneuver in pheochromocytoma and pseudopheochromocytoma. Hypertension 25 (2) ; 266-271, 1995.
17) Kalita, J., Misra, U.K. : Postural hypotension in a patient with acute myelitis. Postgrad. Med. J. 72 (845) ; 180-182, 1996.
18) Kobayashi, S., Katsube, T., Yamaguchi, S., et al. : Dysautoregulation of the cerebral circulation in primary systemic amyloidosis. J. Cereb. Blood Flow Metab. 4 (3) ; 470-473, 1984.
19) Kyle, B.A., Kottke, B.A., Schirger, A. : Orthostatic hypotension as a clue to primary systemic amyloidosis. Circulation 34 (5) ; 883-888, 1966.

20) Low, P.A. : Noninvasive evaluation of autonomic function. Neurology Chronicle. 2 (5) ; 1-8, 1992.
21) Low, P.A. : Autonomic nervous system function. J. Clin. Neurophysiol. 10 (1) ; 14-27, 1993.
22) Low, P.A., Fealey. R.D. : "Testing of sweating" Autonomic Failure. 3 rd ed. Bannister, R. and Mathias, C.J. ed. Oxford, Oxford Univ. Press. 1992. p 413-420.
23) Lunkinen, H., Koski, K. : Prognosis of diastolic and systolic orthostatic hypotension in older persons. Arch. Intern. Med. 159 (3) ; 273-280, 1999.
24) Mader, S.L., Wong, M. : Orthostatic hypotension due to hypertrophic cardio−myopathy and autonomic failure. Am. J. Med. 82 (6) ; 1243-1246, 1987.
25) Martin, J.B. : Centrally mediated orthostatic hypotension. Arch. Neurol. 19 (2) ; 163-173, 1968.
26) 松岡健平：糖尿病性神経障害. 日本医事新報 No.3947 ; 1-6, 1999.
27) 松岡健平，高木康行：糖尿病の自律神経障害. Diabetic Journal 2 (2) ; 9-18, 1974.
28) McDowell, T.S., Chapleau, M.W., Hajduczok. C.G., et al. : Baroreflex dysfunction in diabetes mellitis. 1. Selective impairment of parasympathetic control of heart rate. Am. J. Physiol. 266 ; 235-243, 1994.
29) Munakata, M., Aihara, A., Imai, Y., et al. : Altereted sympathetic and vagal modulation of the cardiovascular system in patients with pheochromocytoma−Their relation to orthostatic hypotension. Am.J. Hypertens. 12 (6) ; 572-580, 1999.
30) Neil, H.A.W. : "The epidemiology of diabetic autonomic neuropathy" Autonomic Failure. 3rd, ed. Bannister, R. and Mathias, C.J. ed. Oxford. Oxford Univ. Press. 1992. p 682-697.
31) 岡田文彦・他：向精神薬長期服用者の自律神経機能−第1報. その問題と瞳孔 機能. 精神医学 19 (9) ; 47-55, 1977.
32) 岡田文彦・他：向精神薬長期服用者自律神経機能−第2報. 精神医学 20 (8) ; 891-892, 1978.
33) 岡田文彦・他：向精神薬長期服用者の自律神経機能−第3報. 心・血管運動機能に関して−, 精神医学 21 (2) ; 161-168, 1979.
34) Polinsky, R.J., Kopin, I.J., Ebert, M.H., et al. : Pharmacologic distinction of different orthostatic hypotension syndromes. Neurology 31 (1) ; 1-7, 1981.
35) Reske-Nielsen, E., Lundbek, K. : Pathological changes in the central and peripheral nervous system of young long term diabetics. Diabetologia 6 (2) ; 98-103, 1970.
36) Robertson, D., et al. : "Orthostatic hypotension−diagnosis and therapy".

Med. Concepts Cardiovasc. Dis. 54 (2); 7-12, 1985.
37) Robertson, D., Robertson, R.M.: Causes of chronic orthostatic hypotension. Arch. Intern. Med. 154 (14); 1620-1624, 1994.
38) 斉藤　博：大動脈炎症候群にみられる著明な起立性低血圧．自律神経　23 (1); 46-51, 1986.
39) 佐藤　広：心疾患以外の各種疾患と心拍変動．心拍変動の臨床的応用．林博史編．東京．医学書院．1999. p 119-135.
40) Santos, A.D., Mathew, P.K., Hilal, A., et al.: A commonly unrecognized cause of symptoms in mitral valve prolapse. Am. J. Med. 71 (5); 746-750, 1981.
41) Schatz, I.J.: Orthostatic hypotension. Arch. Intern. Med. 144 (4); 773-777, 1984.
42) Sharpey-Schafer, E.P.: Absent circulatory reflexes in diabetic neuritis. Lancet 1: 559-562, 1960.
43) 鈴木友和：アミロイドポリニューロパチー，神経進歩 33 (2); 312-317, 1989.
44) 竹田亮祐；糖尿病に合併した高血圧の管理．内科 64 (1): 67-72, 1989.
45) 田村直俊, 山元敏正, 中里良彦, 他：Machado-Joseph 病の自律神経障害．自律神経 37 (1); 69-75, 2000.
46) Thomas, J.E., Schirger, A.: Orthostatic hypotension. Etiologic considerations, diagnosis and treatment. Med. Clin. North. Amer. 52 (4); 809-816, 1968.
47) Thomas, J.E., Schirger, A., et al.: Orthostatic hypotension. Mayo Clinic Proc. 56 (2); 117-125, 1981.
48) 塚越　広・他：家族性アミロイドニューロパチーにおける自律神経障害．自律神経 12; 7-12, 1975.
49) Watkins, P.J., Edmands, M.E.: "Diabetic autonomic failure". Autonomic Failure 4 th ed. Mathias, C.J. and Bannister, R. ed. New York. Oxford Univ. Press. 1999. p 378-386.

(宇尾野公義, 楊　俊哲, 藤岡耕太郎)

第17章

起立性低血圧と近縁疾患

1. 体位性頻脈症候群/起立不耐性

はじめに

　起立時の心・血管調節異常の結果，多彩な立ちくらみ症状を示す病態には，本書の主題である起立性低血圧のほかに，起立性頻脈を本質的特徴とする体位性頻脈症候群 postural tachycardia syndrome (POTS)/起立不耐性 orthostatic intolerance (OI) がある（田村[18)-20)]）。POTS/OI の概念は，1990年代になって，米国の Low ら[8)-10)12)]，Streeten ら[14)-16)]，Robertson ら[2)4)5)13)] によって提唱されたが，その実体は北欧・ドイツ語圏で古くから認識されている低血圧型起立性循環調節障害 hypotone Regulationsstörung，英語圏でかつて知られていた Da Costa 症候群/神経循環無力症 neurocirculatory asthenia，さらに本邦であいまいな定義のまま用いられてきた「自律神経失調症」などと同一ないし大きく overlap する概念にほかならない（田村[18,19)]）。僧帽弁逸脱症候群，神経調節性失神（血管迷走神経性失神），過換気症候群，慢性疲労症候群，パニック障害，交感神経緊張型起立性低血圧なども，すべて POTS/OI の同義語とみなしてよいと思われる（表117）（田村[18,19)]）。POTS/OI の概念が提唱された最大の意義は，混乱を極めていた上述の諸概念を発展的に解消・

表 117　POTS/OI の同義語[19]

動脈性起立性貧血	arteriella orthostatiska anämin
低血圧型起立性調節障害	hypotone Regulationsstörung
交感神経緊張型起立性低血圧	sympath(ic)otonic orthostatic hypotension
Da Costa 症候群	Da Costa's syndrome（irritable heart）
神経循環無力症	neurocirculatory asthenia
過動性 β-アドレナリン性循環状態	hyperdynamic β-adrenergic circulatory state
僧帽弁逸脱症候群	mitral valve prolapse syndrome
神経調節性失神	neurally mediated syncope
過換気症候群	hyperventilation syndrome
慢性疲労症候群	chronic fatigue syndrome
パニック障害	panic disorder
起立性頻脈	orthostatic tachycardia
特発性血漿減少症	idiopathic hypovolemia
静脈貯留症候群	venous pooling syndrome
高アドレナリン性起立性低血圧	hyperadrenergic orthostatic hypotension
起立性頻脈プラス症候群	orthostatic tachycardia plus syndrome

統合し，新しい観点からその病態生理を解明しようとしている点にある．ただし，このことは POTS/OI が単一の病態であることを意味する訳ではなく，本症は原因が異なる複数の病態から構成される臨床症候群である可能性が濃厚である（Khurana[6]，Low[9,10]，田村[18,20]）．本稿では，POTS/OI の研究を主導している米国の 3 グループ（Low 一門[8)-10)12]，Streeten 一門[14)-16]，Robertson 一門[2)4)5)13]）の業績を中心に，POTS/OI の概念を解説するとともに，自験例を呈示して，本症の発生機序に関する筆者の見解を述べることにする．

a．診断基準

表 118 に Low ら[8)-10]による POTS の診断基準，表 119 に Robertson 一門の Jacob ら[4)5]による OI の診断基準を示す．両基準に共通する項目は，①起立時の心拍数増加 > 30/分，②多彩な立ちくらみ症状を伴うこと，③起立性低血圧を認めないことの 3 点である．

ただし，POTS/OI と起立性低血圧の合併例（＝交感神経緊張型起立性低血圧）は多数報告されている（Hoeldtke[3]，金[7]，Streeten[15]，田村[17]）ので，Low ら，Jacob らが起立性低血圧を診断の除外項目とした点には，疑問の余

表 118　Low ら[8)-10)]による POTS の診断基準

1994 年の基準
下記をすべて満たす。
A．18 歳以上の成人男女
B．起立による脈拍増加≧30/分
C．起立不耐性の症状（軽い頭重感，筋力低下，ぼけ視，悪心，動悸，認知障害）
除外項目
A．妊娠中または授乳中の女性
B．他の原因による自律神経障害（ミエロパチー，ニューロパチーなど）や効果臓器の障害（汗腺の障害，血管疾患，心疾患など）
C．痴呆，褐色細胞腫，うっ血性心不全，最近（6 カ月以内）の心筋梗塞，高血圧，腎・肝疾患，高度の貧血，アルコール中毒，悪性腫瘍，甲状腺機能低下症，交感神経切除術，脳血管障害，神経毒（による中毒）
D．以下の薬物による治療中：抗コリン薬，α および β 刺激薬，自律神経機能に影響を与えるその他の薬物

1995 年の基準
下記をすべて満たす。
A．起立または head-up tilt 5 分以内に脈拍増加≧30/分
B．起立または head-up tilt 5 分以内に脈拍の絶対値≧120/分
C．起立不耐性の症状がつねに出現

1997 年の基準
下記をすべて満たす。
A～C は，1995 年の基準と同様
D．他の原因によるニューロパチーがない。
E．起立性低血圧がない。

表 119　Jacob ら[4,5)]による OI の診断基準

下記をすべて満たす。
A．起立 5 分以内に脈拍増加＞30/分，かつ血圧下降＜20/10 mmHg（起立性低血圧を伴わない）。この所見が，少なくとも 3 回確認される。
B．起立時の血漿ノルアドレナリン高値（＞600 pg/ml）
C．以下の症状のうち，少なくとも 5 つ以上が毎日みられる。症状の出現は起立時に限られ，臥位では出現しない。・
疲労感，不安感，めまい，ぼけ視，頭痛，皮膚のじとじとする感じ（clamminess），振戦，動悸（拍動の自覚），胸部の不快感，息切れ，悪心，気が遠くなるような感じ（presyncope）ないし明らかな失神

地があると筆者は考えている．交感神経緊張型起立性低血圧は自律神経不全症に伴う起立性低血圧と異なって，起立直後には明瞭でなく，起立維持中に促進的に血圧が下降したり，長時間の起立中に遅れて血圧下降が始まるパターンを示すことが多い（田村[20]）．Low ら，Jacob らがいう起立性低血圧は，厳密には起立直後（5分以内）の起立性低血圧であり，彼らの真意は交感神経緊張型起立性低血圧と自律神経不全症に伴う起立性低血圧との相違点を強調することにあったと思われるが，実際には，交感神経緊張型起立性低血圧でも起立直後の血圧下降幅が 20～30/10～15 mmHg 程度に達することは稀でない．

なお，Streeten らは，起立性頻脈，起立性低血圧，起立性高血圧が下半身の静脈系への血液貯留で生じる同一スペクトル上の病態（静脈貯留症候群）であると主張し（Streeten[14]），起立時の心・血管調節異常を示す病態すべてを指す包括的概念として，OI の用語を用いている（Streeten[16]）．Streeten らの定義[14,16]では，起立性頻脈（≒Low らの POTS，Robertson らの OI）は，起立時の心拍数増加＞28/分，または起立中の絶対心拍数＞108/分とされている．

b．臨床的特徴

（1）年齢・性差

Low ら[10]は POTS 88 例において平均年齢 32 歳，女性/男性＝5.8（75/13），Jacob ら[4,5]は OI 13 例において平均年齢 33 歳，女性/男性＝5.5（11/2）としており，POTS/OI は若年の女性に好発すると考えられる．

（2）発症様式

POTS/OI の中には，①ウイルス感染後に急性発症し，免疫介在性の機序が推定される患者群（Hoeldtke[3]，金[7]，Schondorf[12]，田村[17,18]）と，②家族集積性を有し，慢性の経過をとるところから，遺伝・代謝性の機序が推定される患者群（大国[11]，Schondorf[12]）が存在する．発症様式の観点からみれば，POTS/OI の heterogeneity は明らかと思われる．

（3）臨床症状

表 120 に Low ら[8,10]，表 121 に Jacob ら[4,5]による POTS/OI における臨床

表120　POTSにおける臨床症状の頻度[10]

	POTS (N=15)	起立性低血圧 (N=11)
めまい	100%	100%
ぼけ視	80%	82%
疲労感	80%	91%
悪心	66%	18%
動悸	60%	9%
振戦	47%	18%
呼吸困難	40%	0%
発汗	27%	9%
不安感	20%	18%
胃腸症状	20%	36%
血管運動症状	13%	0%
小径線維ニューロパチー	7%	44%

症状の頻度を示す。普通の立ちくらみ症状に加えて，動悸，発汗，顔面紅潮，振戦，悪心，呼吸困難（過換気症候群），不安神経症など交感神経機能亢進症状や中枢神経症状を高頻度に認める点がPOTS/OIの大きな特徴であり，自律神経不全症に伴う起立性低血圧との相違点である（Low[8]）。

（4）検査成績

　診断基準にも挙げられている起立試験（head-up tilt試験）の成績を除けば，すべてのPOTS/OI症例に共通する異常所見は知られていない。

　起立試験では，心拍数が著明に増加するほか，収縮期血圧は軽度低下ないし不変，拡張期血圧は軽度上昇ないし不変で，結果として脈圧が狭少化するのがPOTS/OIの特徴である（Jacob[5]，大国[11]，田村[20]）。血漿ノルアドレナリン値は臥位時で高値（Hoeldke[3]，Jacob[4)5]）ないし正常値（Fouad[1]，Low[9,10]，Schondorf[12]，Streeten[14]，田村[17,18]），起立による増加幅が過大（Fouad[1]，Hoeldtke[3]，Jacob[4,5]，Schondorf[12]，Streeten[14]，田村[17,18]）であり，多くの症例では交感神経機能が亢進状態にあると理解せざるを得ない。起立により心拍出量は減少，末梢血管抵抗は増加するという理解が一般的で，本

表 121　OI における臨床症状の頻度[4,5]

	症例数	頻度（%）
起立時の症状		
軽度の頭重感	12/13	92
運動不耐性	11/13	84
めまい	10/13	77
疲労感	10/13	77
安静で改善	7/10	70
ぼけ視	9/13	69
胸部不快感	8/13	61
皮膚のじとじと感	8/13	61
悪心	8/13	61
振戦	7/13	53
不安感	7/13	53
顔面紅潮（特に食後）	7/13	53
起立時の頭痛	6/13	46
失神	5/13	39
動悸	5/13	39
息切れ	5/13	39
症状の周期的出現	4/13	30
その他の臨床所見		
僧帽弁逸脱		46
過敏性腸症候群		23
慢性疲労症候群		23
炎症性腸疾患		15
線維筋痛症		8

症の原因を下半身の静脈床への血液貯留に求める主張の間接的根拠となっているが，実際には，心拍出量が増加したり，末梢血管抵抗が減少する症例の報告もみられる（田村[20]）。

起立試験以外の血行力学的自律神経機能検査では，顕著な異常を認める症例は稀である。ただし，金ら[7]は Valsalva 試験のIV相の欠如（交感神経機能低下），Schondorf & Low[12]は Valsalva 試験のII相における血圧下降過大（静脈系への血液貯留過大），Jacob ら[5]は hand-grip 試験における血圧上昇過大（交感神経機能亢進）を指摘している。アドレナリン受容体機能（ノルアドレ

ナリンまたはイソプロテレノール静注試験）については，報告ごとに成績が異なるといって過言でなく，診断の参考にはならない（田村[20]）．ごく一部の症例では，発汗系自律神経機能検査が上肢で正常，下肢で異常（発汗機能低下）のパターンを示すと報告されている（Hoeldtke[3]，Schondof[12]）が，多くの症例では少なくとも明らかな発汗機能低下はみられない．

核医学的に循環血液量を測定した報告では，過半数の症例で循環血液量減少が認められている（Fouad[1]，Hoeldtke[3]，Khurana[6]）．しかし，このような症例でも血漿アルドステロン，バソプレシンは正常であることが多い．

（5）予後と治療

起立性低血圧と比べると，一般に予後は良好である．起立性低血圧に対する治療は弾性靴下（Low[9,10]，田村[18]），夜間の頭部挙上（Low[9,10]），高食塩食（Fouad[1]，Jacob[4]，Low[9,10]），fludrocortisone（Fouad[1]，Jacob[4]，金[7]，Low[9,10]），α刺激薬（Jacob[4]，金[7]，Low[9,10]，大国[11]，田村[18]），β遮断薬（Low[9,10]）などのほか，抗てんかん薬（Low[9,10]），benzodiazepine 系の精神安定薬（大国[11]，田村[18]）も有効とされる．

c．病態生理

臨床的特徴の多様性から判断すると，POTS/OI は成因が異なる複数の病態から構成される臨床症候群である可能性が大きく（Khurana[6]，Low[9,10]，田村[18,20]），すべての症例に共通する病態生理は見出されていない．ここでは，Low 一門，Streeten 一門，Robertson 一門の見解を紹介する．

（1）Low 一門の見解

Schondorf & Low[12]は，POTS の概念を初めて提唱した 1993 年の原著論文において，1/3〜1/2 の POTS 症例はウイルス感染後に急性発症すること，一部の症例では発汗機能が上肢で正常，下肢で異常のパターンを示すこと（発汗機能の評価法は quantitative sudomotor axon reflex test）を報告し，本症が不全型（軽症）の急性汎自律神経障害 acute pandysautonomia である可能性を指摘した．すなわち，本症では下半身の血管床に分布する交感神経線維の障

害の結果，起立によりいったん血圧が下降するが，心臓に分布する自律神経線維が障害を免れているため，代償性の心拍数増加が生じるという。

ただし，Low らはその後，中枢神経障害説（Furlan[2]，田村[17,18]）を容認する方向に，当初の主張を徐々に修正している。1994 年の論文（Low[8]）においては，自律神経不全症でほとんど認めない不安神経症・悪心・過換気症候群などの中枢神経症状が POTS には高頻度にみられることを明らかにし，POTS と自律神経不全症とが本質的に異なる病態であることを主張した。1995 年の総説（Low[9]）では，不全型の急性汎自律神経障害を示唆する証拠がみられない POTS 症例が少なからず存在すること，脳幹部の病変でも POTS が生じることなどを記述し，本症の原因が多様であることを認めるに至っている。

（2）Streeten 一門の見解

Streeten ら[14]は，起立性頻脈の患者ではコントロールに比して，^{99m}Tc-pertechnetate でラベルした赤血球の下腿部への取り込みが増加していることを指摘し，本症の原因が下半身への過剰な血液貯留にあることを主張した。さらに Streeten[15]は，起立性頻脈の患者にノルアドレナリン静注試験を施行して，動脈系と上肢の静脈系の α 受容体機能は正常範囲内であったが，下肢の静脈系の α 受容体には脱神経過敏が生じていた成績を報告し，本症における下半身への血液貯留が下半身の静脈系に限局した交感神経機能低下によることを示唆した。Streeten[15]は，このようなタイプの交感神経機能低下が生じる原因として，下半身に限局した不全型の自律神経ニューロパチーを推定しており，この点で Low らの当初の見解と同じ立場をとっている。

（3）Robertson 一門の見解

Furlan ら[2]は，血漿ノルアドレナリンやマイクロニューログラフィの成績から，OI では臥位時においても交感神経活動が亢進していることを報告し，このような所見は下半身の血漿貯留に対する代償反応では説明できないとして，本症の責任病巣が中枢神経系内にあることを示唆した。一方，Jacob ら[5]は，OI ではノルアドレナリン spillover（≒組織内で産生されたノルアドレナリン量）が正常であるにもかかわらず，起立時のノルアドレナリン clearance が低

下していることを報告し，本症における血漿ノルアドレナリン高値に clearance 低下が関与している可能性を推定した．さらに Shannon ら[13]は，OI 患者において，ノルアドレナリンの交感神経への取り込みに関与するノルアドレナリン・トランスポータ遺伝子の点変異を見出し，本症の本態はノルアドレナリン・トランスポータ欠損症であろうと指摘した．ノルアドレナリン・トランスポータは中枢神経系内にも存在するので，中枢神経障害説とノルアドレナリン・トランスポータ欠損説とは相互に矛盾しない．

d. 症例呈示

【症例】50 歳，男性，会社員（埼玉医科大学神経内科 900252）[17]
主訴：発熱，意識障害
家族歴・既往歴：特記する事項はない．
現病歴：1990 年 6 月 29 日夜，39°C 台の弛張熱が出現し，7 月 1 日夜から，吃逆が加わった．7 月 2 日，某院入院．同院で軽度の項部硬直を指摘され，髄液検査で細胞数 855/mm³（単核球 840，多核球 15），糖 57 mg/dl の所見が認められた．7 月 4 日から，意識レベルが低下し傾眠状態に陥ったため，ヘルペス脳炎が疑われ，aciclovir の点滴静注が開始された．同日から，体温は 37°C 台に下降したが，吃逆と傾眠状態は持続し，さらに頻呼吸が加わった．7 月 7 日午前 9 時，突然呼吸が停止したため，挿管，人工呼吸器装着の上，当科へ転院した．

入院時現症：体温 38.3°C，血圧 116/60 mmHg，心拍数 91/分・整．自発呼吸なし．神経学的診察で，意識レベルは昏睡，項部硬直を認めた．瞳孔径は左右とも 2.5 mm と縮瞳を認めたが，毛様体脊髄反射・人形の目現象は保たれており，その他の脳神経にも異常はみられなかった．弛緩性の四肢麻痺で，腱反射は低下，病的反射は認めなかった．

検査所見：一般検査では，赤沈 151/1 hr，CRP 12.5 mg/dl，白血球数 11,200/mm³ と炎症反応を認めた．髄液検査では初圧 75 mmH₂O，終圧 50 mmH₂O，水様透明で細胞数 597/mm³（単核球 588，多核球 9），蛋白 80 mg/dl，糖 60 mg/dl（血糖 126 mg/dl）．血清・髄液とも単純ヘルペスウイルス抗体（EIA 法）陽性．頭部 X 線 CT スキャンでは両側側頭葉の高吸収域，脳波では

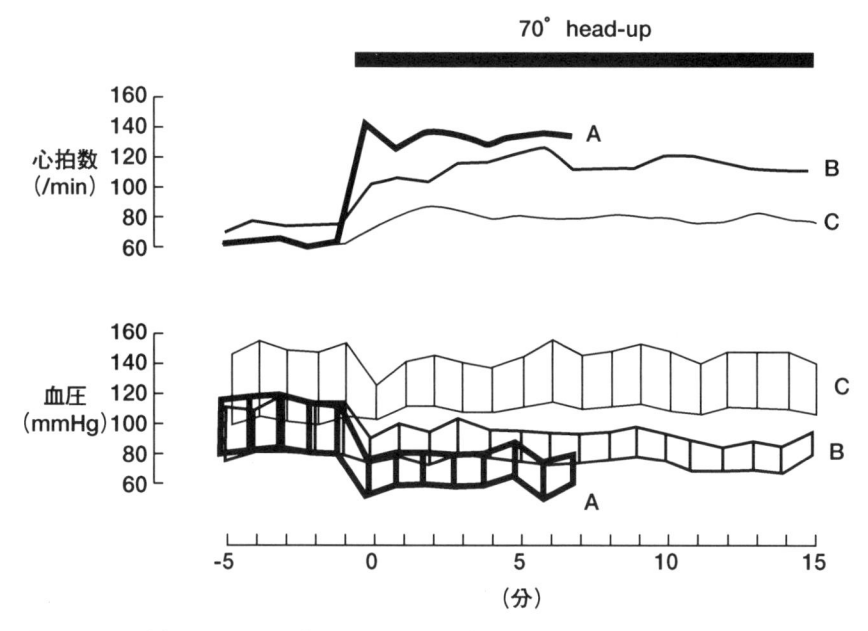

図 51 呈示症例における 70°head-up tilt 試験の成績
A：1990 年 8 月 28 日（1 回目），B：1990 年 9 月 20 日（2 回目），C：1991 年 4 月 22 日（3 回目）。A の成績は交感神経緊張型起立性低血圧（POTS/OI＋起立性低血圧），B の成績は POTS/OI と診断し得る。下段の時間スケールは，head-up tilt 完了時点を 0 分としている。

全脳にわたる徐波を認めた。

　臨床経過（立ちくらみ症状出現まで）：以上の臨床経過・検査所見から，単純ヘルペス脳炎と診断し，aciclovir および adenine arabinoside による集中治療を行った。その結果，7 月 12 日には音刺激に反応する程度まで意識レベルが回復し，自発呼吸も出現して人工呼吸器を離脱した。その後，意識レベルは徐々に改善し，7 月末頃には意識清明，起立歩行可能となったが，軽度の記銘力低下が残存した。同じ頃から，両側注視方向性の水平性眼振，右 Babinski 徴候が出現し，8 月中旬まで持続した。8 月 18 日からリハビリテーションを開始したところ，起立するとつねにめまいが生じることを自覚した。この時点で発汗障害，便秘・下痢，排尿障害は認めなかった。

　自律神経機能検査：8 月 28 日に行った 70°head-up tilt 試験では，血圧が

臥位時 116/78 mmHg・tilt 15 分後 82/62 mmHg（血圧下降 34/16 mmHg），心拍数がそれぞれ 83/分・141/分（起立性頻脈 58/分）と，交感神経緊張型起立性低血圧を認めた（図 51）。血漿ノルアドレナリン値は，臥位時 0.09 ng/ml と正常範囲内，tilt 15 分後 0.29 ng/ml と tilt による増加反応が亢進しており，交感神経機能亢進が示唆された。発汗系，膀胱系には異常はみられなかった。9月 20 日に行った 2 回目の tilt 試験では，起立性低血圧は消失していたが，起立性頻脈は 40/分で依然として残存していた（図 51）。

その後の臨床経過：9月中旬には日常生活に支障がなくなり，9月 22 日，退院した。退院の時点では，立ちくらみ症状が持続していたが，その後，徐々に軽快し，立ちくらみ症状の出現から約 8 カ月にあたる 1991 年 4 月頃には，完全に消失した。4月 22 日に施行した 3 回目の tilt 試験では，心拍数も正常化していた（図 51）。

コメント：本症例の診断が単純ヘルペス脳炎であることはほぼ確実であるが，1990 年 8～9 月（脳炎の発症から 2～3 カ月目）の時点で捉えると，POTS/OI と診断することも可能である。以下の理由から，本症例は POTS/OI の発生機序を考える上で貴重な症例と思われる（ただし，すべての POTS/OI 症例が本症と同様の発生機序で生じるとは筆者も考えていない）。①すでに述べたように，POTS/OI 症例の多くでウイルス感染の先行が示唆されているが，本症例の先行感染は単純ヘルペス脳炎という劇的な形をとったため，ウイルス感染が POTS/OI を惹起し得ることが明白に証明された。②本症例の責任病巣が中枢神経系内にあることは確実で，本症例は POTS/OI の中枢神経障害説を強く支持している。

文　献

1) Fouad, F.M., Tadena-Thome, L., Bravo, E.L. & Tarazi, R.C.：Idiopathic hypovolemia. Ann. Intern. Med. 104 (3)；298-303, 1986.
2) Furlan, R., Jacob, G., Snell, M., Robertson, D., Porta, A., Harris, P. & Mosqueda-Garcia, R.：Chronic orthostatic intolerance. A disorder with discordant cardiac and vascular sympathetic control. Circulation 98 (20)；2154-2159, 1998.
3) Hoeldtke, R.D., Dworkin, G.E., Gaspar, S.R. & Israel, B.C.：Sympathotonic

orthostatic hypotension : A report of four cases. Neurology 39 (1) ; 34-40, 1989.
4) Jacob, G., Shannon, J.R., Black, B., Biaggioni, I., Mosqueda-Garcia, R. & Robertson, R.M. & Robertson D. : Effects of volume loading and pressor agents in idiopathic orthostatic tachycardia. Circulation 96 (2) ; 575-580, 1997.
5) Jacob, G., Shannon, J.R., Costa, F., Furlan, R., Biaggioni, I., Mosqueda-Garcia, R., Robertson, R.M. & Robertson, D. : Abnormal norepinephrine clearance and adrenergic receptor sensitivity in idiopathic orthostatic intolerance. Circulation 99 (13) ; 1706-1712, 1999.
6) Khurana, R.K. : Orthostatic intolerance and orthostatic tachycardia : A heterogeneous disorder. Clin. Auton. Res. 5 (1) ; 12-18, 1995.
7) 金　敬洙, 本定　晃, 多賀邦章, 内田健三, 元田　憲, 森本真平, 竹田亮祐：特発性起立性低血圧－交感神経緊張型の病態について－. 日医新報 2873 ; 24-29, 1979.
8) Low, P.A., Opfer-Gehrking, T.L., Textor, S.C., Schondorf, R., Suarez, G.A., Fealey, R.D. & Camilleri, M. : Comparison of the postural tachycardia syndrome (POTS) with orthostatic hypotension due to autonomic failure. J. Auton. Nerv. Syst. 50 (2) ; 181-188, 1994.
9) Low, P.A., Opfer-Gehrking, T.L., Textor, S.C., Benarroch, E.E., Shen, W.-K., Schondorf, R., Suarez, G.A. & Rummans, T.A. : Postural tachycardia syndrome (POTS). Neurology 45 (Suppl 5) ; S 19-S 25, 1995.
10) Low, P.A., Schondorf, R., Novak, V., Sandroni, P., Opfer-Gehrking, T.L. & Novak, P. : "Postural tachycardia syndrome" Clinical Autonomic Disorders. 2 nd ed. Low, P.A.ed. Philadelphia, Lippincott-Raven Publishers. 1997. p. 681-697.
11) 大国真彦："起立性調節障害" 新小児医学体系, 10 D, 小児循環器病学IV. 阿波彰一, 小佐野満, 神谷哲郎, 本田　悳編. 東京, 中山書店. 1984. p.397-407.
12) Schondorf, R. & Low, P.A. : Idiopathic postural orthostatic tachycardia syndrome : An attenuated form of acute pandysautonomia? Neurology 43 (1) ; 132-137, 1993.
13) Shannon, J.R., Flattem, N.L., Jordan, J., Jacob, G., Black, B.K., Biaggioni, I., Blakely, R.D. & Robertson, D. : Orthostatic intolerance and tachycardia associated with norepinephrine-transporter deficiency. N. Engl. J. Med. 342 (8) ; 541-549, 2000.
14) Streeten, D.H.P., Anderson, G.H.Jr., Richardson, R. & Thomas, F.D. : Abnormal orthostatic changes in blood pressure and heart rate in subjects with intact sympathetic nervous function : Evidence for excessive venous pooling. J. Lab. Clin. Med. 111 (3) ; 326-335, 1988.

15) Streeten, D.H.P. : Pathogenesis of hyperadrenergic orthostatic hypotension. Evidence of disordered venous innervation exclusively in the lower limbs. J Clin. Invest. 86 (5) ; 1582-1588, 1990.
16) Streeten, D.H. & Scullard T.F. : Excessive gravitational blood pooling caused by impaired venous tone is the predominant non-cardiac mechanism of orthostatic intolerance. Clin. Sci. Colch. 90 (4) ; 277-285, 1996.
17) 田村直俊, 島津邦男, 山元敏正, 糸川かおり, 濱口勝彦：単純ヘルペス脳炎後に生じた交感神経緊張型起立性低血圧の1例. 臨床神経 36 ; 1161-1165, 1996.
18) 田村直俊：体位性頻脈症候群 postural tachycardia syndrome (POTS). 自律神経 36 ; 304-310, 1999.
19) 田村直俊, 島津邦男：体位性頻脈症候群/起立不耐症. 1. 歴史的背景. 自律神経 37 ; 549-556, 2000.
20) 田村直俊, 島津邦男：体位性頻脈症候群/起立不耐症. 2. 臨床的特徴と病態生理. 自律神経 37 ; 609-617, 2000.

(田村　直俊)

2. 神経循環無力症 (neurocirculatory asthenia, NCA)

　NCAの起源は，1871年Da Costa[1]が南北戦争のとき，軍隊に情動性の機能障害のあるものをirritable heartと命名したのに始まり，これは下痢などの消化器症状の後に起こるものが多く，心臓部痛，動悸，運動時の胸痛などの発作を示すものであったという。

　下って1916年，Mackenzieがsoldier's heartの言葉を用い，1918年，Oppenheimer[11]が類似の症候群に対しNCAという用語を用いた。1919年，Lewis[8]が第一次大戦中の心臓脈管系に限定した病的状態を研究し，effort syndromeと命名し，NCAという表現は，これらのうちで最も一般的な表現であるため，その後この概念が採用されるようになったという。だがLewis[8]も認めるごとくNCAとOHはoverlapする概念であり，NCAの患者の3/4は，めまい，ふらつき，視力障害を訴え，多くの患者は起立時に30〜40 mmHgの血圧下降があったという（Wagner[15]）。1993年Robertson[12]らはNCAと同様な症候群をorthostatic intolerance syndrome (vasoregulatory asthenia) と呼称し，僧帽弁逸脱を含み，慢性疲労症候群と多くの点で類似していることを述べた（Shannon[14]）。この症候群の臨床的特徴を次のごとく記述した。

1) この症候群の患者の30%は起立性低血圧がなくても，著明な起立性頻脈をあらわし，また，食後にのみ起立性低血圧があらわれることがある。
2) このvasoregulatory asthenia の多くの患者は血液量の5〜8%が減少する。この時々みられる血液量の減少により，低血圧と頻脈が説明できる。
3) このvasoregulatory asthenia の病因には，どうしたものか心房性ナトリウム利尿性因子が関与している。この増加は夜間睡眠中の腎臓灌流の増加と相俟って夜間多尿の原因となる（Robertson 1995)[13]，また，この症候群の起立性頻脈の原因としてnorepinephrine transporterの障害を問題にしている（Shannon[14]）。

　また，近年，米国精神医学会（American Psychiatric Association：

APA）ではパニック障害という言葉が広く用いられ，この言葉の語源はNCAと同じくDa Costaのirritable heartであるとし，NCA，心臓神経症，orthostatic intoleranceを入れて包括的名称として使用しているようである。注意せねばいけない領域と考えられる。

a. 自覚症状

表122は，Cohenら[2,3]，長澤ら[9,10]がNCAの症状をまとめたものであるが，自律神経失調症状を主体にしており，心臓に関係する症状ばかりでなく，呼吸に関する症状も多く，胸痛は"ちくちく"する痛み，呼吸困難，動悸，めまいなどの循環器系の自覚症状を有し，症状は流動的で，かつ日により変わる。原因となる器質的疾患がないことが条件であるが，NCAと低血圧とは合併することがあり，両者の間に一線を引くことが困難なことがあるという。

b. 心電図

T_{II}，T_{III}の平低ないし陰性を示すものがかなりあり，ST下降を示すものも若干みられる。また，起立により，T_{II}，T_{III}の平低化ないし陰性化がみられることは，NCAの特徴的所見の一つであるとされている。

表122 NCAにみられる症状（99例）

症　状	慢性型(74例)	急性型(25例)	症　状	慢性型(74例)	急性型(25例)
息切れ・呼吸困難	99%	79%	十分に息が吸い込めない	74%	41%
動悸	92	82	体重減少	72	72
易疲労性	91	93	頭痛	71	46
神経質	88	82	悪夢	63	55
めまい	86	57	死の恐怖	62	52
不眠	84	68	ため息	61	39
仕事の制限	83	55	食欲不振	55	59
失神	82	42	窒息感	50	28
恐怖感	79	56	しびれ	49	36
胸痛（左側）	77	61	嘔吐・下痢	45	43
発汗	76	63	頻尿	42	23

(Cohen[2]，長澤[9]，1980)

表 123　心胸郭比，起立時 T_{II} 減高度，呼吸曲線所見と心理テストの関係

	CMI		YG テスト	
	正常	異常	正常	異常
心胸郭比	小	普通	小	普通
T_{II} 減高度	著明	不著明	(差なし)	
呼吸曲線異常所見数	少	多	少	多

(長澤・他, 1980[9])

なお，呼吸曲線の不整，横隔膜運動の異常，呼吸間隔の不整，呼吸曲線の非直線性，"ため息"現象などの異常が認められるという。

c. 病態生理

この NCA に関する病態生理について，近年，epinephrine に対する過敏性増加が報告され，この病状は増加せる交感神経過敏性（β-adrenoreceptor hypersensitivity）に原因すると考えられるようになった（Jacob[4]）。

d. 心理テスト

長澤ら[9,10]は，心理テスト正常例は神経循環無力症，あるいは狭義の心臓神経症という病名が適当であり，この中には低血圧，小心臓症候群などが含まれるが，パニック障害と異なるものと考えており，これに対して心理テスト異常例（CMI, YG）はパニック障害と同じ領域のものである可能性が強く，そしてこの心理テスト異常例は呼吸曲線に異常があるものが多く，これが客観的指標の一つである可能性があるという。また，心胸郭比（CTR）は正常範囲であったという（表 123）。これらの研究に対し，木村登ら[7]は，NCA の症状は心悸亢進，呼吸困難，前胸部痛，疲労感を四大症状とし，表 124 に示すごとく診断基準を考えたが，長澤ら[9]の発表と対比して検討すべきであろう。前述したように，OH と NCA は重なりあう概念であるが，現在日本ではかなりはっきりと区別して用いられている。OH の研究の歴史は古く，また，近縁疾患が多く混乱を招いていることは否定できないが，合併する症例も見逃す訳にはいかない（本多[5,6]）。

表 124　NCA の診断基準

①心臓部に限局して痛みあるいは不快感などを訴えるが，それは運動時でなく安静時にさしたる誘因なく起こり，比較的長時間（15分以上）つづくことが多く，特にその部位をはっきり指で示しうる場合，そのような場合にしばしばその部位に圧痛が証明される．
②ときどきため息をつくことが問診で確かめられるか，視診において呼吸の周期と大きさにむらがあることが確かめられる（呼吸曲線を描記すれば非常にはっきりする）か，または，肺肝境界の呼吸性移動の良否を確かめるために深呼吸と深吸気で呼吸を止めさせようとしてもうまくゆかない場合．
③いわゆる vitamin B_1 欠乏症に似た所見が得られる場合 　(1)　鋭脈ないし鋭脈気味 　(2)　肺肝境界の呼吸性移動の不良 　(3)　相対性心濁音界の右方へのわずかな拡大 　(4)　第2肺動脈音の亢進 　(5)　腓腹筋の緊張と圧痛 　(6)　Tibia Kante の軽い浮腫 　(7)　便秘がち 　(8)　ECG における軽い右冠不全像

上記①，②，③のうち二つ以上存在する場合に一応 NCA と診断する（木村　登[7]）

文　献

1) Da Costa, J.M.：On irritable heart. Am. J. Med. Sci. 121；17-53, 1871.
2) Cohen, M.E., White, P.D., Johnson, R.E.：Neurocirculatory asthenia, anxiety neurosis of the effort syndrome. Arch. Intern. Med. 81；260-281, 1948.
3) Cohen, M.E.：Neurocirculatory asthenia (anxiety neurosis, neuroasthenia, effort syndrome, cardiac neurosis). Med. Clin. North. Amer. 33；1343-1356, 1949.
4) Jacob, G., Biaggioni, I.：Idiopathic orthostatic intolerance and postural tachycardia syndrome. Am. J. Med. Sci. 317 (2)；88-101, 1999.
5) 本多和雄：神経循環無力症と起立性低血圧. 循環科学 9 (2)；152-156, 1989.
6) Honda, K., Nagasawa, K., Yo, S.："Neurocirculatory asthenia (NCA)" Modern Orthostatic Hypotension. Honda, K. ed. Torino. Edizioni Minerva Medica. 1997. p 163-165.
7) 木村　登, 草場　正：NCA. 臨床医. 3 (12)；1746-1748, 1977.
8) Lewis, T.：The soldier's heart and the effort syndrome. New York. Paul. B. Hoeber 1919.
9) 長澤紘一・他：神経循環無力症. 循環器の臨床 5, 東京, 朝倉書店. 1980. p.97-111.

10) Nagasawa, K., et al. : Analytical studies on neurocirculatory asthenia and related diseases using psychological and cardiovascular parameters. Jap. Heart J. 22 (4) ; 497-508, 1982.
11) Oppenheimer, B.S., et al : The psychoneurotic factor in the "irritable heart" of soldiers. Br. Med. J. 2 ; 29-31, 1918.
12) Robertson, D., Beck, C., Gary, T. : Classification of autonomic disorders. Int. Angiol. 12 (2) ; 93-102, 1993.
13) Robertson, D. : "Disorders of autonomic cardiovascular regulation : Baroreflex failure, Autonomic failure, and Orthostatic intolerance syndrome". Hypertension, Pathophysiology, Diagnosis and Management. 2nd ed. Laragh, J.H. and Raven, B. ed. New York. Press Ltd. 1995. p 941-959.
14) Shannon, J.R., Flatterm, N.L., Jordan, J., et al. : Orthostatic intolerance and tachycardia associated with norepinephrine−transporter defficiency. N. Engl. J. Med. 342 (8) ; 541-549, 2000.
15) Wagner, H.N. : Orthostatic hypotension. Bull. Johns Hopkins Hospital. 105 ; 322-359, 1959.

(長澤紘一)

3. 心臓神経症

　従来，内科領域において親しまれていた"心臓神経症"なる語句は精神科領域において1980年に米国精神医学会の公式診断基準によりパニック障害（panic disorder, PD）と呼称されるようになった。また，この語句の起源はNCAと同じく1871年のDa Costa[1]の"irritable heart"から始まったという。しかし，OHとの関連性についての報告は比較的に少ないのではないかと考えられる。

【症例】49歳，女性，主婦
主訴：胸内苦悶，胸痛。
家族歴：約8年前，日連正宗の役員になり，夜間にこの仕事のために1週間に5日くらい出かけることがあった。断り切れない難しさがあり，家庭内で夫に苦情をいわれ，現在負担になっている。
既往歴：1959年，市役所を退職するにあたり，弟が採用される条件で退職したためにひどく腹を立てたことがあり，その当時胸内苦悶が起こり一度入院した。その後，なにか悩みごとがあると胸内苦悶が起こるようになり，心臓神経症の病名で，今までに12～13回入院・退院を繰り返していた。
現病歴：1979年5月始めごろより，全身倦怠感あり，7月15日ごろより起床困難，立ちくらみ，嘔気が時々あり，食欲がなく，頭痛がある。7月25日トイレに行った後に左胸部痛，動悸を覚え，7月26日に入院。胸部重圧感，呼吸困難は一晩のうちに体調を狂わせ病状が悪化したという。
諸検査成績：起立試験・ECG-T_{II}の0.1mVの減高（表125）。Valsalva maneuver－正常反応。handgrip－昇圧反応。carotid occlusion－positive。過換気試験－血圧不変（血管中枢の機能低下？）。暗算試験－陽性。寒冷昇圧試験（4℃）－hyperreactor。UCG－異常なし。尿中カテコラミン・NAD 37.1 μg/day, AD 13.6 μg/day, 血中セロトニン 0.163 μg/2 ml, 成長ホルモン 2.0 ng/ml。血漿レニン活性 0.9 ng/ml/hr（臥床2時間），その後座位2時間

表 125 起立試験

日付	臥床 10 分		起立 10 分	
	血圧（中央値）	脈拍	血圧（中央値）	脈拍
7.26 '79	124〜100	60	104〜78	60
7.28 '79	126〜 80	54	92〜68	66
8. 1 '79	122〜 80	54	94〜70	68
8.23 '79	130〜 90	60	92〜68	64
8.29 '79	126〜 84	52	114〜72	58

表 126 心理テスト

CMI	IV領域
MAS	30
SDS	53
YG	E（AE）
FSS	相当ある－11 項目
	非常にある－1 項目
MPI	E^+　N^+　偏倚　↑↑
断行行動調査表	13/30 が非断行的行動
MMPI	neurotic traid
P-F スタディ	外罰方向要求固執型：前半に e，後半に M が多く，対人関係，家庭構造に問題がありそうである。
K-SCT	positive, passive な性格であるが，家庭問題，特に長男の受験問題に悩んでいる。

で 1.7 ng/ml/hr。

心理テスト：（表 126）。

治療経過：本症例は，1979 年 7 月 27 日より 9 月 6 日まで入院していたが，一時家庭の都合と夫の強い要望により退院した。外来で薬物と自律訓練法の治療を行っていたが，再び悪化し，胸内苦悶，胸痛，左手のしびれ感を起こし再入院となる。当時，起立試験は立位をとることができないほどの重篤な OH であった。

再入院時の心理テストでは，不安神経症から，やや心気状態に移行した感じであった。

1979 年 10 月 1 日より 12 月 22 日まで再入院した。胸内苦悶，胸痛は加療に

より軽快し，現在は時々外来受診し，日常生活ができるまでになっている。

他にもう1例，前胸部痛（胸骨中央部）を主訴とする31歳の男性のOHを経験しているが，前胸部痛が起床時に頻発し，初診時起立試験は臥床10分で血圧120/70 mmHg，脈拍65，起立10分で血圧90/60 mmHg，脈拍97であり，心電図の起立試験では$T_{II} 0.3 mV$の減高があった。

近年，日本においては，厚生省循環器病研究班（主任，春見健一[2]。1988）が組織され，"いわゆる心臓神経症の診断基準ならびに治療薬薬効評価法の確立に関する研究"がなされており，また，注目すべき報告もある（石川[3]，坂本[5]，野村[4]）。本書のNCA，POTSの他の項目にも記載されるごとく，OHとの関係は複雑であり，症例により，自律神経系および心身医学的研究の余地はこれからも残されていることが考えられる。

文　献

1) Da Costa, J.M.：On irritable heart：A clinical study of a form of functional cardiac disorder and its consequences. Am. J. Med. Sci. 61；17-52, 1871.
2) 春見健一：いわゆる心臓神経症とは何か. 呼と循. 36 (10)；1051-1057, 1988.
3) 石川　中：心臓神経症－治療のポイント. 東京. 医歯薬出版. 1970.
4) 野村　忍. 末松弘行：心臓神経症，神経循環無力症－心身医学から－. 循環科学 9 (2)；144-146, 1989.
5) 坂本二哉：心臓神経症. 診断と治療 76 (3)；828-833, 1988.

（長澤紘一）

4. 慢性疲労症候群と起立性低血圧

慢性疲労症候群（以下 CFS と略す）は，1988 年に米国防疫センターによって診断基準が作成されて（Holmes[5]）以来，その病因について神経系－免疫系－内分泌系の連関した疾患として各領域から検索が進められてきた。わが国においても，1991 年に厚生省の研究班が発足し，表 127 に示した診断基準が定められている（木谷[9]）。これまでの研究から CFS は，典型的にはウイルス感染を契機としておこる，外的あるいは内的ストレスに対抗しきれなくなった生体が示す非特異反応であり，ストレスの原因も一定でなければ，生体反応も個体差があって一定でない，多因子多形性をもった症候群と理解されている。免疫系の異常では，NK (natural killer) 細胞活性の低下，T リンパ球の異常，補体や免疫グロブリンの高値，異型リンパ球の出現，自己抗体や免疫複合物の出現などが報告されている。内分泌系の異常では，CRH (corticotropin releasing hormone) の作用低下，ACTH (adrenocorticotropic hormone) やコルチゾールの低下，DHEA-S (dehydroepiandrosterone-sulfate) の低下，17-KS-S (ketosteroid-sulfate) の低下などが報告されている。また，神経系の異常としては，画像上の脳血流低下や脳波異常がみられることや，うつ病，神経症，身体表現性障害などと類似した症状を呈することが知られており，さらに最近になって，循環動態を中心とする自律神経機能に異常のあることが注目されている。ここでは，CFS 患者について起立試験を施行した筆者らの結果を紹介し，次に自律神経機能からみた CFS の病態について述べる。

a. 慢性疲労症候群の起立試験

表 128 には，CFS の 8 例についてわれわれの行った起立試験（シェロング試験）の結果を示す（久保[7]）。対象の 8 例のうちでウイルス感染後の発症例が 4 例，非感染例での確診例が 2 例，疑診例が 2 例である。まず，安静臥位時においては，洞性頻脈（心拍数が 100/分以上）を示すものが 2 例，低血圧（収縮期血圧が 100 mmHg 以下）を示すものが 2 例，脈圧狭小（脈圧が 25

表 127　慢性疲労症候群（CFS）の診断基準（厚生省）の要約[9]

A　大基準
  1　強い疲労が 6 ヵ月以上持続または再発を繰り返し，生活が著しく損なわれている
  2　他の疾患が除外される（心身症，神経症，うつ病などの既往がある場合も除く）

B　小基準
  I　症状基準（6 ヵ月以上持続または繰り返されている）
    1　微熱（腋窩温で 37.2〜38.3℃）あるいは悪寒
    2　咽頭痛
    3　頸部あるいは腋窩のリンパ節腫脹
    4　原因不明の筋力低下
    5　筋肉痛あるいは不快感
    6　軽労作後 24 時間以上続く全身倦怠感
    7　頭痛
    8　腫脹や発赤を伴わない移動性関節痛
    9　精神神経症状：羞明，一過性暗点，健忘，興奮，昏迷，思考力低下，集中力低下，うつ状態のうちひとつ以上
    10　睡眠異常（不眠または過眠）
    11　発症時おもな症状が数時間から数日の間に発現
  II　身体所見基準（少なくとも 1 ヵ月以上の間隔をおいて 2 回以上）
    1　微熱
    2　非滲出性咽頭炎
    3　リンパ節の腫大（頸部，腋窩）

　①　A の 2 項目＋B I の 6 項目以上＋B II の 2 項目以上，または，②　A の 2 項目＋B I の 8 項目以上，で CFS と診断する。
　A の 2 項目を満たすが B で満たさないときは CFS 疑診例とする。
　CFS（疑診例を除く）のうち感染症に続発して症状が発現した例は感染後 CFS と呼ぶ。

mmHg 以下）を示すものが 1 例あり，脈拍あるいは血圧のいずれかの異常が 8 例中 5 例で認められた。一方，起立時については，体位性頻脈症候群（POTS：postual orthostatic tachycardia，起立 5 分以内に心拍数が 30 拍/分以上増加するか，または心拍数が 120/分以上になるもの[11]）を示すものが 5 例で，起立性低血圧（OH：orthostatic hypotension，起立 5 分後の収縮期血圧の低下が 20 mmHg 以上）が 1 例，脈圧狭小が 2 例でみられ，8 例中 7 例でいずれかの異常が認められた。すなわち，CFS においては安静臥位時および

表 128 慢性疲労症候群（CFS）における起立試験時の心拍数と血圧の所見[7]

	年齢（歳）	性	CFS 型	安静時	起立時
1	20	女性	感染後	洞性頻脈	POTS
2	38	男性	感染後	低血圧	POTS
3	32	男性	感染後	洞性頻脈	POTS　脈圧狭小
4	57	女性	感染後	脈圧狭小	脈圧狭小
5	32	男性	確診		POTS
6	40	男性	確診		OH
7	20	男性	疑診	低血圧	
8	50	女性	疑診		POTS

洞性頻脈：心拍数が 100 拍/分以上，低血圧：収縮期血圧が 100 mmHg 以下，脈圧狭小：脈圧が 25 mmHg 以下，POTS（起立性頻脈症候群）：起立5分後の心拍数が 30 拍/分以上増加，または心拍数が 120 拍/分以上，OH（起立性低血圧）：起立5分後の収縮期血圧の低下が 20 mmHg 以上

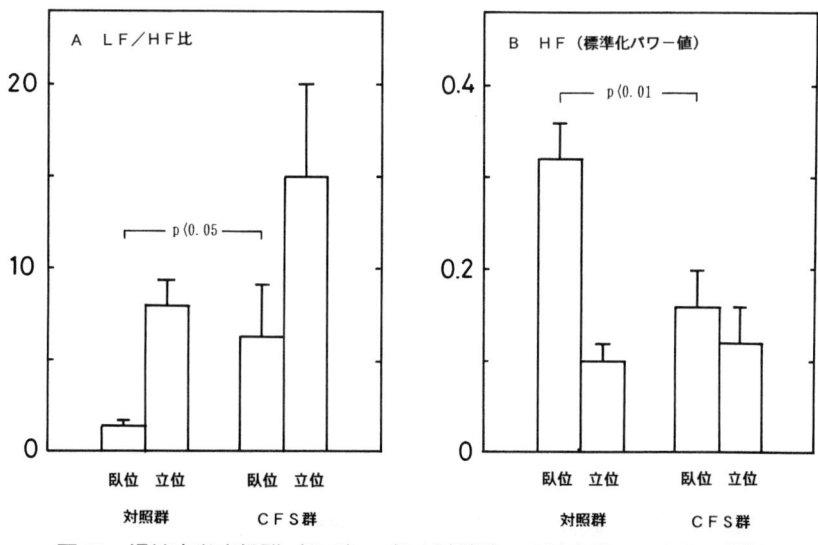

図 52　慢性疲労症候群（CFS）の起立試験時の心拍変動スペクトル解析

立位時において，循環調節に異常を示すことが多いといえる。

図 52 には，上の 8 例について行った起立試験時の安静臥位時と起立時の心拍変動（HRV：heart rate variability）のスペクトル解析の結果を，11 例の健常対照群と比較して示す。パワースペクトル解析は最大エントロピー法を用

いた解析ソフト MemCalc（諏訪トラスト，札幌）で行った。解析データは2分間のサンプリングでの臥位ならびに立位後の5，6，7分における解析値の平均値をとり，図には平均値±標準誤差で示した。パワースペクトル成分は，McCraty ら[12]の方法に従い，低周波数成分 LF：0.01〜0.08 Hz，高周波数成分 HF：0.15〜0.45 Hz とした。交感神経機能を反映すると考えられている LF/HF 比は（図52-A），対照群，CFS 群ともに立位で上昇を示すが，CFS 群では安静臥位の値が対照群の立位に近い値を示し，立位ではさらに高くなった。一方，副交感神経機能を示す HF 値（図52-B：総パワー値に占める割合を表す標準化パワー値で表示）は，両群ともに立位で低下を示すが，安静時の値は有意に CFS 群で低かった。以上の結果より，CFS においては，安静臥位時より交感神経機能が亢進し，副交感神経機能が低下しており，立位によって交感神経機能はさらに高まることが示された。

b. 慢性疲労症候群と低血圧

低血圧と疲労感とのあいだに相関があることは，Pilgrim ら[13]や Wessely ら[18]の報告がある。イギリスの公務員約1万人を対象とした調査では，低血圧群においてめまい，疲労感，身体愁訴の訴えが多く，非低血圧群に比較すると男性で1.2倍，女性で1.3倍であったと述べている（Pilgrim[13]）。一方，De Becker[3]らは，CFS 群で安静臥位時の心拍数が高い傾向があることをみている。われわれは[8]，血圧測定時に聞こえるコロトコフ音を図示したコロトコフ音図で，虚血型と呼ばれる弱い音を示すものは，疲労感を強く訴えることを報告した。虚血型は，収縮期血圧が低いときや脈圧が狭いときに記録されることが多い。

c. 慢性疲労症候群と起立性低血圧，起立性頻脈

Low ら[10]は起立時に収縮期血圧で30 mmHg 以上の低下がみられる OH 患者の72％で慢性の疲労がみられることを報告している。症状として同時に，ふらつき，思考や集中障害，かすみ眼，ふるえ，不安などの症状を伴うことを述べている。

CFS 患者に対するヘッドアップチルト試験（HUT）では，いくつかの異常

が認められている。Freemanら[4]はイソプロテレノール（Iso）を使用しないチルト試験で，16名中9名で著明な低血圧反応を見ている。Bou-Holaighら[1]は，Isoを併用したHUTにおいてCFSの23人中22人で，対照群では14人中4人で失神または前失神状態を認めている。Isoを試用しないHUTのみでは，CFSの23人中16人でみられたが，対照群ではみられておらず，HUTは感度が低いものの，CFSに神経調節性低血圧あるいは失神（neurally mediated hypotension or syncope）を伴う自律神経機能異常があることが証明されたと述べている。同時に，フルドロコルチゾン，β-遮断薬，ジソピラミドなどの神経調節性失神の治療薬が9例で著効を示したことも報告している。そして最近の報告では，CFSの600例以上にHUTを行い，77％の症例で低血圧症状または失神が見られ，また，それらがみられなかった症例においては，POTSが多くみられたことを発表している（Rowe[14]）。POTSとは，Lowら[11]が提唱している新しい疾患概念であり，診断基準として，①起立5分以内に，心拍が30/分以上増加する，②起立5分以内に，心拍数が120/分以上になる，③起立により，常に症状（軽度の頭痛，かすみ目または視野狭窄，動悸，全身の震える感じ，とくに下肢の脱力）が出現する，があげられている。そして，Lowら[15]もPOTSの16症例について検討し，CFSと似た症状がみられること，7例でウイルス感染が先行していたことより，両疾患の間に深い関連があることを唱えている。Karasら[6]は，POTSと疲労感，耐運動能の低下，認知障害などの症状との関係を指摘している。Davisら[2]は湾岸戦争に参戦した兵士で報告された湾岸戦争症候群の症例でみられた，疲労感，関節痛，頭痛，睡眠障害，ふらつき，呼吸困難感，記憶力や集中力障害などの症状がCFSに似ていることから，ひどい疲労感を訴えたもの14例においてHUTを行い，薬剤併用なしで4例，Isoの併用で5例の計9例（64％）で低血圧反応が認められたと報告している。運動能については対照群と差がないため，疲労による運動不足で心血管系のデコンディショニングが起こったのではなく，自律神経系の一次的な障害であることを考察で述べている。

d．心拍変動解析からみた慢性疲労症候群の自律神経機能

Stewartら[17]は，小児のCFS症例においてHUTで陽性に出ることが多く，

HRV の時間領域解析およびスペクトル解析で得られる種々の係数が，臥位時にはすべて低値を示し，立位による変化が少ないことを述べている．このスペクトル解析の結果については，われわれの報告と同様である．De Becker ら[3]は，CFS 群で立位にしたときの脈拍増加が有意に大きく，低周波数成分パワー値が対照群に比べて高いことを報告している．Sisto ら[16]は，調節呼吸下の HRV を測定し，CFS 群で迷走神経機能が低下していることをみているが，一方で差が認められなかったという報告（Yataco[19]）もある．

e. 慢性疲労症候群の自律神経機能

CFS では循環調節系を中心とする自律神経系の異常が認められることが，多くの報告で明らかになった．検査法としては，起立試験のうちでもとくに HUT が用いられ，心拍数，血圧，心拍変動などが計測されている．その結果からは，OH あるいは失神，または，起立性頻脈がしばしば認められ，交感神経機能が亢進し，副交感神経機能が低下している状態であることが示唆された．

一方で，慢性の疲労による活動性の低下が OH を起こしやすくしている可能性が考えられる．しかし，健康なものが亜急性に疲労症状を呈してくることや，薬剤投与により回復する例では，急速に軽快することなどから，OH は慢性疲労の結果とは考えにくいという意見が強い（Bou-Holaigah[1]）．

CFS におけるこうした自律神経系の障害の原因として，次のようなことが推測されている．
(1) ウイルス感染による自律神経障害．
(2) 副腎機能低下によるグルココルチコイドの低値から，循環血液量の減少．
(3) アレルギーに関連した迷走神経反射の亢進．
(4) 不安や抑うつと関連した自律神経機能の異常．

起立試験からは，血圧が低下する（OH や神経調節性失神）と脈拍が増加する（POTS）の 2 種類の異常が認められているが，その両者の関係について，POTS は下半身に限局した自律神経障害であることから説明されている（Schondorf[15]）．立位により下半身の血液貯留がおこり，心臓への血液還流量が減少するが，心臓における調節機構は障害されていないため，代償性に心拍

数を上げて心拍出量を維持することにより，低血圧は起こらず頻脈のみがみられることになる。

こうした結果をふまえて，多因子の関与する CFS の病因や治療法について自律神経系の観点から再検討が必要であると考える。

文　献

1) Bou-Holaigah, I., Rowe, P.C., Kan, J., et al.：The relationship between neurally mediated hypotension and the chronic fatigue syndrome. J.A.M.A. 274(12)；961-967, 1995.
2) Davis, S.D., Kator, S.F., Wonnett, J.A., et al.：Neurally mediated hypotension in fatigued Gulf War veterans：a preliminary report. Am. J. Med. Sci. 319(2)；89-95, 2000.
3) De Becker, P., Dendale, P., Meirleir, K., et al.：Autonomic testing in patients with chronic fatigue syndrome. Am. J. Med. 105（3 A）；22 S-26 S, 1998.
4) Freeman, R., Komaroff A.L.：Does the chronic fatigue syndrome involve the autonomic nervous system? Am. J. Med. 102(4)；357-364, 1997.
5) Holmes, G.P., Kaplan, J.E., Gantz, N.M., et al.：Chronic fatigue syndrome：a working case definition. Ann. Intern. Med. 108(3)；387-389, 1988.
6) Karas, B., Grubb, B.P., Boehm, K., et al.：The postural orthostatic tachycardia syndrome：a potentially treatable cause of chronic fatigue, exercise intolerance, and cognitive impairment in adolescents. Pacing. Clin. Electrophysiol. 23(6)；344-351, 2000.
7) 久保千春, 稲光哲明, 呉　越, 他：慢性疲労症候群の自律神経機能－起立試験, 心拍変動スペクトル解析, コロトコフ音図の検討－厚生省特別研究事業・疲労の実態調査と健康づくりのための疲労回復手法に関する研究・平成 10 年度研究事業報告書, 80-84, 1999.
8) 久保千春, 稲光哲明, 呉　越, 他：疲労の自律神経機能－コロトコフ音図における虚血型との関係－厚生省特別研究事業・疲労の実態調査と健康づくりのための疲労回復手法に関する研究・平成 11 年度研究事業報告書, 149-155, 2000.
9) 木谷照夫, 倉恒弘彦, 山口浩二：特集慢性疲労症候群（CFS）厚生省研究班の診断基準とその解釈. 日本臨床 50；2600-2605, 1992.
10) Low, P.A., et al.：Prospective evaluation of clinical characteristics of orthostatic hypotension. Mayo Clin. Proc. 70；617-622, 1995.
11) Low, P.A., Opfer-Gehrking, T.L., Textor, S.C., et al.：Postural tachycardia syndrome（POTS）. Neurology（suppl 5）；S 19-S 25, 1995.
12) McCraty, R., Atkinson, M., Tiller, W.A., et al.：The effects of emotion on

short-term power spectrum analysis of heart rate variability. Am. J. Cardiol. 76(14) ; 1089-1093, 1995.
13) Pilgrim, J.A., Stansfield, S., Marmot, M. : Low blood pressure, low mood? B. M.J. 304(6819) ; 75-78, 1992.
14) Rowe, P.C., Calkins, H. : Neurally mediated hypotension and chronic fatigue syndrome. Am. J. Med. 103 (3 A) ; 15 S-21 S, 1998.
15) Schondorf, R., Low, P.A. : Idiopathic postural orthostatic tachycardia syndrome : an attenuated form of acute pandysautonomia? Neurology 43(1) ; 132-137, 1993.
16) Sisto, S.A., Tapp, W., Drastal, S., et al. : Vagal tone is reduced during paced breathing in patients with the chronic fatigue syndrome. Clin. Auton. Res. 5(3) ; 139-143, 1995.
17) Stewart, J., Weldon, A., Arlievsky, N., et al. : Neurally mediated hypotension and autonomic dysfunction measured by heart rate variability during head-up tilt testing in children with chronic fatigue syndrome. Clin. Auton. Res. 8(4) ; 221-230, 1998.
18) Wessely, S., Nickson, J., Cox, B. : Symptoms of low blood pressure : a population study. B.M.J. 301(6748) ; 362-365, 1990.
19) Yataco, A., Talo, H., Rowe, P., et al. : Comparison of heart rate variability in patients with chronic fatigue syndrome and controls. Clin. Auton. Res. 7(6) ; 293-297, 1999.

5. 慢性疲労症候群と小児の起立性低血圧

慢性疲労を主訴とする患者は多い。このような患者で基礎疾患が見つからない原因不明の一群を，慢性疲労症候群（CFS）と呼ぶようになった（Fukuda[1]）。さまざまな身体症状を伴っており，自律神経失調症や不定愁訴との相同性もある。本邦においても厚生省 CFS 研究班が診断基準を設定し，CFS 研究会で学術的な活動をしているが，小児科外来においても慢性疲労感を訴える子どもをみる機会は少なくない。

近年，CFS の中に，neurally-mediated syncope（NMS）や postural tachycardia syndrome（POTS）などの起立時の循環調節不全の存在することが明らかとなった（Schondorf[2]）。第10章で述べたように起立直後性低血圧（INOH）も小児では慢性疲労の重要な原因病態となる（Tanaka[3]）。

これらの病態では，起立時に脳血流が低下することが報告されており，このことが疲労感の出現に関与しているものと考えられる。INOH では起立直後の血圧低下時だけでなく，起立後に血圧が回復した時点においても脳血液量の低下が見られる。この機序は不明であるが，起立直後のふらつき感に加えて，起立中の疲労感をもたらす可能性がある。

POTS では起立時の血圧低下は明確ではないが，これもまた起立時に脳血液量の低下が見られる。これに対して Low らは，起立中の過呼吸が脳血流低下をもたらすとしている。小児においては過呼吸を生じておらず，これが原因とは考えにくい。むしろ，起立時の下半身静脈系への血液プーリングによって賦活される自律神経反射を介しているのかもしれない。

a. 症　例

【症例】13歳，女子。
主訴：不登校，全身倦怠感，頭痛。
現病歴：小学校5年生から倦怠感を訴えていた。中学入学後に倦怠感が増悪し，起立失調症状を伴い，学校を休みがちになった。前医にて起立性調節障害

(OD)と診断され，メシル酸ジヒドロエルゴタミンの内服を行うも改善なし。家でも寝込むことが多くなった。2学期が始まってから3ヵ月間，完全な不登校状態となったため，OD精査，加療目的で紹介された。

既往歴：気管支喘息，アトピー性皮膚炎。

家族歴：特記すべきことなし。

家族構成：一人っ子。両親と父方祖父母の5人家族。

生育歴や生活状況：幼少時から学習塾などの習い事の多い生活を送っていたが，成績優秀，明るく活発，友人は多かった。また，親の言うことをよくきく子であった。小学校5年生ころから倦怠感のため塾を休むようになり，中学受験を断念。性格が快活でなくなった。

公立中学入学直後の6月から，倦怠感強く，不登校が出現した。微熱をたびたび認める。午前中は起きられず，勉強は全く手がつかない。勉強の話をするとイライラし，「学校が恐い」と訴えるようになる。

検査所見：理学的所見，一般血液生化学検査異常なく，内分泌検査においても異常はみられなかった。しかし，起立血圧試験において，35/分以上の心拍増加を認め，体位性頻脈症候群と診断された。また同時に行った脳血液量測定では，起立時に酸素化ヘモグロビン，脱酸素化ヘモグロビン，総ヘモグロビンの低下を認めた（図53）。

慢性疲労症候群の診断基準に合致するが，不安障害を伴った体位性頻脈症候群と診断した。また内向的で過剰適応な性格傾向であり，自我が抑圧された状態と考えられた。

クエン酸タンドスピロン30 mg/dayの内服，母子分離でのカウンセリングを開始。患児は内的感情の表出が乏しいため，カウンセリングによって言語化を促すと同時に，家族療法も並行して行った。症状が持続するため，塩酸ミドドリン4 mg/dayを追加。2週間後から立ちくらみ，頭痛が軽減し，倦怠感も軽減。午前中に起床可能。さらにジヒドロエルゴタミンを追加した。起立試験では，頻脈の改善，脳血液量の酸素化ヘモグロビンの正常化が見られた（図53）。不登校は続いたが，学校のスキー合宿に参加するなどの活動がみられ，また母親に対して，ある程度反抗できるようになるなど，言語化も活発となった。1年半後には，徐々に登校を再開した。

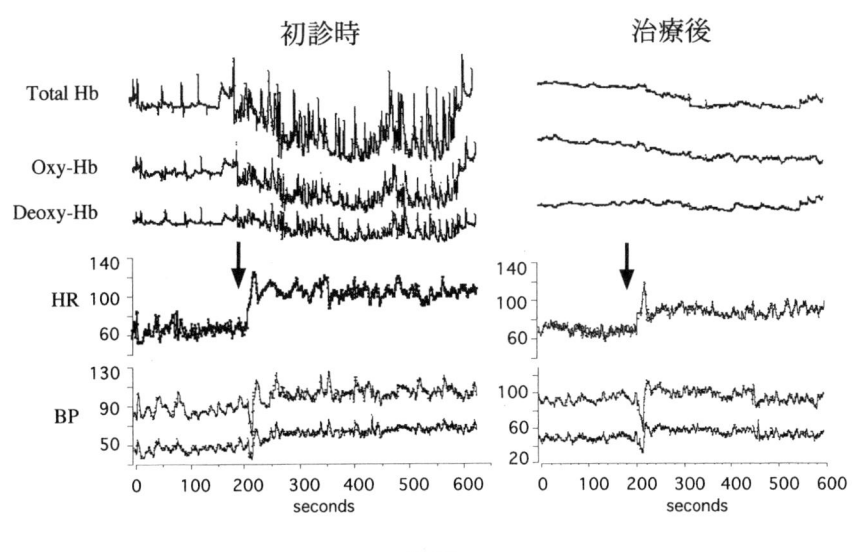

図53

体位性頻脈症候群小児患者の，治療前後における，脳循環ならびに血圧心拍変動。上から，total hemoglobin (total-Hb), oxygenated hemoglobin (oxy-Hb), deoxygenated hemoglobin (deoxy-Hb)，連続心拍 (HR) と血圧 (BP) を示す。治療前には起立 (↓) によって，血圧低下はなかったが，心拍は35/分の上昇を示した。また oxy-Hb, deoxy-Hb が大きく低下し，しかも不安定な動きを示した。これは再臥位によって消失した。薬物による治療によって，この異常は消失した。

b. 考　察

体位性頻脈症候群は，慢性疲労を訴えることが多い。本症にみられたように，神経症的登校拒否を合併している例が多く，これは，体位性頻脈症候群が改善しても持続する。したがって心理社会的背景の推定と，それに基づいたタイムリーな心身医学的介入が必要となる。小児科診療では，決して稀な病態ではないことから，小児科医には心身医学的トレーニングが望まれる。

文　献

1) Fukuda, K., Straus, S.E., Hickie, I., Sharpe, M.C., Dobbins, J,G., Komaroff, A.：The chronic fatigue syndrome. a comprehensive approach to its definition

and study. International Chronic Fatigue Syndrome Study Group. Ann. Intern. Med. 121 (12) ; 953-9, 1994.
2) Schondorf, R., Freeman, R. : The importance of orthostatic intolerance in the chronic fatigue syndrome. Am. J. Med. Sci. 317 (2) ; 117-23, 1999.
3) Tanaka, H., Yamaguchi, H., Matsushima, R., Mino, M., Tamai, H. : Instantaneous orthostatic hypotension in Japanese children and adolescents : a new entity of orthostatic intolerance. Pediatr. Res. 46 ; 691-696, 1999.

〔田中英高,松島礼子,山口　仁,玉井　浩〕

6. 小心臓症候群と低血圧

a. 概念と判定基準

日本では故木村栄一先生[10]がOHの近縁疾患として注目すべきことを述べてより，小心臓症候群の研究は脚光を浴びてきた。阿部ら[2]は，OD児中の小心臓の出現率は本邦の学童の小心臓出現率（1.68％）の7.6倍であり，起立試験により，脈拍数の増加とT_{II}減高が多いという。

判定基準：心臓容積の大小を心胸郭比（CTR）の40％以下のみにて判定することは現在では問題があり（胸部写真を2回撮り判定），現在では心エコーを併用して判定することが良いといわれている（Yu[18]）（表129）。

また，Master[11]は小心臓によるNCAを報告し，心電図でⅠ誘導でlow voltage QRS，Ⅱ，Ⅲ誘導で比較的または絶対的high voltage QRSがNCAまたはeffort syndromeを伴う小心臓の患者に特徴的であり，QRSの右軸偏位が普通にみられることを報告している。

日本では高橋[17]が小心臓の32％にmitral valve prolapse（MVP）を認めるとの注目すべき報告をしている。しかし，この合併例との病態生理的学的相違

表129 The Criteria for Small Heart Syndrome

1) Teleradiogram of the heart
   a) shadow diameter＜12 cm
   b) heart-chest proportion＜0.40
2) Echocardiography
   a) EDD (end-diastolic internal dimension) ＜4.1 cm
   b) EDV (end-diastolic volume) ＜60.9 ml
   c) SV (stroke volume) ＜32.2 ml
   d) FS (fractional shortening) ＞0.26
   e) EF (ejection fraction) ＜0.52
   f) nuclide scintiscanning CI＜3.0 $L.min^{-1}.m^{-1}$

(Yu, C.H. et al. 1997)[18]

についてはまだ解明されていないようである（Gaffney[5]）。そして，panic disorder の患者の 45％にこの MVP を認めるという（Crowe[4]）。しかし，健康若年婦人の約 6.3％にこの MVP が臨床的に存在するとの報告もある（Procacci[13]）。

現在，航空医学の分野でこの小心臓が問題となり，orthostatic intolerance を有する 26 人のパイロットの健康診断で 10 例（38％）に小心臓を認め，正常なるパイロットの検診では小心臓は発見できず，小心臓は OH の原因となる可能性があり，また，小心臓は先天異常であり，骨格筋と心臓筋の発達のバランスの問題と考えられるという（Yu[18]）

b．起立試験と症状分析

起立試験：小心臓症候群（男子 25 名，女子 32 名）について起立試験の結果は表 130 に示すごとくであり，男女とも収縮期圧が有意に下降したが，（P<0.001），拡張期圧は起立試験による変化がなかった。また，男女とも臥位 10 分後の収縮期圧で比較すると，男子 111.8±13.5 mmHg，女子 99.2±10.4 mmHg であり，女子は低血圧であり，男子に比較して有意に血圧の低下を認めている（P<0.001）。しかし，前述のごとく，若年者における起立試験による収縮期圧の統計的変化は，ただちに小心臓のためとはいいがたく（症候性起立性低血圧の項目参照），女子における低血圧のみに，現在のところ問題があるようである（Honda[6,9]）。

症状分析：症状頻度については，健康人（H，33例），本態性低血圧

表 130　小心臓症候群の起立試験

	臥床 10 分		起立 10 分		起立による収縮期血圧差 (mmHg)	起立による心拍数増加	起立による脈圧狭少化
	収縮期血圧 (mmHg)	拡張期血圧 (mmHg)	収縮期血圧 (mmHg)	拡張期血圧 (mmHg)			
男子 (N=25)	111.8± 13.5	60.1±8.6	104.8±*** 12.5	64.1±7.9	7.0±7.8	17.0±8.7	−11.2±10.4
女子 (N=32)	99.2±*** 10.4	61.2±6.6	91.2±*** 10.6	62.6±7.0	8.0±7.4	18.8±9.6	−9.4±7.1

***P<0.001

表 131　症状頻度

症状別	健康人 (N=33)%	本態性低血圧 (N=98)%	小心臓症候群 (N=57)%	起立性低血圧 (N=111)%
A	12	83	77	96
B	0	49	33	52
C	9	52	26	47
D	15	46	44	54
E	0	50	30	55
a	6	55	51	74
b	0	42	42	51
c	6	29	30	39
d	21	79	77	91
e	6	63	61	79
f	21	50	39	59
g	15	58	58	68
h	3	38	35	48

(EH, 98例), 小心臓症候群 (SH, 57例), 起立性低血圧 (OH, 111例) について症状分析を施行した (表131).

D (動悸), b (食欲不振), c (腹痛), d (全身倦怠), e (頭痛), g (発汗異常) の症状頻度は, 本態性低血圧 (EH) と小心臓症候群 (SH) とは類似しているが, その他の項目すなわち, A (立ちくらみ), B (立っていると気持ちが悪くなる, ひどくなると倒れる), E (寝起きが悪い), a (顔面蒼白), f (乗り物酔い), h (便通異常) は健康人＜小心臓症候群＜本態性低血圧＜起立性低血圧の順に症状頻度が増加していた. またC (入浴時悪心) は健康人＜小心臓＜起立性低血圧＜本態性低血圧の順になっていた (図54).

また, 別途に小心臓のNCA症状を分析するために小心臓11例 (平均年齢, 27歳) と健康人11例 (平均年齢, 31歳) について, CohenのNCA症状をFisher's exact probability testを使用して分析したところ, 次の11項目が小心臓として有意差があった. すなわち1) 息切れ, 呼吸困難, 2) 動悸, 3) 易疲労性, 4) 神経質, 5) めまい, 6) 不眠, 7) 仕事の制限, 8) 発汗異常, 9) 悪夢, 10) しびれ感, 11) 嘔吐, 下痢 (表132) であった.

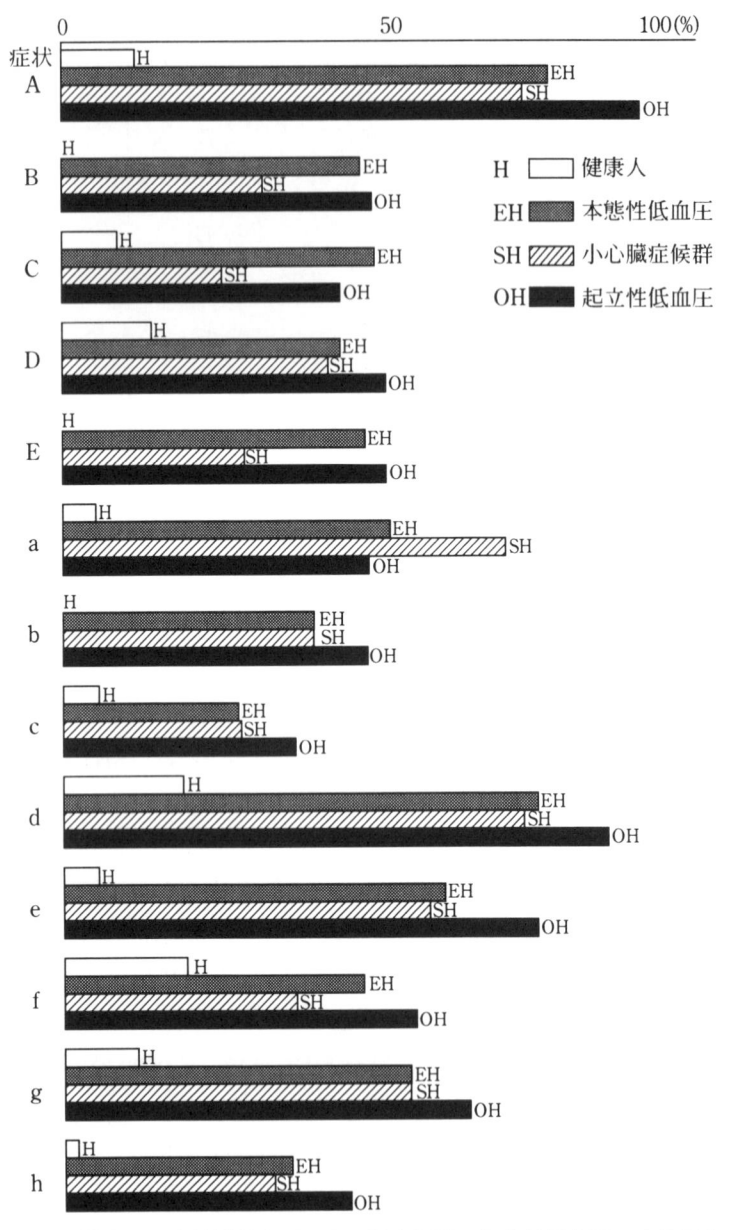

図 54　健康人，本態性低血圧，小心臓症候群，起立性低血圧の症状頻度

表132 小心臓症候群の症状発現頻度 (N=11)

1.	breathlessness	6
2.	palpitation	6
3.	tires easily	9
4.	nervousness	8
5.	dizziness	11
6.	insomnia	7
7.	no heavy work	7
8.	abnormal sweating	7
9.	nightmares	5
10.	paresthesia	5
11.	vomiting or diarrhea	4

(Cohen, 長澤より変更, control とは Fisher's exact probability test により検定)

表133 自律神経機能検査

Valsalva maneuver and Valsalva ratio	disappearance of overshoot	1/11　Valsalva ratio＝1.50±0.23
carotid occlusion	negative pressor reaction	2/11
handgrip	negative pressor reaction	1/11
mental arithmetic	negative pressor reaction	3/11
cold pressor test	decreased	4/11
hyperventilation test	hypofunction and instability of the vasomotor center	7/11

c. 自律神経機能検査

自律神経機能検査：小心臓の患者11例に Valsalva maneuver, carotid occlusion, handgrip, 暗算試験, 寒冷昇圧試験, 過換気試験を施行し, 寒冷昇圧試験が11例中4例に減少し, 過換気試験では血管中枢の機能低下または不安定のものが11例中7例にあった（表133）。

副交感神経機能検査ではECGのR-R間隔のCV%が低いものが10例中7例にあり, Aschner眼球圧迫試験は10例中2例（＋＋）, 1例（＋）であっ

表134 小心臓症候群の副交感神経機能検査
―心電図 R-R 間隔の CV％と Aschner 眼球圧迫試験―

症例	性別	年齢	CV%	評価	症例	性別	年齢	Aschner's test
W.U.	F	23	7.25	―	Y.N.	F	35	(++)
Y.M.	M	16	3.72	低下	Y.T.	F	27	―
H.M.	M	16	4.00	低下	H.T.	M	29	―
Y.T.	F	27	4.90	低下	Y.M.	M	16	―
S.M.	M	37	3.94	低下	I.K.	M	17	―
M.A.	M	25	4.34	低下	M.S.	M	25	―
T.T.	M	49	3.86	―	U.U.	F	23	―
M.S.	M	25	5.48	―	N.K.	F	24	(+)
A.T.	F	38	3.00	低下	K.U.	F	20	(++)
T.S.	M	29	2.30	低下	A.T.	F	38	―

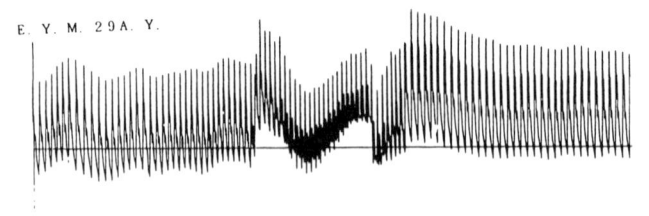

Healthy Subject
E. Y. M. 29A. Y.

Small Heart Syndrome
T. K. M. 35A. Y.

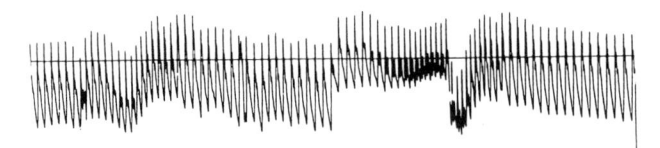

Small Heart Syndrome
(Sporadic PVC)
M. M. M. 25A. Y.

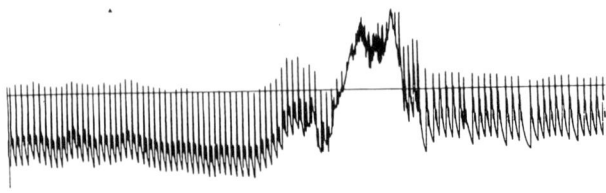

図55 Valsalva maneuver

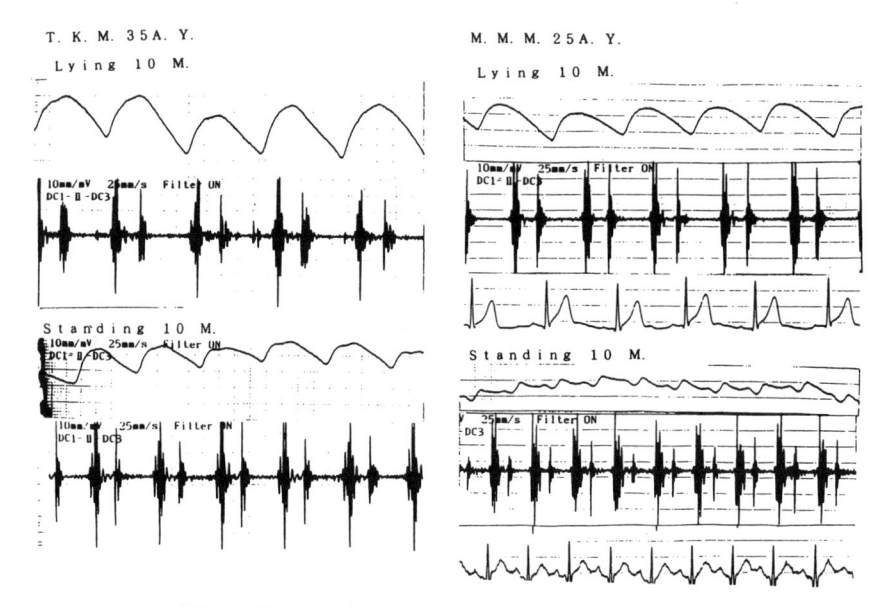

図56　Photoplethysmogram and phonocardiogram

表135　6例の精神発汗減少を伴う小心臓症候群
（血漿セロトニン）

症例	年齢	性別	CV% (ECG)	CTR	plasma serotonin	診断
1) N.K.	24	F	5.99 →	0.37	減少	低血圧
2) A.T.	38	F	3.00 ↓	0.41	→	低血圧
3) A.H.	58	F	3.15 ↓	0.34	減少	起立性高血圧→ 起立性低血圧
4) S.S.	34	M	2.11 ↓	0.39	→	低血圧
5) T.S.	29	M	2.30 ↓	0.41	減少	低血圧
6) K.S.	50	M	2.30 ↓	0.38	減少	低血圧

（→；正常範囲　↓；減少）

た（表134）。

　Valsalva maneuverでは図55に示すように2相に11例中2例にsquare wave responseに似たwaveが出現し4相が低下していた。この2例について，ECG，脈波，心音図，心エコーなどで検査したが，器質的変化を考えさ

また，精神発汗減少を伴う小心臓症候群では plasma serotonin の減少するものが6例中4例にあった（表135）（本多[7]）。

d. 心理テスト

心理テストでは，CMI は III−IV 領域のものが10例中8例，MAS の上昇しているものが9例中7例，SDS の50点以上のものが9例中5例にあり（表136），半数以上が不安，抑うつ傾向にあった。

表136 心理試験

症例	性別	年齢	CMI	MAS	SDS	MMPI
W.I.	M	28	II	12	39	
W.M.	M	15	IV	29	64	borderline profiles
M.M.	M	25	II	9		
Y.T.	F	27	III	24	56	
W.U.	F	23	IV	33	65	diphasic curves
T.K.	M	35	III	17	49	
H.M.	M	29	III	20	49	
M.S.	M	26	III	16	57	
S.M.	M	37	IV		49	
U.U.	F	23	IV	33	65	diphasic curves

e. 脳　　波

脳波では10例中4例に軽度異常を認めたが，いずれも，抑うつ状態，うつ病と診断されたものであった（表137）。

表137 小心臓症候群の脳波異常と SDS

症例	性別	年齢	EEG findings	SDS
H.H.	M	16	slightly abnormal	49
Y.Y.	F	27	slightly abnormal	56
Y.M.	M	16	slightly abnormal	64
W.U.	F	23	slightly abnormal	65

f．起立試験および運動負荷

　小心臓症候群の患者の起立試験，またはエルゴメーターによる運動負荷のためのカテコラミンの変動では，OHのあるなしに関わらず，起立試験によるカテコラミンは正常反応を示しているが，エルゴメーターによる運動負荷においては，運動負荷中，運動負荷後にカテコラミンは不変か，逆に下降傾向にあった（表138）。

表138　小心臓症候群の起立試験と運動負荷試験における血漿カテコラミンの変動

起立試験

症例	性別	年齢	catecholamine (ng/ml)				OH
			lying 10 min.		standing 10 min.		
			AD	NAD	AD	NAD	
Y.M.	M	16	0.00	0.18	0.01	0.61 ↑	(+)
Y.T.	F	27	0.03	0.29	0.03	0.71 ↑	(+)
H.M.	M	29	0.02	0.06	0.02	0.32 ↑	(−)
S.M.	M	37	0.03	0.13	0.04	0.43 ↑	(−)
U.U.	F	23	0.01	0.11	0.01	0.32 ↑	(−)

運動負荷試験

症例	性別	年齢	catecholamine (ng/ml)						OH
			before E.		during E.		after E.		
			AD	NAD	AD	NAD	AD	NAD	
W.I.	M	28	0.04	0.36	0.06	0.25	0.04	0.26	(−)
Y.M.	M	16	0.04	0.21	0.04	0.19	0.04	0.20	(+)
A.S.	F	26	0.03	0.33	0.02	0.43	0.02	0.38	(−)

　健康人6人（平均年齢29歳）と小心臓患者6人（平均年齢27歳）のエルゴメーターによる25W，70回転，10分間の運動負荷による循環動態を比較した。臥位8分，9分，10分の中央値と運動負荷ピーク時（8分目），運動ピーク時と運動中止回復時（中止後3分目）をStudent's t-testにより検討すると，その変動量は収縮期圧のみ有意差（$P<0.01$）があり，小心臓症候群の患者が健康人より収縮期圧が上昇していた（表139）。同様に臥位安静時，運動負荷ピーク時，運動中止後回復時の循環動態の変動率をみると，収縮期圧のみ

表139 小心臓症候群の臥位と運動負荷中の循環動態の変動（変動量）

	SBP	DBP	MBP	HR	SV	CO	CI	TPR
				amount of variation				
X 1-X 2								
	53.22	−9.52	31.361	−7.97	14.38	1.042	0.65	−193
s	27.93	13.71	28.670	15.51	15.52	3.367	2.060	244.9
t	3.299	−1.20	1.8945	−0.89	1.604	0.536	0.546	−1.36
p	0.01	ns	ns	ns	ns	ns	ns	ns

degree of freedom=10.　n1=6, n=6

variations were compared between exercise and resting

	SBP	DBP	MBP	HR	SV	CO	CI	TPR
				amount of variation				
X 1-X 2								
	41.5	−15.8	13.33	−8.5	3.166	0.295	0.266	−335
s	21.62	14.67	25.00	17.26	14.53	3.010	1.823	287.45
t	3.323	−1.86	0.923	−0.85	0.377	0.169	0.253	−2.018
p	0.01	ns	ns	ns	ns	ns	ns	0.1

degree of freedom=10.　n1=6, n2=6

(Student's *t*-test)

表140 小心臓症候群の臥位と運動負荷中の循環動態の変動（変動率）

	SBP	DBP	MBP	HR	SV	CO	CI	TPR
				ratio of variation				
X 1-X 2								
	0.4791	−0.09	0.5226	−0.099	0.146	0.2104	0.1891	−0.07
s	0.2490	0.185	0.5462	0.3427	0.191	0.6050	0.5968	0.079
t	3.3318	−0.91	1.6563	−0.503	1.329	0.6024	0.5489	−1.71
p	0.01	ns	ns	ns	ns	ns	ns	ns

degree of freedom=10.　n1=6, n=6

variations were compared between exercise and resting

	SBP	DBP	MBP	HR	SV	CO	CI	TPR
				ratio of variation				
X 1-X 2								
	0.130	−0.432	−0.01	−0.04	−0.00	0.01	−0.01	−0.600
s	0.070	0.4577	0.092	0.107	0.081	0.088	0.085	0.5263
t	3.189	−1.644	−0.21	−0.67	−0.18	−0.35	−0.36	−1.975
p	0.01	ns	ns	ns	ns	ns	ns	0.1

degree of freedom=10.　n1=6, n2=6

(Student's *t*-test)

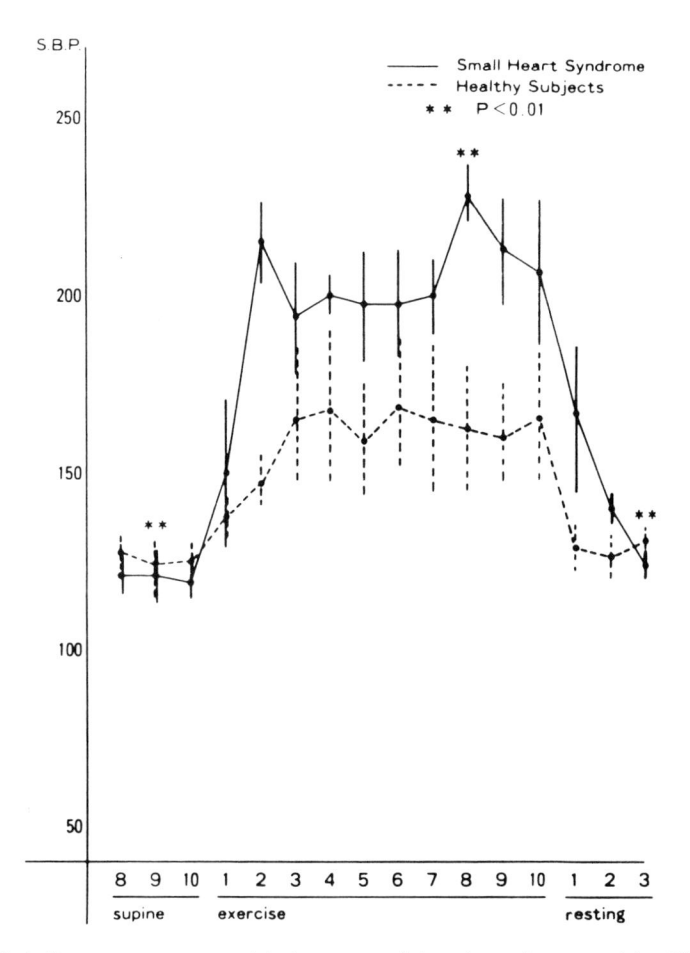

図57 Variations were compared between small heart syndrome and healthy subjects (systolic blood pressure)

正常人として有意差（P＜0.01）があった（表140）。
　図57はこの収縮期圧の変動を図示したものである。

g．症例（精神発汗減少を伴う小心臓症候群の親子例）

　【症例（娘）】A.T. 38歳。女子会社員

表 141 Tilting Test (A.T. 38 Ay.)

	臥位			立位				
	6	8	10	2	4	6	8	10 min.
B.P.	100/64	102/63	102/63	108/76	106/73	110/68	100/75	94/83
Pulse	65	70	65	69	71	72	80	75
S.V. (CC)	67	64	70	56	57	69	52	33
C.O. (L/M)	4.35	4.48	4.55	3.86	4.04	4.96	4.16	2.47
C.I. (L/M^2)	2.9	3.0	3.0	2.6	2.7	3.3	2.8	1.6
TPR (dyne/sec/CM^{-5})	1380	1350	1330	1810	1670	1310	1620	2820

受診動機：プールにて水泳をしたいと思い血圧を測定したところ血圧が80 mmHg しかないといわれ受診。

症状分析：NCA症状分析では神経質，寝つきが悪い。

発汗異常：問診だけであるが腋窩，前胸部，頭部，腰部に発汗が多いという。

精神性発汗定量は non-responder である。

検査成績：CTR＝0.38～0.41。起立試験では低血圧。臥位血圧 87～70 mmHg（7.17.'95）。臥位血圧 85～68 mmHg（7.22.'95）（表141は起立試験の結果）。

心臓エコー検査：僧帽弁閉鎖不全，1度。三尖弁閉鎖不全，2度。左室内径短縮率，42％。駆出率，73％。肺動脈弁閉鎖不全はごくわずかであった（某医大，循環器科報告。4.18.'2000）。

自律神経機能検査：表142に示すごとく理学的機能検査で血管中枢の機能低下または不安定状態が推定され（hyperventilation test），また，副交感神経機能低下（ECGのR-R間隔のCV％の減少，cold pressor test＝hyper-reactor）も考えられた。しかし，残念ながら患者は結婚のために当地を離れ，その後のデータがほとんどとれていない。

表 142　自律神経機能検査

患者：38 歳　女性
1) Valsalva 試験－overshoot は 62 mmHg
　　Valsalva ratio＝1.1
2) 頸動脈閉塞試験＝22 mmHg の昇圧反応
3) Handgrip＝6 mmHg の昇圧反応
4) 暗算試験＝20 mmHg の昇圧反応
5) 過換気試験（3 分間）
　　収縮期圧は 12 mmHg 下降と動揺性＝血管中枢機能低下と不安定
6) 寒冷昇圧試験
　　収縮期圧が 26 mmHg の昇圧反応
　　拡張期血圧は 26 mmHg の昇圧反応（hyperreactor）
7) Aschner 眼球圧迫試験＝陰性
8) 心電図の R-R 間隔の CV％＝3.00％↓

【症例（母）】：A.H.　58 歳，主婦。
主訴：易疲労感，神経質，頭痛（NCA 症状分析）。
家族歴：娘一人が小心臓兼低血圧の他は特記すべきものなし。
既往歴：約 30 年前に交通事故にて，右頭部外傷，意識消失が短時間あった。数年前より L 5 と S 1 の椎間板症と診断されている。
既往歴：最近疲れると頭痛がある。暑い時には前額部，腋窩，項部に発汗があるという。
検査成績：CTR＝0.34〜0.38。ECG－起立試験により T_{II} の 0.2 mV の減少。脈波－起立により波高の減少。心エコーでは三尖弁の軽度の逸脱（2 度）がある（某医大，循環器科報告）。

心理テスト－表層では異常がなく，深層心理（P-F study，K-SCT）では集団一致度の低下，自己非難の気持ちが強く，対人緊張が強いことが推察された。

自律神経機能検査：表 143 に示すごとく理学的機能検査では ECG の R-R 間隔の CV％の減少，寒冷昇圧試験では hyperreactor であった（これは 3 年前の 6.23.'93/9.1.'93 のものである）。

表 144 は血漿 catecholamine と血漿 renin 活性の起立試験による変動と血漿 serotonin をみたものである（これは 3 年前の再診時のものである）。脳波

表143　自律神経機能検査

患者：58歳．女性　検査日　6.23.1993
1）Valsalva 試験－overshoot は 28 mmHg
　Valsalva ratio＝1.16
2）頸動脈閉塞試験＝36 mmHg の昇圧反応
3）Handgrip＝24 mmHg の昇圧反応
4）暗算試験＝26 mmHg の昇圧反応
5）過換気試験（3分間）＝収縮期圧の 20 mmHg の下降
6）寒冷昇圧試験＝収縮期圧が 28 mmHg，拡張期血圧は 18 mmHg の昇圧
7）Aschner 眼球圧迫試験＝陰性
8）心電図の R-R 間隔の CV％＝臥位 10 分　3.15％↓　立位 10 分　1.21％↓
　QTc＝406 msec

検査日　9.1.1993
1）Valsalva 試験－overshoot は 40 mmHg
　Valsalva ratio＝1.3
2）Handgrip＝収縮期血圧は 24 mmHg の昇圧反応
3）頸動脈閉塞試験＝収縮期血圧は 20 mmHg の昇圧反応
4）過換気試験（3分間）＝収縮期血圧は 24 mmHg の下降
5）暗算試験＝28 mmHg の昇圧反応
6）寒冷昇圧試験＝収縮期血圧は 46 mmHg，拡張期血圧は 26 mmHg の昇圧反応（hyperreactor）
7）Aschner 眼球圧迫試験＝陰性

　所見では，初診時，起立性高血圧時には両側前頭葉，側頭葉にはっきりした徐波を認めたが，3年後には少し改善していた。図58の脳 MRI では T1 で少し古い梗塞があり，T2 では新しい梗塞が認められる。

　図59（A）は brain SPECT であるが，精神発汗に関係があるといわれる前頭葉では臥床 20～30 分で左側下部で血流が減少しており，上部では不変である。図59（B）は起立5分の brain SPECT であるが，左前頭葉下部ではむしろ増加しており，側頭葉領域でも増加している。

　図60は精神発汗定量と血漿 serotonin の変動を治療経過とともに追跡したものである。一番左側が初診時の起立性高血圧時のものであり，次が3年後再診時の起立性低血圧時のものである。暗算試験負荷で発汗が少し回復している。一番右側は脳梗塞の治療と自己統制法3ヵ月で精神発汗が正常に回復し，血漿 serotonin も正常に回復していた。精神発汗ピーク値においても同様な結

表144 起立試験による血漿カテコラミンと血漿レニン活性の変動と血漿セロトニン (6.14.'96)

	血漿カテコラミン (pg/ml)		
	臥位10分	立位10分	正常値
AD	13	21	<100
NAD	123	237	<100-450
DOPA	<5	<5	<20

	血漿レニン (ng/ml/hr)		
	臥位10分	立位10分	正常値
PRA	1.5	1.4	0.5-2.0
Angiotensin −1	79 pg/ml		<110 pg/ml
Angiotensin −2	5 pg/ml		<22 pg/ml
Aldosteron	65 pg/ml		<190 pg/ml

	血漿セロトニン (μg/ml)	正常値
	臥位10分	0.04-0.35
	0.02 ↓	

	血清脂質 (mg/dl)	正常値
TCh	144	130-230
Trigl.	97	50-150
HDL-Ch.	61	44-66
LDL-Ch.	64	<150

果が得られた．

その後も稀に起立性高血圧を起こすことがあり，起立試験で収縮期圧が45 mmHg上昇していることがあり，循環動態をみるとこの血圧上昇反応には心拍出量の増加も関与しているようであった（表145）．

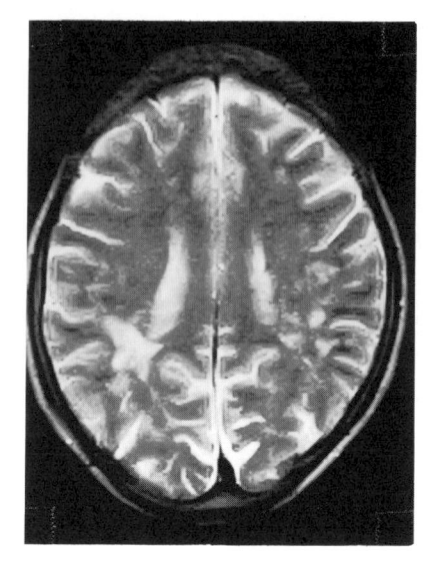

図58 脳MRI

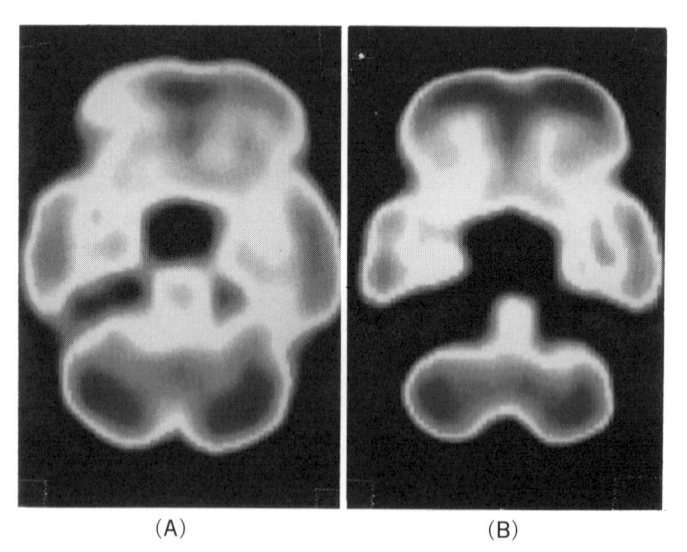

(A) (B)

図59 Brain SPECT

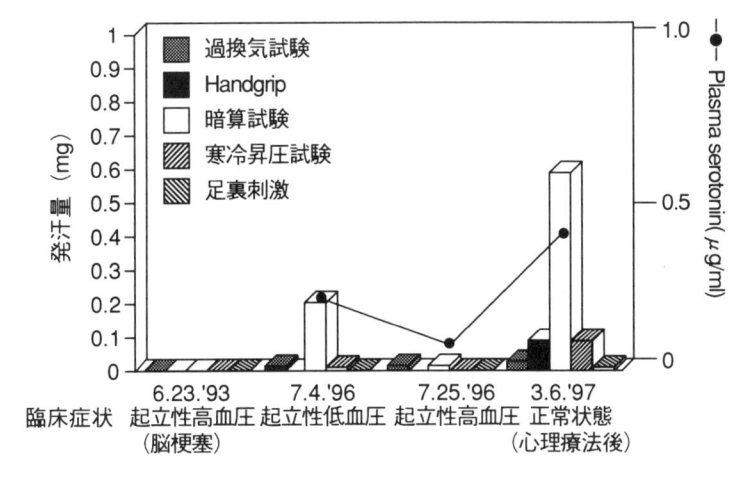

図 60　精神発汗定量と血漿 serotonin 濃度の変動

表 145　患者：61歳　女性（8.30.'96）起立試験

	臥位			立位					
	8	9	10	2	4	6	8	10	12 分
S.B.P.	114	124	133	144	147	152	169	159	151
D.B.P.	74	70	76	79	78	79	82	84	81
Pulse.	60	60	62	69	67	68	66	69	66
S.V. (CC)	62	75	77	82	84	87	98	91	85
C.O. (L/M)	3.7	4.5	4.8	5.7	5.6	5.9	6.5	6.3	5.6
C.I. (L/M^2)	2.7	3.3	3.5	4.1	4.1	4.3	4.7	4.6	4.1
TPR (DYNE/SEC/CM^{-5})	1890	1560	1580	1430	1430	1400	1370	1380	1490

まとめ

1）小心臓症候群の研究は古くよりあり（Master[11]，Cohen[3]），日本では木村[10]，阿部[2]らの報告に始まる．NCA症状を示し，体質的な先天異常であることは早くより注目されているが，遺伝形式はまだ確立されていない．

2）運動負荷による収縮期圧の増加は，心理的な問題に加え，組織の hypoxia の問題が考えられる．

3) 精神発汗減少を伴う小心臓症候群の6例中4例に plasma serotonin の低下を認めた。また，不安，抑うつ傾向のあるものが半数以上に認められた（本多[6,7]）。

4) 小心臓症候群における Valsalva maneuver の square wave response に似た wave の出現の原因はまだ解明されていない。しかしこうした2相と4相の変化に関しては α-adrenergic activation が関与しているのではないかとの説もある (Sandroni[14])。

5) 今回供覧した小心臓症候群の親子例（母，娘）は，母は軽度の三尖弁閉鎖不全症，娘は僧帽弁閉鎖不全1度，三尖弁閉鎖不全2度を認めたが，こうした症例に DNA 分析を行い，心臓の neuron synapse に入る norepinephrine transporter の障害を検討する必要性を感じた (Shannon[16])。この transporter の障害が NCA, orthostatic tachycardia の原因となるとも推定されている。

6) 供覧した症例（母）は小心臓症候群が疾病の経過中に起立性高血圧と起立性低血圧を起こすという極めて稀な症例と考えられ，母と娘ともに心電図のR-R 間隔の CV％の減少，寒冷昇圧試験が hyperreactor であり，末梢の副交感神経の機能低下，交感神経末梢の denervation hypersensitivity が考えられ (Araki[1])，また，脳梗塞は中枢血管の spasm のためと考えられた。

自律神経障害の強い小心臓症候群のなかにはこうした症例があることも臨床的問題として考慮しておくべきと考えられる（本多[8]）。なお，こうした症例の僧帽弁逸脱症は常染色体性優性遺伝をするとの説もある (Schutte[14])。また，serotonin 代謝と精神発汗定量の相関は今後の問題となるであろう (Ogawa[12])。

文　献

1) Araki, K., et al.：A case of neurogenic orthostatic hypertension. Jpn. J. Med. 30 (5)；446-451, 1991.
2) 阿部忠良，大国真彦：起立性調節障害（OD）と small heart との関係について．自律神経 13 (3)；131-137, 1976.
3) Cohen, M.E., White, P.D., Johnson, R.E.：Neurocirculatory asthenia, anxiety neurosis or the effort syndrome. Arch. Int. Med. 81；260-281, 1948.

4) Crowe, R.R., Gaffney, G., Kerber, R.：Panic attacks in families of patients with mitral valve prolapse. J. Affect. Disorder. 4 (2)；121-125, 1982.
5) Gaffney, F.A., Bastian, B.C., Lane, L.B., et al.：Abnormal Cardiovascular regulation in the mitral value prolapse. Am. J. Cardiol 52 (3)；316-320, 1983.
6) Honda, K., Yo, S., Harrison, R.A.："The small heart syndrome and hypotension." Mordern Orthostatic Hypotension. Honda, K. ed. Torino. Edizioni Minerva Medica. 1997. p 165-168.
7) 本多和雄・他：精神発汗定量の再現性と精神発汗減少例について. 発汗学 3 (2)；28-31, 1996.
8) 本多和雄・他：精神発汗定量再現性の再検討と精神発汗減少を伴う小心臓症候群の親子例. 発汗学 4 (2)；44-48, 1997.
9) 本多和雄：小心臓症候群および低血圧. ＜改訂新版＞現代の起立性低血圧. 東京. 日本医学館. 1997. p 208-219.
10) 木村栄一：小心臓症候群. 起立性調節障害. 東京. 中外医学社. 1974. p 185-194.
11) Master, A.M.：Neurocirculatory asthenia due to small heart. Med. Clin. North. Am. May；577-588, 1944.
12) Ogawa, T., et al.："Autonomic regulation of temperature and sweating" Clinical Autonomic Disorders. 1st ed. Low, P.A. ed. Boston. Little Brown. 1992. p 79-91.
13) Procacci, P.M., et al.：Prevalence of clinical mitral valve prolapse in 1169 young women. N. Engl. J. Med. 294 (20)；1086-1088, 1976.
14) Sandroni, P., Benarroch, E.E., Low, P.A.：Pharmacological dissection of components of the Valsalva maneuver in adrenergic failure. J. Appl. Physiol. 71 (4)；1563-1567, 1991.
15) Schutte, J.E., Gaffney, F.A., Blend, L., et al.：Distinctive anthropometic characteristics of women with mitral valve prolapse. Am. J. Med. 71 (4)；535-538, 1981.
16) Shannon, J.R., Flattern, N.L., Jordan, J., et al.：Orthostatic intolerance and tachycardia associated with norepinephrine−transporter deficiency. N. Engl. J. Med. 342 (8)；541-549, 2000.
17) 髙橋利之, 坂本二哉, 羽田勝征・他：小心臓症例の心エコー所見. J. Cardiol. 15；867-875, 1985.
18) Yu, C.H., Qing, W.Q.：Research on the relationship between small heart syndrome and poor orthostatic endurance of aviators. Aviat. Space Environ. Med. 68 (3)；249, 1997.

(安江俊二. 楊　俊哲. 吉岡伸一, 黒沢洋一, 姫野友美, 釜野安昭, 本田龍三, 岡本章寛, 松嶋香澄, 三谷秀明, 大田原顕).

7. 食後低血圧

　健康人における食事摂取は多数のホルモンを遊離し，神経調節のための局部的循環動態の変化をもたらす。また，膵臓性と胃腸ペプチドの数種のものが食事により遊離される。これらのあるものは自律神経系の変調の影響をうけて直接的あるいは間接的に心臓血管系に影響を及ぼす。これらは内臓血流を著明に増加するが，健常人においては系統的血圧は実際には不変である。これは血管活性ホルモンを一緒に遊離し，適当な再調整をする交感神経活動によるとされている（Mathias[26]）。食後低血圧（postprandial hypotension, PPH）は近年日本でも注目を浴びてきた（桝尾[27]，本多[16,17]）。そしてホルター型血圧記録で観察すると，食後低血圧は比較的高頻度にみられ，その頻度は加齢，高血圧の影響を受けて増大する。また，老人においてはOHの頻度よりも発生率は大であるという（洪[20]）。

a. 概　　念

　食後に血圧が低下することは，かなり以前から認められている（Gladstone, 1935[6]，Smirk, 1953[35]）。しかし臨床問題としての報告は1968年のShy-Drager症候群におけるPPH（Botticelli[5]），1977年のParkinson病患者にPPHが発現するとのSeyer-Hansen[34]の報告などに始まり，経口ブドウ糖で誘発ができたという（Jansen[18]）。

　従来，このPPHは多くの虚弱な老人にみられ，健康人，若年者にはみられないといわれていた（Lipsitz[21,22]）。また，老人における8人のPPHの意識消失を起こすもののうち5人にOHを認めたという（Lipsitz[23]）。また，Shy-Drager症候群よりも慢性自律神経不全症に多発するというが原因ははっきりしないともいわれている（Mathias[26]）。なお，発生率，死亡率についての定説はまだないようである。

b. 判定基準

まだ，統一された判定基準がなく，諸家の見解に一致したものがない。しかし，OH と PPH は類似病態であり，食後2時間内に収縮期圧が 20 mmHg 以上減少すると症状をあらわす可能性があり，また，1）食後収縮期圧が 90 mmHg 以下になるか，2）収縮期圧が食前に比べ 20 mmHg 以上低下したときに患者は症状をあらわすという（Jansen[18]）。

c. 症　状

初期の発表者 Seyer-Hansen[34]は食後 10〜20 分して視力障害，複視，部屋の物品が黄色に見え，発声の変化を報告している。

Jansen[18]は多数例の PPH を検討し，次のごとき症状をまとめた。

1）めまい，2）脱力，3）立ちくらみ，4）失神，5）転倒，6）一過性脳虚血発作，7）嘔気，8）言語障害，9）視覚障害，10) 狭心症

d. 循環動態

(1) 正常被験者

臥位，座位いずれかによる食事摂取は普通わずかな血圧の変化があるか，変化がないかである。また，標準食を臥位で投与すると，SV，CO の上昇を伴って心拍の増加をもたらし，前腕血管抵抗の上昇を伴って前腕血流量は下降する。この際，皮膚循環の変化はなかった。内臓では上腸間膜動脈のような大きな内臓血管に血流量の大きな増加をもたらす。また，plasma noradrenaline 濃度，plasma renin 活性は増加した。そして，microneurography 法による交感神経活動測定ではブドウ糖のような栄養物の摂取後上昇し，神経系，内分泌系，その他の間に多数の調節系が働き，正常人における血圧維持をしているという（Hakusui[7]）。

(2) 食後低血圧の患者

自律神経障害のある患者においては食事後臥位においてさえ，相当な血圧下降をもたらし，血圧下降は食後 10〜15 分以内に起こり 60 分以内に最低に達す

る (Mathias[25])。しかし，食後 60〜120 分で最大に達するという人もある (Micieli[28])。

　食後に CO は増加せず，心拍の変化は食後わずかに上昇するか，変化がなかった。特に心臓の副交感神経支配障害のあるものは変化がない。皮膚と前腕血管系における血流には変化がない。また，上腸間膜動脈血流は正常人と同様に上昇する。plasma noradrenaline, adrenaline には変化がなく，交感神経活性機能低下がある。そして，食後の体位変換はしばしば血圧下降をもたらし著明な脳灌流障害をあらわし，頭部の浮上感，歩行障害を起こすようである (Mathias[24])。

ブドウ糖 75 g 負荷試験（平山[10)14)]）：

　平山らは健常人と多系統萎縮症，および自律神経ニューロパチー症例の PPH 患者のブドウ糖 75 g 負荷試験において次の如き循環動態の結果を報告している。

　健常人では，1）血圧，脈拍はほぼ正常，2）心拍出量，門脈血流は有意に増加，3）下肢の血管抵抗，血流には変化がない。

　疾患群では，1）血圧は低下，脈拍には変化がない。2）門脈血流は軽度増加，心拍出量はほとんど変化がなく，健常人に対し有意に低下，3）下肢血流はやや増加を示し，下肢血管抵抗は有意に減少した。そして，PPH は食後に生じる内臓血管床への血流の増大に伴ってみられる健常人の生理的な下肢血管の反応性収縮や，心拍出量の増加が疾患群にはみられず，こうした障害のために起こると考えた。

e．病態生理

　PPH の病態生理のメカニズムは十分に解明されていないが，要約すると次のことが考えられる（Jansen[18]）。

1）食事によって生じる腹部血液貯留に対する不十分な交感神経の代償作用が関与する。また，内臓血管床における二次的血管拡張であろうという (Bannister[4])。

2）圧反射の機能障害。

3）食後における心拍出量の不十分な増加，また，心拍，plasma nor-

adrenaline の反応低下。
4）末梢血管収縮の障害。
5）insulin によって生じる血管拡張，しかし，この説は日本では否定的である（平山[11]）。
6）血管拡張性胃腸ペプチドの遊離。

f．原　因

1）諸説があるが原因は不明である。しかし，老人，自律神経不全症を伴う人に起こりやすい。

2）自律神経不全症を伴う患者に起こる PPH は食事による insulin 遊離効果のためだという。血圧に対する含水炭素効果は glucose が一次的であり，他の含水炭素 fructose, xylose は血圧に対して作用がないか，わずかな効果しかない（Micieli[28], Robertson[32], Jansen[18]）。食事による血中 insulin の増加が baro-reflex 感受性を鈍化し，老人において血圧の homeostasis に影響する（Appenzeller[1], 千田[33]）。
糖尿病性 autonomic neuropathy の患者における PPH は食事そのものの効果と，付加的因子としての insulin が低血圧の原因として重要であるという（Mathias[25]）。自律神経不全症患者においては，血糖値によらず，insulin は低血圧の強い誘導物質であり，特に老人において反応するという。しかし，この insulin 説は前述のごとく日本では否定的である。

3）Neurotensin は腸管内血管活動性ペプチドであり，血管拡張作用があり，自律神経失調患者においては，食事後または glucose 摂取後に plasma neurotensin が増加している。この変化は octreotide により抑制することができるという（Mathias[24]）。現在この説が日本では一番有力視されているようである。

4）Carcinoid syndrome と考えられる血圧下降のある症例もある（Hoeldtke[15]）。

5）Bannister[4]は 6 人の idiopathic autonomic failure の患者が食後 15～60 分で約 60 mmHg の収縮期圧の下降を起こし，食後 3 時間でも元の値に回復しなかったという。彼らはその原因が内臓血管床に起こる二次的血管の

拡張であろうとし，血管拡張反応のある腸管ホルモンの研究を提唱している。平山[10]は，PPH 時のこの消化管ペプチドの役割を明らかにするために，75g ブドウ糖と同カロリーの蛋白質を負荷し，それぞれ neurotensin (NT) と somatostatin (ST) を測定した。血圧の低下度は，蛋白質摂取よりもブドウ糖摂取時のほうが有意に大きかった。ブドウ糖負荷時には，NT は有意に上昇を示し，さらに血圧の低下度と NT の増加度とは有意の相関がみられた。しかし，ST の有意な増加はみられなかった。一方，蛋白質負荷時には，NT の増加傾向はみられたが，有意差はなく，逆に ST が有意に増加した。また，ST の増加が大きいほど血圧の低下度が少なかった。したがって，PPH 時に NT は血圧を低下させる方向に働き，ST は血圧を維持する方向に働き，PPH の発現に消化管ペプチドが重要な要因であると考えた。

6) 家族性アミロイドポリニューロパチーに食後低血圧と OH を併発する症例報告がある（長坂ら[29]）。

7) 頸動脈狭窄を有する患者においては，血圧のわずかな下降時に脳灌流の急激な障害が起こり，一過性脳虚血，脳卒中を起こし，心筋梗塞を起こす可能性があるという（Mathias[25]）。また，Hirayama ら[13]は多系統萎縮症に PPH が起こることを報告し，Kamata ら[19]は 78 歳の男子の，ほとんど毎食後に一過性脳虚血発作を起こす症例を報告し，PPH と OH を認めたという。この症例の一過性脳虚血発作は，はっきりと PPH と関係があり，ひどい閉塞性脳血管障害の患者の処置には PPH を考慮に入れるべきだという。

8) PPH は現在，老人特に 80 歳以上の患者に多く認められるというが，これには老人の部分的自律神経障害，baroreceptor 活性や，ホルモン反応の障害を含む他の因子など考えられているが，はっきりせず，現在心臓機能を含む臓器機能が研究目標となっている（Mathias[25]）。

9) その他に，求心性 baroreceptor 障害を伴う脊髄癆，完全な頸髄横断症による四肢麻痺に伴う PPH，また，Alzheimer's 病において 10 人中 7 人に PPH があるとの報告もある（Mathias[26]）。

10) PPH は MSA（multiple system atrophy）よりも PAF（pure autonomic

failure) において多く現れ，MSA の小脳型は Parkinson 型よりも PPH が多かったという (Mathias[26])。

g. 治　療

Jansen[18]は PPH の治療を要約して報告している。

(1) 一般的治療

1) PPH の危険性について患者に説明すること。そして食後 15～90 分内に倒れたり，意識消失があることを説明すること。
2) 血圧下降をする不必要な投薬を中止する。もし，患者が食事の前後に高血圧を認めた場合，処置を検討し，低血圧を避けるために食後持続的血圧測定をすること。降圧剤は食間に投与すること。
3) 食後長時間の座位，起立を避けさせる。また，食後に歩行した後に血圧測定をすること。もし正常であれば食後も歩行させるべきである。その他に患者は食後 90 分間半臥位で臥床をさせておくとよい。
4) 患者の血管内容量を維持するために，可能な限りの塩分の摂取をすること。十分な水分を摂取すること。利尿剤の中止。
5) 患者の食事の量と内容を調節すること。少量の食餌を何回にも分けて規則的に食べること。含水炭素を制限すること。透析中の食餌を避けること。食事前後のアルコール飲料を避けるよう助言すること (Mathias[24])。また Mathias[26]がまとめた治療法を表示する (表 146)。

(2) 薬物療法

1) 朝食前にコーヒーを 2 杯飲むと良いという (caffeine 250 mg は煎り豆 19 g に相当する)。これは多分血管拡張作用のある adenosine receptor をブロックする caffeine の効果のためであろうという (Onrot[30,31])，しかし，現在では強い自律神経障害を伴う PPH には有効でないともいわれている (Mathias[26])。
2) Octreotide (somatostatin analog) は OH＋PPH の患者に有効であり (Hoeldtke[15])，老人性高血圧患者，そして自律神経失調患者で PPH を呈

表 146　食後低血圧の治療

患者に対する指導
　1）少量の食事を頻回に摂取する
　2）含水炭素食を減少あるいは中止する
　3）アルコール摂取を避ける
　4）食後に直ちに起立したり，歩行，運動を避ける

有効薬物
　1）Indomethacin（Indacin）
　2）Caffeine
　3）Octreotide acetate（Sandostatin）
　4）Denopamine（Kalgut）と midodrine の併用
　5）Droxidopa（L-DOPS）（Dops）

(Mathias, C.J. et al. 1999.[26]）より変更)

する血圧下降を軽減する。しかし，この治療は高価であり頻回の皮下注射が要求（50μg の octreotide を食前 30 分に投与）され，また下痢の原因となることもある。

3）Denopamine と midodrine の併用が glucose による低血圧に効果があったという（Hirayama[13]）。

4）Indomethacin の 25〜50 mg 経口，1日3回で PPH の血圧下降を半減できる（Robertson[32]）。

5）Droxidopa（L-DOPS）が Shy-Drager 症候群に伴う PPH に効果があったとの報告があり（長谷川[8]），現在 PPH に使用されるようになった（Mathias[26]）。

6）その他の薬物：phenylepherine 60 mg 経口，6〜12 時間ごとに投与，dihydroergotamine, denopamine, vasopressin，また，midodrine 2.5 mg から 10.0 mg の経口投与などの報告がある。そのほかに，Shy-Drager 症候群に伴う PPH に TRH（thyrotropin releasing hormone）が有効であったとの報告もある（網野[2]）。また，最近では amezinium metilsulfate と dihydroergotamine mesylate の併用が効果あったとの注目すべき報告もある（安達[3]）。

文 献

1) Appenzeller, O., et al.: Glucose and baroreceptor function. Effect of oral administration of glucose on baroreceptor function in cerebrovascular disease and in other disorders with baroreceptor reflex block. Arch. Neurol. 23 (2); 137-146, 1970.
2) 網野章由, 長坂高村, 新藤和雄・他.: Postprandial hypotension に TRH が有効であった多系統萎縮症 (Shy-Drager 症候群) の 3 例. 自律神経 31 (2); 124-129, 1994.
3) 安達典子, 近藤 昭, 林恭一: amezinium metilsulfate と dihydroergotamine mesylate の併用が有効であった食後低血圧の 1 例. 日本老年医学会雑誌 36 (7); 499-502, 1999.
4) Bannister, R., et al.: Mechanisms of postprandial hypotension in autonomic failure. J. Phyisiol. Soci. 349; 67, 1984.
5) Botticelli, J.T., et al: Circulatory control of idiopathic orthostatic hypotension (Shy-Drager syndrome). Circulation 38 (5); 870-879, 1968.
6) Gladstone, S.A.: Cardiac output and related functions under basal and postprandial condition. Arch. Intern. Med. 55 (4); 533-546, 1935.
7) Hakusui, S., Sugiyama, Y., Iwase, S., et al.: Postprandial hypotension; microneurographic analysis and treatment with vasopressin. Neurology 41 (5); 712-715, 1991.
8) 長谷川康博, 古池保雄, 松岡幸彦・他: Shy-Drager 症候群の食事性低血圧に対する経口 droxidopa の効果－経口ブドウ糖負荷試験による検討－. 自律神経 28 (2); 75-81, 1991.
9) 長谷川康博, 平山正昭, 白水重尚・他: 食事性低血圧の発現機序－経口ぶどう糖負荷と静脈内ぶどう糖負荷との比較検討－. 自律神経 30 (5); 470-473, 1993.
10) 平山正昭, 渡邊英嗣, 古池保雄・他: 自律神経機能不全症における食事性低血圧発現の病態－体内血流動態の測定－. 自律神経 28 (5); 487-493, 1991.
11) 平山正昭, 伊藤慶太, 長谷川康博・他: 自律神経機能不全における食事性低血圧発現の病態 (2)－起立性低血圧との比較検討－. 自律神経 29 (4); 375-382, 1992.
12) 平山正昭, 家田敏明, 古池保雄・他: 自律神経機能不全における食事性低血圧発現の病態 (6)－食事内容による消化管ペプチドの比較検討－. 自律神経 31 (1); 47-51, 1994.
13) Hirayama, M., Watanabe, H., Koike, Y., et al: Treatment of postprandial hypotension with selective α_1 and β_2 adrenergic agonist. J. Auton. Nerv. Syst. 45 (2); 149-154, 1993.
14) Hirayama, M., Watanabe, H., Koike, Y., et al.: Postprandial hypotension; hemodynamic differences between multiple system atrophy and peripheral autonomic neuropathy. J. Auton. Nerv. Syst. 49 (1); 1-6, 1993.

15) Hoeldtke, R.D., et al.: Treatment of postprandial hypotension with a somatostatin analogue (SMS 201-995). Am. J. Med. 81 (Suppl. 6 B); 83-87, 1986.
16) 本多和雄, 小松健次, 荒木登茂子・他：老人性起立性低血圧と食後低血圧. 日本医事新報 3346; 32-34, 1988.
17) Honda, K., Yo, S., et al.: "Postprandial hypotension" Modern Orthostatic Hypotension. Honda, K. ed. Torino. Edizioni Minerva Medica. 1997. p 170-174.
18) Jansen, R.W., Lipsitz, L.A.: Postprandial hypotension: Epidemiology, pathophysiology, and clinical management. Ann. Intern. Med. 122 (4); 286-295, 1995.
19) Kamata, T., Yokota, T., Furukawa, T., et al.: Cerebral ischemic attack caused by postprandial hypotension. Stroke 25 (2); 511-514, 1994.
20) 洪 幾東・他.：ホルター血圧モニタリングにより観察した postprandial hypotension の出現頻度（会）. 自律神経 26 (2); 171, 1989.
21) Lipsitz, L.A., et al: Postprandial reduction in blood pressure in the elderly. N. Engl. J. M. 309 (2); 81-83, 1983.
22) Lipsitz, L.A., et al: Postprandial blood pressure reduction in healthy elderly. J. Am. Geriatr. Soc. 34 (4); 267-270, 1986.
23) Lipsitz, L.A., et al: Cardiovascular and norepinephrine responses after meal consumption in elderly (older than 75 years) persons with postprandial hypotension and syncope. Am. J. Cardiol. 58 (9); 810-815, 1986.
24) Mathias, C.J., et al.: "Postcibal hypotension in autonomic disorders." Autonomic Failure. 2nd. ed. Bannister, R. ed. Oxford. Oxford Univ. press. 1988. p. 367-380.
25) Mathias, C.J., Bannister, R.: "Postcibal hypotension in autonomic disorders" Autonomic Failure. 3rd ed. Bannister, R. and Mathias, C.J. ed. Oxford. Oxford Univ. Press. 1992. p 489-509.
26) Mathias, C.J., Bannister, R.: "Postprandial hypotension in autonomic disorders" Autonomic Failures. 4th ed. Mathias, C. J. and Bannister, R. ed. New York. Oxford Univ. Press. 1999. p 283-295.
27) 桝尾和子・他：Postprandial hypotension と orthostatic hypotension について－本態性高血圧患者における検討（会）. 日内分泌医誌. 62 (4); 454, 1986.
28) Micieli, G., et al.: Postprandial and orthostatic hypotension in Parkinson's disease. Neurology 37 (3); 386-393, 1987.
29) 長坂高村. 田中治幸. 富樫慎治・他：家族性アミロイドニューロパチーの食事性低血圧についての検討. 自律神経 36 (5); 457-463, 1999.
30) Onrot, J., et al.: Hemodynamic and humoral effects of caffeine in autonomic failure. N. Engl. J. Med. 313 (9); 549-554, 1985.

31) Onrot, J., et al.：Managemet of chronic orthostatic hypotension. Am. J. Med. 80 (3)；454-464, 1986.
32) Robertson, D., et al.：Postprandial alterations in cardiovascular hemodynamics in autonomic dysfunctional states. Am. J. Cardiol. 48 (6)；1048-1052, 1981.
33) 千田康博, 古池保雄, 松岡幸彦, 高橋　昭：Progressive autonomic failure における postprandial hypotension. 自律神経 25 (6)；580-584, 1988.
34) Seyer－Hansen, K.：Postprandial hypotension. Br. Med. J. 2 (6097)；1262, 1977.
35) Smirk, F.H.：Action of a new methonium compound in arterial hypertension. Lancet 264；457-464, 1953.

(高橋　昭, 古池保雄)

8. 汎自律神経異常症 (pandysautonomia)

　平山[9,10]は，この pandysautonomia を急性治癒性 (acute curable) のものと，慢性進行性 (chronic progressive pandysautonomia, PAF) とに分類できるとした。また，pandysautonomia と OH の関係は米国ではかなり古くから注目されている (Brunt[7])。本邦では急性本態性汎自律神経異常症 (acute idiopathic pandysautonomia, AIPD) は，Young ら[18]，Appenzeller ら[3]の報告をもとにした岡田ら[14]の 2 症例の報告が最初であるが，その後追加報告が増加し，北ら[12]は自験例 4 例を加え，14 例の詳細な臨床的病態生理の分析を行っている。

a. 急性本態性汎自律神経異常症 (acute idiopathic pandysautonomia, AIPD) または急性治癒性汎自律神経異常症 (acute curable pandysautonomia, ACP)

　初期の発表者 Young (1969) ら[18]の pure pandysautonomia with recovery は自律神経系に限局する特殊な純粋型であり (表147)，予後の良好な点が強調されている。一方，Appenzeller[4]のいう acute pandysautonomia には症候性のもの，慢性のものなどが含まれており，疾患単位というよりは，包括的概念であろうという (宇尾野, 1985[17], 北, 1983[12])。

　現在，こうした症例は日本でも増加しており，前述のごとく平山は[9,10]この pandysautonomia を急性治癒性のものと，慢性進行性のものに分類できるとし，前者は一般的にアレルギー炎症 (Young, 1975[19]) であり，後者は変性病変 (Bannister, 1971[6]) であるとしている (表148)。

(1) 臨床的特徴と診断基準

　Young ら[18]が独立した疾患概念として記載したものは表147 にまとめられているが，これは純粋な，しかも多彩な自律神経系の障害を示すことと，機能予後の良好な点が強調されている。北ら[12]は 14 例の急性本態性汎自律神経異常症の臨床所見をまとめ報告しているが，その特徴は発病年齢が 20〜40 歳代

表 147　Pure pandysautonomia with recovery の臨床症状

罹患中	回復後
瞳孔：対光反射・注視欠如	迅速
暗処散瞳欠如	迅速
心拍数：洞性除脈（発熱による増加を除き一定）	洞性リズム正常（圧受容器反応正常）
血圧：起立性低血圧（＋）	（－）
悪心・嘔吐・頻脈なき失神（＋）	体位性症状（－）
胃腸管：X線で蠕動（↓）・停滞時間（↑）	正常
便秘（＋）	（－）
膀胱：無緊張（残尿＋＋）（クレーデ用手排尿法で膀胱空虚）	緊張・残尿・尿流ともに正常
性機能：陰萎，射精逆流・無緊張	正常
発汗：皮膚乾燥（暑期・高熱時も）	正常
唾液腺・涙腺：咽頭・口・鼻・眼乾燥	正常

(Young[18]&宇尾野[16])

に多く発病し，男女とも侵し，しばしば感冒様症状が前駆したあとに，急性に自律神経症候を主体とする神経症状が出現し，進行性に1～3週間で頂点に達する．交感および副交感神経にわたる広汎顕著な自律神経症状に比べれば，運動，知覚症状は極く軽微であるが，大半の症例は手足のわずかな筋脱力，筋緊張低下，感覚障害，腱反射消失などがみられる．経過は改善性で1～2年でほぼ寛解するが，一部の症状を残すことが多い．

自律神経機能検査では，起立試験での著明な血圧低下，血中ノルアドレナリン値の著明な低値，加熱発汗試験での全身無汗，膀胱機能検査での無緊張性膀胱など，交感および副交感神経の広汎な障害が示唆される．筋電図，神経伝導速度は正常，脳脊髄液では蛋白細胞解離を認める．また，近年，この acute pandysautonomia の軽症型として postural orthostaic tachycardia syndrome (POTS) を提唱する人もある（Schondorf[15]）．

(2) 病　因

不明であるが以下の点があげられている

1) Guillain-Barré 症候群と同様に，自己免疫異常が推定される (Appenzeller[2])．

表 148 Pandysautonomia（汎自律神経異常症）

概観

	acute pandysautonomia	chronic pandysautonomia
発病・経過	急性（亜急性）発病，curable	潜行性発病，progressive
病態機序	神経・免疫・内分泌連関機構に基づく免疫異常が関与か	神経の生育・維持・老化に対する神経栄養因子の機構が関与か
病変部位	末梢性（節後性）自律神経系病変が主体をなす	脊髄性自律神経系（節前性）病変が主体をなすが，末梢性あるいは中枢性（核上性）自律神経系病変の関与も少なくない
これに属する各種病態・疾患名	acute idiopathic pandysautonomia acute autonomic neuropathy acute autonomic and sensory neuropathy など	progressive autonomic failure (PAF) pure-PAF Parkinson type-PAF Shy-Drager syndrome Riley-Day syndrome Fabry disease. amyloidosis など

臨床概要

発病年齢	20〜40歳代に多い	40〜60歳代に多い
性比	男女同様	男性に多い
前駆症状	感冒様症状，急性腹部症状	とくになし
自律神経系	急速に多彩に出現する	緩徐に，次々と出現する
瞳孔	散瞳，強直，調節麻痺	縮瞳，左右不同，Horner症候群
涙・唾液	分泌低下	(+)
起立性低血圧	必発，顕著，失神発作	必発，失神発作
消化器症状	嘔吐，腹痛，下痢，便秘	便秘
呼吸器症状	発作性咳嗽	吃逆発作，睡眠時無呼吸
排尿障害	排尿困難，尿閉	頻尿，尿意切迫，失禁，排尿困難
発汗	低下，消失，斑状発汗	下肢から上行性に無汗
皮膚	萎縮，乾燥	乾燥
性機能	陰萎，無月経，性欲減退	陰萎
内分泌系	耐糖能低下	(−)
他の神経症状		
感情・性格変化	幼児的，不安定，無欲的，神経症的，ヒステリー的となるものがある	活動性低下，物忘れ
感覚・運動系	軽い感覚障害を伴いうる	小脳系，錐体外路系症候を伴いうる
検査所見のまとめ	交感・副交感神経が節後性に高度に障害．脳脊髄液で蛋白増加（蛋白細胞解離）	交感・副交感神経が，節前性のみならず節後性，中枢性にも障害

(平山，1989[9〜10])

Hopkins[11], Harikら[8]は自律神経障害を分析し, choline作働性要素の関与から postganglionic cholinergic dysautonomia と称し, 自律神経障害発症機序に自己免疫機構（IgG抗体関連）が想定されるという。

2）脂質症と dysautonomia との関連が注目されている（Afifi[1]）。

(3) 病理所見

acute pandysautonomia では節後性自律神経線維の障害が著明で, 特に無髄神経線維の減少や, Schwann 細胞突起の増殖（cluster形成）がみられる。また, 北ら[13]はさらに有髄線維密度の減少と軸索変性所見もみられることが多いという。

(4) 予後および治療

経過は緩徐, 改善性であり, 発病後2～3年で自律神経症状, 疼痛, 体重減少などかなり改善し, 日常生活が可能となる。しかし, 瞳孔異常, OH, 発作性咳嗽, 発汗異常, 腱反射消失などは軽減しながらも存続し, また, 自律神経機能検査, 腓腹神経生検所見は長期経過しても改善は十分でなく, 完全寛解は容易には得られない（北ら[13]）。

起立性低血圧に対しては, amezinium, midodrine, droxidopa などが用いられて効果が得られている。また, 疼痛は通常の鎮痛剤では奏効しにくいが, carbamazepine, amitriptyline で有効な場合がある。

b．慢性進行性汎自律神経異常症（chronic progressive pandysautonomia, or progressive autonomic failure, PAF）

現在, 慢性進行性自律神経障害を示す疾病に対して"PAF"という言葉が用いられている（Young 1975[19]）。この言葉は multiple system atrophy（MSA）の研究グループにより支持されているようである。

このPAFは,
1）PAF（MSA-type；Shy-Drager syndrome）は小脳系における進行性病変を合併する疾病であり, 錐体外路系と自律神経系の両者が侵される。
2）pure-PAF

自律神経系が選択的に侵される。

3）Parkinson-type の PAF

4）Riley-Day syndrome, Fabry's 病, amyloidosis, diabetes などが含まれるという。

そして，この PAF の病変は主に変性であり，acute curable pandysautonomia とは異なり，多くの病的症状は末梢神経のみならず，中枢神経系にも拡がっている。

平山は[9,10]pandysautonomia（汎自律神経障害）という言葉でまとめられる選択的かつ広汎性の交感神経系，副交感神経障害を併せもつ病態像を有するものを大局的にみて acute curable pandysautonomia と chronic progressive pandysautonomia に分類できるとした。この両者は急性と慢性の違いを持つだけではなくて，前者は炎症性，治癒性であり，後者は変性性であるという。この基礎的な mechanism の相違において，前者には神経・免疫・内分泌連関機構に基づく免疫異常を考え，後者には神経の生育，維持，老化に対する神経栄養因子の機構が関与するのではないかと考えた（表148）。

なお，既述した家族性自律神経異常症（familial dysautonomia, Riley-Day syndrome）は広範囲の末梢の自律神経異常を伴う常染色体性劣性遺伝疾患であり，現在遺伝性，感覚性，自律神経性ニューロパチー（hereditary, sensory and autonomic neuropathy, HSAN）の3型に位置づけられている。最初は Rieley および Day が1949年にはじめて記載したが，大部分はユダヤ人であり，現在では集団においての carrier rate は30人に1人，3600人の出産児に1人の割合で疾患が見られるという（Axelrod[5]）。しかし本邦における報告は類似症例が2例報告されているだけで典型例は存在しないと思われる。

文　献

1) Afifi, A.K., Harik, S.L., Bergman, R.A., et al.：Postganglionic cholinergic dys－autonomia：Report of muscle findings in 1 case. Eur. Neurol. 21（1）；8-12, 1982.

2) Appenzeller, O., et al.：Experimental autonomic neuropathyan immunologically induced disorders of reflex vasomotor function. J. Neurol. Neurosurg. Psychiatry 28（6）；510-515, 1965.

3) Appenzeller, O., Kornfeld, M.: Acute pandysautonomia, clinical and morphologic study. Arch. Neurol. 29 (15); 334-339, 1973.
4) Appenzeller, O.: The autonomic nervous system. Amsterdam. North-Holland. 1970. p.116-125.
5) Axelrod, F.B.: "Familial dysautonomia" Autonomic Failure. A textbook of clinical disorders of the autonomic nervous system. 4th ed. Mathias, C.J. et al. ed. New York. Oxford Univ. Press. 1999. p 402-409.
6) Bannister, R.: Degeneration of the autonomic nervous system. Lancet 2 (7717); 175-179, 1971.
7) Brunt, P.W., Mckusick, V.A.: Familial dysautonomia. A report of genetic and clinical studies, with a review of the literature. Medicine (Baltimore). 49 (5); 343-374, 1970.
8) Harik, S.I., Chandour, H.M., Faah, F.S., et al.: Postganglionic cholinergic dysautonomia. Ann. Neurol. 1 (4); 393-396, 1977.
9) Hirayama, K.: Acute curable pandysautonimia and chronic progressive pandysautonomia. Bull. Osaka Med. Coll. 35 (1-2); 113-117, 1989.
10) 平山惠造：Pandysautonomia のもつ意義. 神経研究の進歩 33 (2); 183-185, 1989.
11) Hopkins, A., Neville, B., Bannister, R.: Autonomic neuropathy of acute onset. Lancet 1 (7861); 769-771, 1974.
12) 北　耕平・他：Acute idiopathic pandysautonomia－4 自験例での検討－, 自律神経 20 (2); 67-75, 1983.
13) 北　耕平, 平山惠造：Acute idiopathic pandysautonomia の長期予後. 自律神経 21; 15-22, 1984.
14) 岡田文彦・他：Acute pandysautonomia－病態生理学的検討と疾患概念についての考察－, 自律神経 12 (2); 73-80, 1975.
15) Schondorf, R., Low, P.A.: Idiopathic postural orthostatic tachycardia syndrome. Neurology 43 (1); 132-137, 1993.
16) 宇尾野公義：自律神経障害と自律神経失調症. 神経内科 19; 107-117, 1983.
17) 宇尾野公義：自律神経についての最近の臨床知見. 内科 55 (2); 204-208, 1985.
18) Young, R.R., et al.: Pure pandysautonomia with recovery. Trans. Am. Neurol. Assoc. 94; 355-357, 1969.
19) Young, R.R., Asbury, A.K., Corbett, J.L., et al.: Pure pandysautonomia with recovery. Description and discussion of diagnostic criteria. Brain 98 (14); 613-636, 1975.

(平山惠造, 北　耕平)

9. 薬物性起立性低血圧 (drug-induced orthostatic hypotension)

前述のごとく（症候性起立性低血圧の項目参照），現在 OH を起こす薬物は 90 種類を数えるという（Clark[4]）。

Schatz[12]は，OH を起こす薬物を大別して，以下のように分類している。

1) 降圧剤（guanethidine monosulfate）
2) major tranquilizer（phenothiazine 系）
3) 抗うつ剤（三環系の大量投与）
4) 硝酸塩（ニトロール）
5) 麻酔剤
6) 鎮痛剤
7) Ca 拮抗剤（nifedipine, verapamil）
8) アルコール
9) インスリン

降圧剤，グアネチジン，硫酸ベタニジン，メチルドーパ，塩酸プラゾシンなどが OH を助長する（持尾[9]）。特に，グアネチジン，塩酸プラゾシンは慎重に使用すべきである（武田[14]）。β-遮断薬は，単独では OH を起こすことは稀であるが，Ca 拮抗薬（nifedipine, verapamil）の併用は注意を要するという（築山[2]）。また，交感神経遮断薬 trimetaphan では重症の OH を起こし，α_1-遮断薬プラゾシン（ミニプレス）でも OH を起こすから，少量より投与を開始すべきだという（築山[2]）（表149）。

治療の項目にも述べるごとく，β-遮断薬には内因性交感神経刺激作用（ISA）のあるものと，ないものとがあり，ISA のある pindolol（カルビスケン）は交感神経節後線維の障害された場合に，ISA のない propranolol（インデラル）は中枢性，ないし節前型の OH に有効という（持尾[9]）。

a. 抗うつ剤

抗うつ剤（三環系）による OH については多くの報告があるが

表149 降圧薬と起立性低血圧

頻度	薬剤
高頻度	guanethidine bethanidine 交感神経節遮断薬 α-遮断薬
中等度	methyldopa 利尿薬
低頻度	β-遮断薬 reserpine clonidine hydralazine minoxidil captopril

(Chobanian, A.V., 1982[3])および築山[2]より引用)

(Jackson[7], Hayes[6], Glassman[5], Jarvik[8]),前述のごとく(うつ病,うつ状態の項目参照),四環系,二環系抗うつ剤の少量を使用すべきである。しかし,これとても長期連用ではうつ病の治療中にまれにOHを発生することがあり,うつ病の病態生理の複雑さは未解決の部分を残している。

b. 硝酸塩

硝酸グリセリン (glyceryl trinitrate),ニトロール (isosorbide dinitrate) などの血管拡張性特性を有する薬物は,普通狭心症の患者に舌下に用いられているが,自律神経失調症の患者に投与するとひどい低血圧を起こすという (Bannister[1])。

c. L-DOPA (Dopaston, Dopasol)

治療前にOHを示さないパーキンソン病にL-DOPA, bromocriptine (Parlodel) を投与するとOHを起こすという。このL-DOPA療法中にみられるOHは,血中で形成されたドーパミンが交感神経末梢のノルアドレナリン分泌を抑制させるためと推定している(岡田[10])。また,bromocriptineを併用することにより,交感神経活動をさらに抑制するという。しかし,パーキンソン病悪化の原因は単純なものではないという。

d. アルコール

アルコールの慢性飲用が非可逆的な autonomic neuropathy を起こすが，OH の初期の発生はカテコラミン遊離の一時的失調と関係があるらしい。また，アルコールは強い腸間膜血管拡張を起こし，血圧下降を増加させるともいう (Bannister[1])。

e. インスリン

インスリンで時々低血圧を起こすが，これが起こる正確な意味づけはできていない (Schatz[12])。しかし，自律神経失調患者においては，血糖の変化がなくても低血圧を起こし，インスリンは低血圧の強い誘導物質であり，糖尿病性 OH を悪化させるともいわれている (Bannister[1])。

f. 抗精神病薬と分裂病

現在，精神科領域においても，ようやく起立性低血圧が問題になっている。前述のごとく，向精神薬の長期投与は血管壁における α-レセプターのブロック作用と，中枢遮断によるものと考えられている（症候性起立性低血圧の項目参照）。分裂病に OD を合併することは，すでに高津ら[11]により報告されているが，現在精神科領域で日常経験する分裂病に起立試験を施行すると，起立1分で 77% に OH を認めるという (Silver[13])（表150）。しかし，これはいずれも抗精神病薬 (haloperidol, chlorpromazine) の投与後のものである。分裂病に伴う OH は薬物によるものと考えられているが，うつ病に伴う OH のごとく未解決の部分を残している。薬物療法を除外しても，分裂病は血圧調節が変化していることが考えられ，分裂病と関係のある因子の実在は最終的には除外できないという。筆者らも薬物投与のされていない分裂病に伴う OH の経験が一，二あるがその後の検査の協力が得られず発表の段階にない。

表150 分裂病患者と対照者の起立1分後と起立3分後の
起立性低血圧の発生頻度

	患者 (N=196)		対照 (N=25)	
	収縮期圧	拡張期圧	収縮期圧	拡張期圧
血圧 (mmHg)				
安静時	**	***		
平均	119.1	64.9	125.8	78.2
SD	12.2	5.9	15.4	9.5
起立1分	***	***		
平均	91.0	58.8	129.4	88.6
SD	12.3	5.6	15.7	11.8
起立3分	***	***		
平均	109.1	62.6	126.8	88.0
SD	14.3	5.6	13.3	8.3
起立性低血圧 (%)				
起立1分	77.0	13.8		
起立3分	16.8	0.5		

**$P<0.02$, ***$P<0.001$ (Student t-test)
起立性低血圧は起立性収縮期圧低下-20 mmHg以上, 拡張期圧低下-10 mmHg以上をとった。
(Silver H. et al.: J. Clin. Psychiatry 51; 459-462, 1990[13]より変更)

文　献

1) Bannister, R., Mathias, C.J.: "Management of postural hypotension" Autonomic Failure. 4th ed. Mathias, C.J. and Bannister, R. ed. New York. Oxford Univ, Press. 1999. p 342-356.
2) 築山久一郎, 大塚啓子: 治療の実際. 低血圧, 治療 70 (2); 441-446, 1988.
3) Chobanian, A.V.: "Orthostatic hypotension". Clinical Hypertension and Hypotension. Brunner, H.R. Gavras, H. ed. New York. Marcel Dekker, 1982. p.435-454.
4) Clark, A.N.G.: Postural hypotension in the elderly. Br. Med. J. 295 (6600); 683, 1987.
5) Glassman, A.H., et al.: Clinical characteristics of imipramine induced orthostatic hypotension. Lancet. 3 (1); 468-472, 1979.
6) Hayes, J.R., et al.: Incidence of orthostatic hypotension in patients with primary affective disorders treated with tricyclic antidepressants. Mayo Clinc Proc. 52 (8); 509-512, 1977.

7) Jackson. W.K., et al. : Cardiovascular toxicity and tricyclic antidepressants. Biomed. & Pharmacother. 41 (7) ; 377-382, 1987.
8) Jarvik, L.F. : Pretretment orthostatic hypotension in geriatric depression : predictor of response to imipramine and doxepin. J. Clin. Psychopharmacol. 3 (6) ; 368-372, 1983.
9) 持尾総一郎：起立性低血圧の薬物治療. medicina. 24 (10) ; 1892-1894, 1987.
10) 岡田文彦, 高畑直彦：パーキンソン病のL-DOPA, Bromocriptine (CB-154) 併用療法中にみられる起立性低血圧, 新薬と臨床 29 (7) ; 1156-1154, 1980.
11) 高津忠夫, 大国真彦, 薮田敬次郎・他：ODと誤診された2, 3の症例について. Clinical Report 4 (2) ; 34-36, 1963.
12) Schatz, I.J. : Orthostatic hypotension. Arch. Intern. Med. 144 (4) ; 773-777, 1984.
13) Silver, H., et al. : Postural hypotension in chronically medicated schizophrenics. J. Clin. Psychiatry 51 (11) ; 459-462, 1990.
14) 武田忠直, 吉村隆喜：動揺期の薬物医療. 現代医療 18 ; 22-28, 1986.

10. 宇宙飛行と起立性低血圧

　前述のごとく，人類が宇宙飛行に挑戦を初めてから（1961年）40年を経過しているが，東西冷戦のためか，各国とも情報制限をしていたようである．冷戦の終結とともに，ようやく我々にもかなりの情報が得られるようになった．また，米国の専門家（Robertsonら）はこの情報収集のためにロシアにまで留学しているようである．現在もっとも活発に研究しているのは，やはり，アメリカ，ロシア，ヨーロッパ（特にドイツ）のようである．

　無重力状態におかれた宇宙飛行士は比較的短期間の宇宙飛行でも，地球に着陸後ほとんどの乗員がOHを認めたようである．特に二十一世紀は火星への有人飛行の実現が期待されているが，この計画の遂行には片道約1年はかかるといわれ，長期間の微小重力が人体に及ぼす影響を調べることが急務となってきた．これらの対策には上記三国とも膨大な費用と組織をもって対応しているようであり，無論現在も当然研究続行中であり，その一端を紹介するにとどめたい．

　現在，真の無重力状態は地球上において，短時間（30秒位）しかつくることができない．しかし，この無重力状態の人体に及ぼす影響の研究は，地球上では長期臥床患者，またはそれ以上に頭部を下にする head down tilt（HDT）（－5°から－7°）とよく似ており（模擬微小重力），宇宙飛行士の飛行前，飛行中，飛行後の比較人体実験と対比して研究されているのが現状のようである（Baisch[2]）．また，最近では宇宙船に乗る前の操縦訓練中に起こる panic disorder も注目されている（O'Toole[24]）．加えて，最近では前述の小心臓症候群を有する人は操縦士として不適格であり，操縦士から外すべきであるとの報告もある（Yu[32]）．この実験計画は理学的，生物学的，生理学的治療を目標として，現在約90種類の実験計画があるという．また，米国のNASAでは microneurography を用いて宇宙飛行前後と飛行中の宇宙飛行士の筋交感神経活動を測定し，微小重力暴露直後には抑制されるが，飛行12〜13日目には飛行前の臥位より筋交感神経活動は亢進しており，これらのことと OH との関係

はこれからの課題であるという（岩瀬[14]）。

OH は宇宙飛行後の多くの宇宙飛行士に現れるが，この OH は大気圏に宇宙船が再突入時，地球着陸後に重要な危険性があるという。

a. 循環動態

現在までの研究において，無重力状態の人間の心臓血管反応と骨格筋適応は長期臥床患者，あるいは長時間の HDT と非常によく似ているという。

人体を長期臥床させると心臓血管系に次のような変化が起こる。

1) 15～20％の循環血漿量の減少。
2) 循環血液量が 5～10％減少する。
3) 臥床 20 日後において，11％の心臓容量の減少。
4) 左心室の拡張期末の血液量が 6～11％減少する。
5) 運動耐性の減少。
6) $vO_2 max$ の減少。
7) 起立（能動的あるいは受動的）または下半身陰圧試験（lower body negative pressure, LBNP）中の起立不耐性（Cowings[7]）。

人間を無重力状態にさらすと，足に貯留すべき血液と，細胞間質液が頭部に向って再配分される。またこの無重力により水分バランスが negative となり，体重が減少し，plasma volume が減少し，飛行初期においてもヘモグロビン濃度が上昇し，血液濃縮を起こすという。この体重減少はロシアの研究では飛行後 4～14 日で体重の 8％が減少し，これは主に水分であり，脱水状態になるという。この体液の減少は宇宙飛行士が地球に帰還するとき，大気圏再突入時と着陸後の OH に悪影響を及ぼすという。この大気圏再突入時に経口的に水分を与えることを提唱している。

この体液消失により Na は plasma 内で一時的に上昇し，K は細胞内において上昇する。その後両者ともに減少するが，K は細胞外に移動し，細胞外 K 濃度を上昇させるという。一方，HDT の人体実験において最初の 12 時間で尿量と尿中 Na 排泄値が増加し，HDT 3 日間の最初の 48 時間で Hb，Ht，心房性ナトリウム利尿因子（ANF）が増加し，plasma volume が減少していたという（Mauran[23]）。また，この ANF がアルブミンの毛細血管透過性を増

加し，宇宙飛行適応症候群（space adaptation syndrome）の浮腫形成に寄与し，あるいはうっ血性心臓病の肺浮腫に関与すると考えられている（Lockette[22]）。また，この宇宙飛行の無重力状態が一時的に造血機能を停止するというが確証を知らない。こうした体液移動による障害を予防するために，飛行前に無重力状態に適応させるために，少なくとも10日間または，それ以上HDTで寝かせると頭部外傷，頭痛，顔面浮腫，宇宙船酔いにかからないとの報告もある（Simanonok[28]）。また，短期間HDT（13日間）は，1）非線型性心拍変動の複雑性を減少する。2）LBNP負荷により評価した起立ストレスに対する耐性を減少するとの報告もある（Goldberger[12]）。

　6人の被験者の$-6°$（10日間）のHDTにおいて，段階的に異なるLBNPを負荷し，LBNPの前，中，後について，SV，CO，HR，SVRを測定すると，HDTはplasma volumeと全体液量を減少するが，HDTの終わりにおける安静時のCOはbaseline値よりも16％低下しており，HDT前の起立時COと同じであった。SVもまた減少したが，心拍数と血圧は対照と比較して有意差がなかった。LBNP中のCOとSVの変化量の絶対値はHDT中とHDT前で同じであったが，相対的変化量はHDT中のほうが大であった。LBNPに対する心拍数と血管収縮反応はHDT中に高まったが，presyncopeが6人中2人に起こった。安静時におけるSV減少を伴う減少する心室充満は，HDT中に生じるLBNP反応の変化の一次的な原因であるという（Beck[3]）。

　このLBNPはロシアの宇宙計画に用いたのが最初のようである。宇宙船内における安静時心拍は飛行前の安静時よりも，飛行5日後において上昇し，飛行第3週目において心拍数がピークに達し，その後心拍数は横這い状態になる。LBNPによる下肢への血液貯留は飛行前より飛行中において，より大きな貯留効果があり，また，地球に帰還中に重力ストレスにより血液が貯留する。また，飛行中のLBNPの施行は飛行後のOHの予防のためであるという。しかし，こうした処置を宇宙飛行中にやっても，飛行後，ほとんどの症例が起立により収縮期圧が減少し，9例中2例において起立試験を中止せざるを得なかったという。しかし，心拍数はおのおのの症例において起立により増加していたという（Charles[6]）。

　このLBNPを3分間隔で陰圧負荷を増加するとき，突然に脈拍の減少，平

均動脈圧，脳血流速度の減少が認められ，その後に presyncope の症状があらわれるものがあり（Bondar[5]）。また，宇宙飛行後の OH において，徐脈と血圧低下のため，vasovagal syncope で OH を説明できるものがあるという（Smith[29]）。

b．Head Down Tilt（HDT）と脳循環

HDT と脳循環の研究は少ない，Kawai らはこの問題に十年の歳月を費やし（Kawai[16,17]），現在も研究続行中であるが，ここではその一端を紹介するに止めたい。

1) HDT は IAP（intracranial arterial pressure）の上昇によって CBF（cerebral blood flow）速度を増加し，次に脳内における灌流圧を増加する。
2) CBF 速度は HDT の最初の6時間内に一過性に上昇する。
3) HDT の開始後6時間で CBF 速度が正常化するのは脳血管系が HDT のための頭部体液移動によって生じる変化に対して代償力を有することを示す。
4) HDT から水平臥位に戻すと CBF 速度は5時間の間，HDT 前値よりも減少する。
5) CBF 速度の減少は，宇宙飛行士が地球に帰ったときにみられる syncope に部分的に関与し，長期臥床後の被験者に見られるものに関与している可能性がある。

c．宇宙酔い

宇宙船酔いは宇宙飛行ではよく知られた問題であり，宇宙飛行の最初の2～3日において飛行士の73%が罹患するという（Jennings[15]）。この症状は宇宙酔い（space motion sickness）と呼ばれ，悪心，嘔吐，頭痛，食欲不振，顔面蒼白，全身倦怠感，思考力低下，無気力，顔面浮腫などの自律神経症状が中心であるという（Davis[8]，岩瀬[14]）。また，このような微小重力への適応過程で起こる症候群を前述のごとく宇宙飛行適応症候群と呼んでいる。しかし，この原因に関しては諸説があるが不明であるという（岩瀬[14]）。

d. 意識消失

　一般的に若年者の意識消失は老人に比して非心臓性（神経原因性）のものが多いと考えられるが，宇宙飛行後の OH を伴う意識消失はそれだけでは説明のつかない可能性がある。前述のごとく飛行後の意識消失には vasovagal syncope で説明のつくものがあるが，アメリカのシャトル計画を再開した 1988 年には飛行士の 11％が出発前と地球着陸後に意識消失に近い状態を経験しているという。多くの可能性のある mechanism が考えられるが，plasma blood volume の減少，圧反射機能の減少，末梢血管反応の障害，てんかん，薬物使用，情動障害などを考えねばならないという（Schraeder[26]）。

e. 生理学的変化

　前述のごとく微小重力による生理学的変化の研究は初期のものは比較的粗末なものであるが，過去 10 年間において多数の精密な情報が宇宙実験室の検査から集められているという。これは米国とロシアとでは少し異なる方法であり，米国は比較的短時間の宇宙飛行のものに集中され，ロシアのものはこの微小重力に長期間さらされる宇宙基地のものが主であるという。

　もっとも重要な生理学的変化は骨の鉱質消失，骨格筋萎縮，宇宙船酔いに基づく内耳前庭機能の問題，OH のための心臓血管系の問題，そして循環血漿量と red cell mass の減少などであり，肺機能は大きく変化しているが，外見上ははっきりした変化はないという（West[30]）。

　この骨格筋の萎縮は前述のごとく宇宙飛行の比較的早期に出現するといわれ，また，＋Gz（頭から足の方に向かう重力）が負荷されない長期臥床やラットの尾部懸垂でも宇宙飛行時と同様に，骨格筋の萎縮が比較的早期から出現するといわれている。いわゆる廃用性萎縮と同様の機序によるものとされている。

　現在，重要視されている説は一種の重力受容器としての筋紡錘からの入力の減少による脊髄 α 運動ニューロンの機能低下が筋萎縮に関与するというものであるが，錘外筋自体への＋Gz 負荷の欠如が関与するという説もある。いずれにしても，この筋萎縮は主に抗重力の赤筋に出現し，白筋にはほとんど出現

しないといわれている．このことは組織化学的にも証明されており，微小重力の暴露によって赤筋が白筋に変化するともいわれている．また，赤筋支配の運動ニューロンの性質が白筋支配の性質に変化する可能性も示唆されている．また，この筋萎縮を防ぐ方法としては宇宙飛行中の運動負荷が有効とされている（間野[14]）．

f．動物実験

Kawai（1997[17]）らはラットにおけるHDTの脳循環実験も施行しており，また，近年の航空医学では種々の角度から動物実験がすすめられており，前述のわれわれの無麻酔ビーグル犬を使用しての実験モデル作成は古典的なものになりつつある．

ラットにおける微小重力実験モデルは，ラットの尾を吊すことにより作られる．このような模擬微小重力にさらすと筋肉，肝臓の質量を減少し，骨組織の変化を起こし，体液は心臓血管系の機能に著明に影響して移動する．そしてまた，ラットにおいて微小重力状態が長くなると肝臓の代謝活動が変化してくるという（Feldman[9]）．

g．治　療

アメリカの宇宙飛行士の健康管理は広い範囲にわたり，医学的に経過を観察するために，健康保持，対策計画，医学的介入と検査，精神的社会的支持，環境健康モニターなどを包括している（Billica[4]）．

1）飛行前にautogenic-feedback training（AFT）を行い，収縮期圧，拡張期圧を自発的に増加させる試みで，これは主に宇宙酔いに対する治療として開発されたものである（Cowings[7]）．
2）スペースシャトルが大気圏に再突入時の加速前に耐圧衣服をふくらませることがOHの予防となる．しかし飛行士は飛行着陸後に脱水状態になっている（Krutz[18]）．
3）宇宙飛行中に間欠的に有酸素運動をさせること．これは飛行後の起立心拍反応が最小限にとどめられる．これは最大酸素摂取量を保持することができるためとしている（Siconolfi[27]）．しかし宇宙飛行中において，我慢せ

ねばならないようなエルゴメーターによる長時間の運動負荷は，飛行後のOHの原因となり，これはcardiac mechanismの変化で説明できるという（Raven[25]）。

4）飛行前に微小重力状態で新しい感覚刺激状態をつくり，飛行士が地球に着陸後の適応を促進するトレーニングをすることは宇宙飛行による感覚運動失調を最小限にするという。これは主に宇宙酔いの対策である（Harm[13]）。

5）宇宙飛行士の地球着陸前に0.9%の生理的食塩水，または食塩塊が投与されているが，1.07%の食塩水の方が飛行後のOHに対して効果的であり，また，循環血漿量をより増加させるという（Frey[11]）。

6）血液中のesterogenが血液量調節に重要な役割をなしており，血漿量の減少にesterogenが効果があると考えられる（Fortney[10]）。

7）宇宙酔いに対し，promethazine 50 mgの注射と（Bagian[1]），できるだけ多く頭部を動かすことが奨められている（Lackner[20]）。
また，飛行後の治療にはmeclizineなどの使用も認められている（Jennings[15]）。また，この宇宙酔いは小脳中枢の血流増加，網様体との関係があり，嘔吐中枢の活動を増強すると考えられており，scopolamine（0.6 mg経口）の投与が効果があるという（Wood[31]）。

8）薬物的治療としては，ⅰ）高いNaの摂取とmineral corticoidsによる血管内容量の増加，ⅱ）α-刺激剤または血管のβ-受容体の遮断剤による血管抵抗の増加がある。
これらの各種の薬物と機械的に経壁圧を上昇させるLBNPとの併用がOHに有効であり（Lathers[21]），また，4時間のLBNPと1リットルの生理的食塩水摂取により，心拍数の上昇や脈圧の低下が防がれるという（河合[19]）。

9）宇宙飛行の期間が長くなると，飛行士に対し，宇宙飛行中に薬物投与の必要性が増加してくることが考えられる。ここにおいて無重力状態では生理学的代謝変化が発見されているから，飛行中に投与された生体異物としての薬物の作用は異なると考えられる。そのため地球の重力環境（1G）で計算後に推測することが理論的である（Feldman[9]）。

この分野の研究は,体の長軸方向に重力の影響を受ける機会が極端に少ない「寝たきり老人」の問題解決に重要な情報を提供するものと考えられる (河合[19])。

文　献

1) Bagian, J.P., Ward, D.F.：A retrospective study of promethazine and its failure to produce the expected incidence of sedation during space flight. J. Clin. Pharmacol. 34 (6)；649-651, 1994.
2) Baisch, F., Beck, L., Karemaker, J.M., et al.：Head-down tilt bedrest. HDT' 88－an international collaborative effort in integrated systems physiology. Acta Physiol. Scand. 144 (S 604)；1-12, 1992.
3) Beck, L., Baisch, F., Gaffiney, F.A., et al.：Cardiovascular response to lower body negative pressure before, during, and after ten days head-down tilt bedrest. Acta Physiol. Scand. 144 (S 604)；43-52, 1992.
4) Billica, R.：Medical management of U.S. astronauts. J. Clin. Pharmacol. 34 (5)；510-512, 1994.
5) Bondar, R.L., Kassam, M.S., Stein, P.F., et al.：Simultaneous transcranial doppler and arterial blood pressure response to lower body negative pressure. J. Clin. Pharmacol. 34 (6)；584-589, 1994.
6) Charles, J.B., Lathers, C.M.：Summary of lower body negative pressure experiments during space flight. J. Clin. Pharmacol. 34 (6)；571-583, 1994.
7) Cowings, P.S., Toscano, W.B., Miller, N.E.：Autogenic-feedback training；a potential treatment for orthostatic intolerance in aerospace crews. J. Clin. Pharmacol. 34 (6)；599-608, 1994.
8) Davis, J.R., et al.：Space motion sickness during 24 flights of the space shuttle. Aviat. Space Environ. Med. 59 (12)；：1185-1189, 1988.
9) Feldman, S., Brunner, L.J.：Small animal model of weightlessness for pharmacokinetic evaluation. J. Clin. Pharmacol. 34 (6)；677-683, 1994.
10) Fortney, S.M., Turner, C., Steinmann, L., et al.：Blood volume responses of men and women to bed rest. J. Clin. Pharmacol. 34 (5)；434-439, 1994.
11) Frey, M.A.B., Lathers, C., Davis, J., et al.：Cardiovascular responses to standing；effect of hydration. J. Clin. Pharmacol. 34 (5)；387-393, 1994.
12) Goldberger, A.L., Mietus, J.E., Rigney, D.R.：Effect of head-down bed rest on complex heart rate variability；response to LBNP testing. J. Appl. Physiol. 77 (6)；2863-2869, 1994.
13) Harm, D.L., Parker, D.E.：Preflight adaptation training for spatial orienta-

tion and space motion sickness. J. Clin. Pharmacol. 34 (6) ; 618-627, 1994.
14) 岩瀬 敏．間野忠明：宇宙環境と自律神経活動．日本臨床 58 (8)；1604-1621, 2000.
15) Jennings, R.T. : Managing space motion sickness. J. Vestib. Res. 8 (1) ; 67-70, 1998.
16) Kawai, Y., Murthy, D.E., Watenpaugh, D.E., et al. : Cerebral blood flow velocity in humans exposed to 24 h of head-down tilt. J. Appl. Physiol. 74 (6) ; 3046-3051, 1993.
17) Kawai, Y., Doi, M., Matsuura, K., et al. : Cerebral hemodynamics during simulated microgravity in humans and rats. Biology and Medicine. 1 ; 155-162, 1997.
18) Krutz, R.W., Sawin, C.F., Stegmann, B.J. : Preinflation before acceleration on tolerance to simulated space shuttle reentry G profiles in dehydrated subjects. J. Clin. Pharmacol. 34 ; 480-483, 1994.
19) 河合康明：頭部循環動態に及ぼす重力の影響．信州医誌．47 (4)；279-286, 1999.
20) Lackner, J.R., Graybiel, A. : Use of promethazine to hasten adaptation to provocative motion. J. Clin. Pharmacol. 34 (6) ; 644-648, 1994.
21) Lathers, C.M., Charles, J.B. : Orthostatic hypotension in patients, bed rest subjects, and astronauts. J. Clin. Pharmacol. 34 (5) ; 403-417, 1994.
22) Lockette, W., Brennaman, B. : Atrial natriuretic factor increases vascular permeability. Aviat. Space Environ. Med. 61 (12) ; 1121-1124, 1990.
23) Mauran, P., Sediane, S., Traon, A.P., et al. : Effects of a three-day head-down tilt on renal and hormonal responses to acute volume expansion. Am. J. Physiol. 277 (5 pt 2) ; 1444-1452, 1999.
24) O'Toole, K. : You'rs the flight surgeon, Panic disorder. Aviat. Space Environ. Med. 70 (2) ; 191-192, 1999.
25) Raven, P.B. : An overview of the problem ; exercise training and orthostatic intolerance. Med. Sci. Sports Exerc. 25 (6) ; 702-704, 1993.
26) Schraeder, P.L., Lathers, C.M., Charles, J.B. : The spectrum of syncope. J. Clin. Pharmacol. 34 ; 454-459, 1994.
27) Siconolfi, S.F., Charles, J.B., Moore, A.D., et al. : Comparing the effects of two in-flight aerobic exercise protocols on standing heart rate and VO (2 peak) before and after space flight. J. Clin. Pharmacol. 34 (6) ; 590-595, 1994.
28) Simanonok, K.E., Srinivasen, R.S., Myrick, E.E., et al. : A comprehensive Gyton model analysis of physiologic responses to preadapting the blood volume as a countermeasure to fluid shifts. J. Clin. Pharmacol. 34 ; 440-453, 1994.
29) Smith, M.L. : Mechanisms of vasovagal syncope ; relevance to postflight

orthostatic intolerance. J. Clin. Pharmacol. 34 (5) ; 460-465, 1994.
30) West, J.B. : Physiology in microgravity. J. Appl. Physiol. 89 (1) ; 379-384, 2000.
31) Wood, C.D., Stewart, J.J., Wood, M.J. : Habituation and motion sickness. J. Clin. Pharmacol. 34 ; 628-634, 1994.
32) Yu, C.H., Qing, W.Q. : Research on the relationship between small heart syndrome and poor orthostatic endurance of aviators. Aviat. Space Environ. Med. 68 (3) ; 246, 1997.

〔河合康明, 間野忠明, 田中英高〕

第18章

起立性低血圧の治療

　まず，治療にあたっては，本態性か症候性かの診断が先決であり，また軽症（一過性）のものあるいは慢性 OH は，治療方針を症例によって検討すべきである。これは多くの症例が障害部位決定が不正確であることに基づいている。また，単一な治療では効果が期待できない場合が多い（Bannister[2]），しかしあくまでも全身的，非薬理学的治療が先であり，薬物療法は二次的なものと考えるべきである（Thomas[56]）。

1．一般療法

a．安静および運動

　一過性，軽症のものは入院後安静にしただけで軽快するものもある。また，過労を避け，外出を勧め，規則正しい生活をとらせる。ときに転地療法がよいことがある（特に心身症領域のもの）。しかし，熱帯または亜熱帯の温度に患者をさらすことは OH 症状を悪化させる。これは代償不全性血管拡張が起こり，血圧下降をもたらすためだという（Bannister[2]）。軽症のものは水泳（水中を歩く）を勧める人もある（Onrot[37]）。そのほか家庭内，職場などの対人

関係によるストレスを排除してやることも必要である。

b. 体位および就眠

ひどい OH の患者に各種の体位変換をすると治療の助けとなる（physical countermeasures）。これは起立時に脚を交叉すること，うずくまる，短靴の紐を結ぶように腰を曲げる。魚釣り椅子，携帯用の折りたたみ椅子を使用するなどである。これらは多分血管抵抗が増加したり，静脈還流が増加するためにOH の治療に用いるべきだという（Mathias[33]，Bannister[2]，Smit[50~51]）。

夜間臥床時に頭部を約 30 cm 起こすように上半身を傾斜（20 度）して寝かせると，早朝目覚めたときの体位調節の不十分なときの苦痛を軽減する。これは，早朝起立時の突然の血液 pooling を調節するためという。また，この夜間頭部挙上は Na と水の夜間消失を防ぎ，細胞外液量の増加をもたらし，これだけで OH を治療できる症例もあるという。

その他に，排尿，排便時の"りきみ"は低血圧を起こし，意識消失を起こすことがあり注意を要する（表 152）。

c. 被　　服

下肢にタイツ（腰まである），腹部に腹帯（小児では田中式[55]，成人では中山式）を巻く，また，対圧衣服（Sieker[48]）も推奨されている。これは下半身への過度の血流貯留を防ぎ，心臓への静脈還流を保とうというものであるが，経時的に中枢血液量を改善，左室充満を改善するという。最近のものは，counterpressure を足首で最大，胸部で軽くしたものを用いるという（Thomas[56]）。また，段階的対圧衣服がよいともいわれている。しかし，この対圧衣服は患者に苦痛があり，特に夜間は取りはずすのがよいという（Onrot[38]）。また，対圧衣服をはずした直後に事故が起こりやすいともいわれている。

d. 食　　事

古くより大量の食事を避け，少量の食事を頻回に摂取するとよいといわれ，アルコールは就寝時以外は避けるべきだといわれている。

表152 神経障害による OH に用いられる非薬理学的と薬理学的方法の概要

非薬理学的方法
　避けるべき事項
　　早朝覚醒時における急な起立
　　長期臥床
　　排尿，排便時のりきみ
　　高い環境温度（熱い風呂）
　　強い運動
　　大量の食事（特に含水炭素を少なくする）
　　アルコール
　　血管抑制剤
　勧める事項
　　睡眠中の Head-up tilt
　　少量の頻回の食事
　　高塩食（普通食＋食塩 6 g/日）
　　賢明な運動（水泳を含む）
　　体位とその方法
　考慮すべき問題
　　弾性ストッキング
　　腹帯

薬理学的方法
　　初期薬：fludrocortisone（英国）
　　交感神経作動薬：ephedrine, midodrine
　　特殊目的：octreotide, desmopressin, erythropoietin

(Bannister, R. et al. 1999[2])より変更)

　高塩食（普通食＋食塩 6 g/日），動物蛋白食，ミネラルに富む食事を勧める。OH は hypovolemia の反応として利尿作用があり，体液の消失があるために水分を十分にとるように指導すべきであるという (Ibrahim[18])。この高塩食に関しては英国でも異論があるようであるが，敢えて勧めるべきだという (Bannister[2])。(内分泌および代謝異常の項目参照)。

　しかし，膀胱障害のあるものには適切な排尿障害の治療が必要となろう(北[23])。OH にチーズを食べさせて卓効があったとの報告があるが，ある種のチーズは，昇圧アミンや，貯蔵されたカテコラミンを遊離させる物質を含んでいるのではないかと推論する人もある。日本では小岩井農場のチーズ（Chedder)が有名であるが,tyramine も含んでいるという。しかし,経口投与された tyramine は腸で monoamine oxidase(MAO)により不活性化されるため,nialamide(MAO 阻害剤)との併用を主張する人もあるが,高血圧の危険性があるという(チーズ反応)。現在日本においてはこのチーズ食については異論がある。

2．理学的療法

a．過換気症候群

過換気症候群を示す OH は,戻し呼吸による CO_2 の吸入が古くより使用されている。(Burnum[6])。

b．心房（AAI）・心室（VVI）ペースメーカー療法

起立時に心拍固定のある症例に心拍出量の低下を防ぐ目的で,昼間は 95 回/分,夜間 55 回/分に AAI を切り替えて OH の改善をみたとの報告がある(Kristinsson[27])。OH を伴う AV ブロックの患者に VVI ペースメーカーを装置して卓効があったとの報告もあり(Schwela[46]),また,OH の起立試験による反射性頻脈により引き起こされる AV ブロックの患者に VVI が有効である(Belhassen[3])との報告もあるが,OH の大きな決定因子である静脈還流を高めることがないから,期待したほどの効果がないともいわれている(Onrot[38])。

また,強い自律神経障害のある患者で,臥位,立位で plasma norepinephrine の低下している者には効果がないともいわれている(Bannister[2])。心房（AAI）ペーシングはひどい交感神経性 neuropathy において迷走神経活動を防ぐために使用されるという。

c．リハビリテーション

起立時,重症 OH の場合はベッドの縁でしばらく座位をとって,つかまり

立ちをするがよい（Thomas[56]）。

　OH の原因が神経変性疾患である場合，薬物療法だけでなくて，リハビリテーションの意義を強調する人もある（松本[34]）。これは膝を伸展させたままで，臀筋，大腿四頭筋，腓腹筋を収縮させる。足関節，膝関節の屈曲，伸展を繰り返す，前屈姿勢で強く足踏み，しゃがみ姿勢から立つ，ゆっくり地面を蹴るように歩く，斜面台起立試験，平行棒内起立→歩行訓練，水中歩行訓練などが考えられるが，訓練は段階的に，かつやり過ぎにならないように行うことが大切であるという。

　重症 OH は，訓練により逆効果のあることも当然考えられ，症例を選んで施行すべきである（Thomas[56]）。

d．老人性起立性低血圧の治療

　注意すべきは，意識消失時に頭部外傷，大腿骨折などの外傷を受けやすい。筆者らの経験では，うつ病性 OH，梅毒性 OH が転倒して脳内出血，大腿骨折の経験がある。外出時に理解のある付添い者と一緒に外出する。杖をつく，降圧剤でとくに低 Na 血症となる利尿作用のあるものは中止するなどの注意が必要であろう。

3．薬物療法

　自律神経失調が原則として介在するために，日本では特に小児の起立性調節障害（OD）領域では chlordiazepoxide（Balance），diazepam（Cercine, Horizon），oxazepam（Hilong）などの minor tranquilizer の投与を古くよりしていた。これは現在では hyperadrenergic OH に有効ではないかと考えられているが，OH の領域では勧められないという人もあり，症例によると考えられる。また，就寝時のみの投与を奨める考え方もある。

a．血管収縮剤

　日本では現在，交感神経作動薬（adrenoceptor 仲介）としては，etilefrine

hydrochloride（Effortil）などの sympathomimetic drug の応用，かつまた近年では，dihydroergotamine mesylate（Dihydergot）が多く使用されているが，この薬理作用は，（1）中枢の鎮静作用，（2）α-adrenoceptor における直接作用，（3）頸動脈洞反射の抑制作用，（4）血管壁の直接的緊張作用があるといわれ，迷走神経緊張効果として，徐脈，悪心，嘔吐などが上げられている（木川田[24]）。

(1) midodrine hydrochloride（Metligine）

選択的な $α_1$-receptor 刺激剤であり，動脈，静脈系の両方に作用するが，直接的に中枢神経または心臓作用がなく，昇圧持続効果があり，ヨーロッパにおいても近年使用されている（Schirger[45]）

(2) clonidine hydrochloride（Catapres）

中枢，末梢作用を有する部分的 $α_2$-receptor agonist であるが（Issac[19]），重症 OH に使用して効果があった（Robertson[40]）との報告があり，fludrocortisone との併用を主張する人もある（Jacob[20]），しかし，軽症 OH, baroreceptor dysfunction のある OH には禁忌であるという。

(3) amezinium metilsulfate（Risumic）

交感神経内 MAO 阻害作用，交感神経内より放出された noradrenaline の re-uptake 抑制作用および交感神経内からの noradrenaline 放出作用を同時にもった間接的交感神経作動薬である。

(4) droxidopa（Dops）

noradrenaline 生成の前駆物質であるが，主に節後性障害主体の OH に有効であり，家族性アミロイドニューロパチーおよび糖尿病性ニューロパチーの高度の OH に有効といわれている（吉川[60]，北[23]，林[11]）。

L-DOPS はまれな dopamine beta-hydroxylase 不足症候群の治療に理想的であり，この場合には plasma noradrenaline, adrenaline は検出できず，dopamine level が上昇する。（Mathias[32]）。近年，日本において小児の OH

において臥位高血圧などの副作用なくして起立時の血圧低下と症状に効果があったとの注目すべき報告がある（Tanaka[54]）。hyperadrenergic OH においては，total dopamine が起立時に増加し，metoclopramide（Primperan）のような dopraminergic receptor 抑制剤を OH のあるものに使用して OH が改善するという（Kucher[28]）

(5) levodopa（Dopaston, Dopasol）

単独よりも ephedrine または tranylcypromide（monoamine oxidase inhibitor）の併用が OH の血圧調節に有効という（Corder[7]）。

(6) ノルアドレナリン起立時微量静注法

歩行数分程度しか可能でない重症 OH 例に携帯型微量輸液ポンプを用い，血圧監視下に起立時のみ適切な量（200－100 ng/kg. w/min.）のノルアドレナリンを静脈内留置カテーテルを通し，微量持続静注する方法がある（北[22]，Polinsky[43]，Bannister[2]）。

b. 心臓作用薬

pindolol（Carvisken）；内因性交感神経刺激作用（ISA）があり，この ISA のあるものが OH に奏効する（小澤[39]，Man in't Veld[30]）。しかしこの pindolol は Shy-Drager 症候群に有害な作用があり，β-adrenoceptor 拮抗薬として作用する。

prenalterol：選択的 β_1-adrenoreceptor 刺激剤として作用し，Shy-Drager 症候群には prenalterol を使用すべきだという（Goovaerts[10]）。

xamoterol；ISA を伴う β_1-adrenoreceptor 刺激剤であり，Shy-Drager 症候群と IOH の両者に効果がある（Yamashita[58]）。しかし，この xamoterol は心臓障害の強い原因となることもあるという（Bannister[2]）。

近年 neurally mediated syncope なる概念が脚光を浴び，意識消失を起こす OH に disopyramide（Rythmodan），bisoprolol（Maintate，β_1-遮断薬）の使用が有効とされている。また，頻脈性 OH は，脳梗塞を起こすことがあり，抗凝固能を調べ，aspirin 投与により予防すべきだという。

c. 血管拡張予防およびその他の作用薬

(1) propranolol hydrochloride (Inderal)

ISA はないが，中枢性ないし節前型 OH に有効であり，その作用機序は末梢血管 $β_2$-受容体を介する能動的血管拡張を抑制するためだという（小牟礼[26]）。また，起立性頻脈のひどい症例には propranolol の投与が効果があるという（Miller[35]）。

(2) metoclopramide (Primperan)

血管拡張抑制剤で，糖尿病性 OH に有効との報告（横川[59]）があるが，作用機序についての検討が必要とされ（姫井[12]），錐体外路系の副作用が出やすく，中枢性の dopamine receptor supersensitivity の警告がなされている（Schatz[44]）。

(3) indomethacin (Indacin)

近年，Shy-Drager症候群（Kocher[25]，小澤[39]，関谷[47]）と糖尿病性OH（小澤[39]）に使用されるようになった。この昇圧効果は，主に血管拡張作用をもっているプロスタグランジンの生合成を抑制することにあると考えられている。しかし，副作用として胃・十二指腸潰瘍を起こすことがある（Bannister[2]）。

(4) fludrocortisone acetate (Florinef)

その主な作用は表153に示すごとくであり，英国などでは初期薬として用いられる。この鉱質コルチコイドの効果は，大量では plasma volume の増加，少量では noradrenaline の $α$-adrenoreceptors における増感などがあげられている（Bannister[2]）。また，Shy-Drager 症候群には fludrocortisone acetate, L-DOPS などがよいといわれているが，fludrocortisone の長期投与は臥位高血圧をもたらし，副作用として，低カリウム血症，頭痛，ふるえ，などの副作用がある（本多[15]）。

表153 OHの治療薬

作用部位	薬物名	主な作用
血漿量：増加	Fludrocortisone	鉱性皮質ホルモン効果 －血漿量増加 －adrenoceptorsの増感
腎臓：利尿減少	Desmopressin	腎毛細管における Vasopressin$_2$-receptor
血管：血管収縮（adrenoreceptor 仲介） 血管抵抗	Ephedrine	間接的交感神経作動薬
	Midodrine Phenylephrine Methylphenidate	直接的交感神経作動薬
	Tyramine	NAD遊離
	Clonidine	節後 α_2-adrenoceptor 刺激
	Yohimbine	節前 α_2-adrenoceptor 拮抗作用
	DL-DOPS，L-DOPS	NAD生成の前駆物質
血管内容量	Dihydroergotamine	α-adrenoceptor における直接作用
血管：血管収縮（非 adrenoreceptor 仲介）	Glypressin (triglycyl-lysine-vasopressin)	血管における Vasopressin$_1$-receptor
血管： 血管拡張阻害剤	Propranolol	β_2-adrenoceptor 遮断
	Indomethacin	prostaglandin 合成阻害
	Metoclopramide	dopamine receptor 遮断
血管： 食後低血圧予防	Caffeine	adenosine receptor 遮断
	Octreotide	血管拡張 peptides の遊離抑制
心臓：刺激	Pindolol Xamoterol	内因性交感神経刺激作用
赤血球：増加	Erythropoietin，鉄剤	赤血球生成刺激

(Bannister et al. 1999[2])より変更)

(5) octreotide acetate (Sandostatin)

OHを伴うmultiple system atrophy (MSA)の患者にsandostatinの長期投与(6ヵ月以上)をして機能的改善を認めたとの報告もあるが(Bordert[4])，この薬物は食後低血圧の予防薬としても推奨されている(Bannister[2])。

(6) nialamide

カテコラミン分解酵素MAO (monoamine-oxidase)を抑制するnialamideを投与することが行われているが，予期したほどの効果が得られなかった。このMAO抑制剤とfludrocortisone acetateの併用(Lewis[29])，または前述のごとくMAO inhibitor＋tyramine (Diamond[8])を主張する人もあるが，臥位高血圧を起こす危険性があるという人もある(Mathias[33])。

(7) desmopressin (DDAVP)

腎毛細血管におけるVasopressin$_2$-receptorsに特に作用するDDAVPは，夜間多尿，夜中の体重減少を防ぎ，そして，早朝の臥位血圧の上昇をもたらし，体位変換による症状を改善するという(Bannister[2])。

(8) 抗ヒスタミン薬

糖尿病性ニューロパチーで慢性下痢のある患者にH$_1$そしてH$_2$ histamine antagonist (diphenhydramine, cimetidine)はOHに効果があり，下痢の回数が減少する。これは下痢の改善に伴う体液貯留の増加のためであり，血管系におけるhistamine receptorのblockadeのためであるとしている(Stacpoole[52])。

(9) vitamin

vitamin B$_1$, vitamin B$_{12}$の大量投与をsympathomimetic drugに併用するとOHの循環器症状(ODでは大症状)，性欲減退，手指のしびれ感などに効果がある。

(10) yohimbine

節前 α_2-adrenergic antagonist であり，MSA のごとく中枢障害を伴う自律神経障害患者に有効であり（Bannister[2]），fludrocortisone との併用を主張する人もある（Onrot[38]，當真[57]）。しかし，これは長期使用を避けるべきだともいわれている。

(11) erythropoietin

前述（内分泌の項目参照）のごとく，autonomic neuropathy を伴う OH の貧血に関係し，最近再び注目され，特に糖尿病性 OH に使用されているようである。また，英国では鉄剤との併用が提唱されるようになった（表152）（表153）（Bannister[2]）。

d. 臥位高血圧を伴う OH

頻度は多くないが，ひどい dysautonomia があり，臥位において困る程度の高血圧を伴う OH の症例がある。こうした症例は脳血栓，虚血性心疾患を起こす可能性は古くより指摘されている（MacLean[31]）。こうした場合，就寝前に短時間作用型の降圧剤 hydralazine hydrochloride（Apresoline 25 mg）の投与は臥位において，ひどい夜間 Na 消失のある患者に使用すべきであるという（Fealey[9]）。また，こうした症例には enalapril maleate（Renivace 5〜10 mg）が有効であり，Adalat は逆に起立性血圧低下を増悪するとの報告もある（Slavachevsky[49]）。そして，OH＋高血圧の症例には pheochromocytoma を伴う高血圧性 OH を鑑別せねばならないという（Robertson[42]）。

e. 漢方薬

日本ではかなり古くから，漢方領域において本症候群が興味をもたれ，水毒タイプのものに苓桂朮甘湯（阿部[1]），瘀血タイプに桂枝茯苓丸ないし当帰芍薬散を使用している（本多[14]）。この漢方療法は米国においても無関心ではないようである。

4. 心理療法

　前述のごとく，日本の小児科領域，内科領域においては，古くより OD, OH を心身医学的立場から研究し治療を行っている。OH に関しては筆者（本多，1968[13]，1975[16]）らの報告したものがあるが，心理テストにより神経症傾向が本症候群の 6-7 割に認められ，うつ傾向，心気症傾向，ヒステリー性格などのものがある。

　筆者らは OH の治療にあたって，最初に患者に図解によって OH の説明をして安堵感を与え，その後に心理テストを施行し，自律訓練（臥位），自律性中和，行動療法，などを施行している（本多，1993[17]）。

　また，米国でも心理療法はこの認知行動療法の域を出ていないようである。しかし，心身医学的研究にも述べたごとく，OH の QOL 的評価，行動科学的分析と治療などが近いのではないかと考えられる（永田[36]，筒井[53]）。

　バイオフィードバックを使用しての OH 改善の最大の mechanism は血管の全末梢抵抗の増加と考えられ，おそらく血管内容量の減少によるものと思われる（Bouvette[5]）。近年，米国においても OH の心身医学的研究に関心が持たれる時代となった（Jacob[20]）。今後の研究成果が期待される。

文　献

1) 阿部忠良，大国真彦：起立性調節障害に対する半夏白朮天麻湯の使用経験．小児内科 6（別冊）；93-103, 1984.
2) Bannister, R., Mathias, C.J. : "Management of postural hypotension". Autonomic Failure. 4th ed. Mathias, C.J. and Bannister, R. ed. New York. Oxford Univ. Press. 1999. p 342-356.
3) Belhassen, B. et al. : Paroxysmal atrioventricular block triggered by orthostatic hypotension. Am. Heart J. 112 (5) ; 1107-1109, 1986.
4) Bordet, R., Benhadjali, J., et al. : Octreotide in the management of orthostatic hypotension in multiple system atrophy : Pilot trial of chronic administration Clin. Neuropharmacol. 17 (4) ; 380-383, 1994.
5) Bouvette, C.M., et al. : Role of physical countermaneuvers in the management of orthostatic hypotension. : Efficacy and biofeedback augmentation. Mayo

Clinic Proc. 71 (9) ; 847-853, 1996.
6) Burnum, J.F., et al.：Hyperventilation in postural hypotension. Circulation 10 (3) ; 362-365, 1954.
7) Corder, C.N., et al.：Postural hypotension ; adrenergic responsivity and levodopa therapy. Neurology 27 (10) ; 921-927, 1977.
8) Diamond, M.A., et al.：Idiopathic postural hypotension ; physiologic observations and report of a new mode of therapy. J. Clin. Invest. 49 ; 1341-1348, 1970.
9) Fealey, R.D., Robertson, D.："Management of orthostatic hypotension" Clinical Autonomic Disorders 2nd ed. Low, P.A. ed. New York. Lippincott-Raven. 1997. pp.763-775.
10) Goovaerts, J., et al.：Effects of prenalterol on orthostatic hypotension in the Shy-Drager syndrome. Bri. Med. J. 288 (6420) ; 817-818, 1984.
11) 林　昭・他：糖尿病ニューロパチーにともなう重篤な起立性低血圧の L-DOPS によるノルアドレナリン補給療法. 糖尿病 29 (Suppl. 1) ; 80-82, 1986.
12) 姫井　孟：起立性低血圧. medicina 21 (6) ; 1026-1027, 1984.
13) 本多和雄・他：成人の起立性低血圧－循環動態を中心にして－. Jpn. Circ. J. 32 ; 803-811, 1968.
14) 本多和雄, 永田勝太郎：起立性低血圧. 最新の漢方治療指針. 第 1 集. 日医会誌 95 (12) ; 1986.
15) 本多和雄：改訂新版. 現代の起立性低血圧 (第 4 版). 東京. 日本医学舘. 1997. p. 259.
16) 本多和雄, 柳原正文：起立性低血圧の精神身体医学的研究 (第 1 報). 精神身体医学 15 (5) ; 24-31, 1975.
17) 本多和雄：私は低血圧をこう治療する. Therapeutic Research. 14 (11) ; 4582-4587, 1993.
18) Ibrahim, M., Tarazi, R.C., Dustan, H.P.：Orthostatic hypotension ; Mechanism and Management. Am. Heart J. 90 (4) ; 513-520, 1975.
19) Issac, L.：Clonidine in the central nervous system：Site and mechanism of hypotensive action. J. Cardiovasc. Pharmacol. 2 ; 5-19, 1980.
20) Jacob, G., Biaggioni, I.：Idiopathic orthostatic intolerance and postural tachycardia syndrome. Am. J. Med. Sci. 317 (2) ; 88-101, 1999.
21) 北　耕平・他：起立性低血圧に対する治療の効果と問題点. 自律神経 23 (2) ; 132, 1986.
22) 北　耕平, 柴田亮行, 平山惠造：重度起立性低血圧に対する携帯型ノルアドレナリン起立時微量静注療法の試み－3 症例での検討－神経内科治療 2 (4) ; 360, 1985.
23) 北　耕平, 平山惠造：起立性低血圧, 内科 57 (3) ; 470-474, 1986.
24) 木川田隆一：低血圧クリニック. 東京. 新興医学出版社. 1981. p.119.

25) Kocher, M.S., Itskovitz, H.D.: Treatment of idiopathic orthostatic hypotension (Shy-Drager) with indomethacin. Lancet 13; 1011-1041, 1978.
26) 小牟礼修・他：起立性低血圧に対する β-作動性交感神経系の関与について— 特に末梢血管 β_2-受容体過敏性と β-受容体遮断剤 (propranolol) の治療効果の関連—. 自律神経 24 (6); 496-502, 1987.
27) Kristinsson, A.: Programmed atrial pacing for orthostatic hypotension. Acta Med. Scand. 214 (1); 79-83, 1983.
28) Kucher, O., et al.: Orthostatic hypotension: A posture−induced hyperdopaminergic state. Am. J. Med. Sci. 289 (1); 3-11, 1985.
29) Lewis, R.R., et al.: Therapy of orthostatic hypotension in severely disabled geriatric patients. Current Therapeutic Reserch 14 (5); 252-257, 1972.
30) Man In't Veld, A.J., et al.: Pindolol acts as beta-adrenoceptor agonist in orthostatic hypotension; therapeutic implications. Bri. Med. J. 282 (21); 929-931, 1981.
31) MacLean, A.R., Allen, C.E.: Orthostatic tachycardia and orthostatic hypotension.: Defects in the return of venous blood to the heart. Am. Heart J. 27; 145-163, 1944.
32) Mathias, C.J., Kimber, J.R.: Postural hypotension; causes, clinical features, investigation, and management. Ann. Rew. Med. 50; 317-336, 1999.
33) Mathias, C.J., et al.: Treatment of postural hypotension. J. Neurol. Neurosurg. Psychiatry 65 (3); 285-289, 1998.
34) 松本博文・他：起立性低血圧のリハビリテーション, 日本医事新報 3304; 10-13, 1987.
35) Miller, A.J., et al.: Propranolol in the treatment of orthostatic tachycardia associated with orthostatic hypotension. Am. Heart J. 88 (4); 493-495, 1974.
36) 永田勝太郎・編：ロゴセラピーの臨床. 東京. 医歯薬出版. 1991.
37) Onrot, J., et al.: Management of chronic orthostatic hypotension. Am. J. Med. 80 (3); 454-464, 1986.
38) Onrot, J., et al.: Oral yohimbine in human autonomic failure. Neurology 37 (2); 215-220, 1987.
39) 小澤利男；起立性低血圧 (薬物療法の実際), 診断と治療 72 (1); 6-9, 1984.
40) Robertson, D., et al.: Clonidine raises blood pressure in severe idiopathic orthostatic hypotension. Am. J. Med. 74 (2); 193-200, 1983.
41) Robertson, D., Robertson, R.M.: Causes of chronic orthostatic hypotension. Arch. Intern. Med. 154 (14); 1620-1624, 1994.
42) Robertson, D.: "Disorders of autonomic cardiovascular regulation; baroreflex failure, autonomic failure, and orthostatic intolerance syndrome" Hypertension Pathophysiology, Diagnosis, and Management. 2nd. ed. Laragh, J. H.

et al ed. New York. Raven Press. Ltd. 1995.
43) Polinsky, R.J. Samaras, G.M. : Sympathetic neural prosthesis for managing orthostatic hypotension. Lancet 23 (1) ; 901-904, 1983.
44) Schatz I.J. : Orthostatic hypotension II clinical diagnosis, testing, and treatment. Arch. Intern. Med. 144 (5) ; 1037-1041, 1984.
45) Schirger, A., et al. : Midodrine (A new agent in the management of idiopathic orthostatic hypotension and Shy-Drager syndrome). Mayo Clinic Proc. 56 (7) ; 429-433, 1981.
46) Schwela, H., et al : Postural-induced complete heart block. Am. Heart J. 114 (6) ; 1532-1534, 1987.
47) 関谷達人・他：Shy-Drager 症候群の1例, 臨床と研究 59 (4)；170-174, 1982.
48) Sieker, H. : Treatment of postural hypotension with a counter pressure garment. JAMA 12 ; 132-135, 1956.
49) Slavachevsky, I., Rachmani, R., Levi, Z., et al. : Effect of enalapril and nifedipine on orthostatic hypotension in older hypertensive patients. J. Am. Geriatr. Soc. 48 (7) ; 807-810, 2000.
50) Smit, A.A.J., Halliwill, J.R., Low, P.A., et al : Pathophysiological basis of orthostatic hypotension in autonomic failure. J. Physiol. 519 (1) ; 1-10, 1999.
51) Smit, A.A., Wieling, W., Opfer-Gehrking, T.L., et al. : Patients' choice of portable folding chairs to reduce symptoms of orthostatic hypotension. Clin. Auton. Res. 9 (6) ; 341-344, 1999.
52) Stacpoole, P.W., et al. : Combination H_1 and H_2 receptor antagonist therapy in diabetic autonomic neuropathy. South. Med. J. 75 (5) ; 634-635, 1982.
53) 筒井末春：行動科学概論. 人間総合科学大学. 株式会社サンヨー. 2000.
54) Tanaka, H., Yamaguchi, H., Mino, M. : The effects of the noradrenaline precursor, L-threo-3, 4-dihydroxyphenylserine in children with orthostatic intolerance. Clin. Auton. Res. 6 (14) ; 189-193, 1996.
55) Tanaka, H., Yamaguchi, H., Tamai, H. : Treatment of orthostatic intolerance with inflatable abdominal band. Lancet 349 ; 175, 1997.
56) Thomas, J.E., et al. : Orthostatic hypotension. Mayo Clinc Proc. 56 (2) ; 117-125, 1981.
57) 當真 隆・他：Fludrocortisone および yohimbine の併用が奏効した特発性起立性低血圧の1例. 日内会誌. 78 (7)；90-91, 1989.
58) Yamashita, H., et al. : Treatment of idiopathic orthostatic hypotension with xamoterol. Lancet 1 (8547) ; 1431-1432, 1987.
59) 横川俊博；糖尿病患者の起立性低血圧に対する metoclopramide の効果－とくにカテコラミン, レニンアルドステロン系, バゾプレツシンとの関連. 東女医大誌. 55 (3) ; 246-257, 1985.

60) 吉川隆子・他；著明な起立性低血圧を呈する末梢神経疾患に対する L-threo-DOPS 療法の検討, 自律神経 23 (2)；131-132, 1986.

(筒井末春, 長谷川純一, 岡本章寛)

むすび

　OH の研究をはじめてからいつの間にか三十余年の歳月が流れてしまった。
　前述のごとく OH の研究の歴史は古く，また，日本においても（1954 年より），盛衰の過程はあっても途絶えることなく研究が続行したことは慶賀の至りである。しかし，近年，米国を中心としたこの方面の研究は凄じいものがあり，到底個人的な研究など及ぶべきものではなくなった。こうした意味で日本においても，かつての「起立性調節障害研究班」なみの組織的研究の再開が期待される。このため今回は許される範囲で，現在の日本の第一線でご活躍のこの道の専門家の先生の分担執筆，ご査読をお願いした訳であった。本書がこうした意味で何らかの「つなぎ」の役目を果たしてくれれば望外の幸せである。
　平成 10 年，日本自律神経学会総会（会長・筒井末春先生）においては 28 年ぶりではあったが二度目の「起立性低血圧とその関連疾患」のシンポジウムが開催された。その折にもお願いしたが日本のこの方面の研究が国際情勢に遅れをとらぬよう若手研究家，専門家のご尽力が期待される。
　前書にも記述したが，血圧のごとく年齢により異なれる形質を有する小児の OD と成人および老人の OH，人種差など OH の病態生理が異なれることは考えられることであり，年齢別に分けた OH の報告，考察が期待される。
　閣筆するにあたり，三十余年の歳月，ご指導，ご協力頂いた諸先生は各章末にお名前を啓上させて頂いた。また，本書を国際テキストにし鬼籍に入られた田中克己先生，下田又季雄先生，池見酉次郎先生，楊　俊哲先生の御霊に感謝の念を捧げたい。前書にも引用させて頂いたが"それ，学者の生命は外に現れると現れないとにかかわらず，永遠不朽である"との日本の先哲の言葉をかみしめるこの頃である。

和文索引

あ

握力検査　101
圧受容器反射　68
アデノシン　122
アドレナリン　78
アミロイドーシス　238
アルコール性神経障害　28,169
アルツハイマー病　3,228
暗算試験（mental arithmetic test）
　26,35

い

意識下のビーグル犬（specific
　pathogen free：SPF）　72
移植心　122
イソプロテレノール負荷　126,262,
　281
I型，起立直後型　40
1回心拍出係数　46
1回心拍出量　46
遺伝学的研究　145
遺伝率　153
因子負荷量　19

う

ウイロビー人格検査　135
宇宙飛行　61,95,101,132,329
宇宙飛行適応症候群（space adap-
　tation syndrome）　51,331
宇宙酔い　332
うつ病　134,192,211

え

エリトロポイエチン　252

お

オリーブ橋小脳萎縮症　171
温度調節性発汗試験（thermore-
　gulatory sweat test：TST）
　28,250

か

過換気試験（hyperventilation
　test）　26,33
過換気症候群　198,256,342
家族性アミロイドポリニューロパ
　チー　312
家族内集積性　146
家族療法　193

褐色細胞腫　238
カテコラミン　78,110,119
下半身陰圧負荷（LBNP：lower body negative pressure）　66,121,330
過敏性腸症候群　165
漢方薬　349
寒冷昇圧試験　26,36
慨日リズム　21

き

機械受容器　122
局所脳循環　233
起立試験　14,66,260,277
起立試験および運動負荷　297
起立試験の再現性　19
起立性調節障害　1,105
起立遅延型　18,40
起立直後型　18,40
起立直後性低血圧　16,106,108,285
起立不耐性　2,67,118,132,256
筋緊張性頭痛　213
筋交感神経活動　101,329
近赤外線分光法　65
筋力　101
ギラン・バレー症候群　238

く

クレペリン精神検査　140
グリア細胞質内封入体（glialcytoplasmic inclusion；GCI）　171
グルタミン酸　55

け

携帯型微量輸液ポンプ　345
経頭蓋超音波ドップラー法（TCD法）　63
頸動脈洞症候群（carotid sinus syndrome）　118
頸動脈閉塞試験（carotid occlusion）　33
頸部交感神経切断実験　50
血管迷走神経性失神（vasovagal syncope）　118
血管迷走神経反射　101,122
血漿レニン活性　43
血清アルドステロン　81
血清 Mg 濃度　81
血液粘性　50
減圧野　56

こ

高圧系受容体反射　108
抗うつ剤　217,324
交感神経緊張型起立性低血圧　256,259
虹彩炎　250
鉱質消失　333
鉱質ステロイド　128
高周波数（HF）成分　35

高周波成分　120
行動科学的分析　143
行動制限療法　216
抗ヒスタミン薬　348
呼吸性アルカローシス　198
呼吸中枢　57
孤束核（nucleus tractus solitarii：NTS）　55, 119
骨格筋萎縮　333
骨髄像　95

さ

左室機械受容器　119
酸素ヘモグロビン（oxy-Hb）　113

し

視床下部交感神経破壊実験　51
失神　66, 118, 128
失神前状態　67
終夜睡眠脳波　192
主成分分析結果　19
症候性起立性低血圧　3, 159, 238
硝酸塩　325
小心臓症候群　2, 289, 329
食後低血圧　183, 308
心胸郭比（CTR）　271, 289
神経循環無力症　256, 269
神経症　132, 136
心係数　46
神経性食欲不振症　203

神経成長因子（nerve growth factor：NGF）　84
神経調節性失神（neurally mediated syncope）　106, 118, 256, 281
進行性核上性麻痺　238
深呼吸法（HR response to deep breathing）　34
心身医学的治療　143
心身症　137, 186, 339
心臓神経症　274
心臓抑制中枢　119
心電図 R-R 間隔変動率（CV％）　30
心拍出量　106
心拍変動スペクトル解析　35, 120, 279
心房（AAI）・心室（VVI）ペースメーカー療法　342
心房性ナトリウム利尿因子　51, 269, 330
ジソピラミド　128, 281
実験モデル作成　72
従病的思考　143
受動的起立　14, 106
循環血漿量　49
状況失神　118
上腸間膜動脈血流　310
情動失神　118
自律訓練　190, 205, 213
自律神経機能検査　26
自律神経失調症　256, 285

自律神経ニューロパチー症例　310
自律神経発作症　160,167

す

水分漏出　51
睡眠時無呼吸　181
スペースシャトル計画　61

せ

精神発汗定量と血漿 serotonin　302
脊髄癆　28,169
赤筋　333
摂食障害　203,214
摂食中枢　206
セロトニン（5-hydroxytry-ptamine：5-HT）　122
線条体黒質変性症　171
舌咽神経（glossopharingeal nerve）　55
全末梢血管抵抗　46

そ

僧帽弁逸脱症候群　238,256

た

対圧衣服　340
体位性頻脈症候群　106,118,256,278,287
対人関係療法　221

多因子遺伝モデル　156
多系統萎縮症（mutiple system atrophy, MSA）　3,18,57,171,310
単純ヘルペス脳炎　266
蛋白逸出　51
大動脈炎症候群　238
脱感作　135
段階的治療（stepped-care therapy）　235
断行訓練　135
断行行動調査表　135
断綴性言語　173

ち

中核群（アレキシシミア）　206
中枢性血圧調節機構　54
中大脳動脈血流速度（CBFv）　64

て

低圧系圧受容体（low pressure baroreceptor）　108
低血圧型起立性循環調節障害　256
低周波数（LF）成分　35,120
定量的軸索反射発汗試験（quantitative sudomotor axon reflex test：QSART）　28,250

と

登校拒否　186,194
糖尿病　28,311

糖尿病性起立性低血圧　29,238
頭部循環　61
透明中隔腔および Verga 腔嚢胞　223
特発性起立性低血圧　3

な

内観療法　201,221

に

II 型，起立遅延型　40
二次性起立性低血圧　3
尿中塩類の排泄リズム　192

の

脳幹腫瘍（視床，橋，延髄）　226
脳灌流　220
脳循環自動調節能　57,112
脳 SPECT　58,233
能動的起立　14,106
脳波異常を伴う症例　159,192
脳波パワースペクトル解析　162
ノルアドレナリン　68,78
ノルアドレナリン clearance　263
ノルアドレナリン spillover　263
ノルアドレナリン・トランスポータ　264
ノルアドレナリン（norepinephrine 静注）試験　33
ノルメタネフリン　79

は

背筋力テスト　101
廃用性萎縮　101,333
発汗刺激定量検査　2
白筋　333
汎自律神経異常症（pandysautonomia）　318
パーキンソン病　18
パニック障害　256,270,274

ひ

肥胖細胞症　238
貧血および鉄・銅・亜鉛代謝　89
尾側延髄腹外側部（caudal ventrolateral medulla：CVLM）　55
微小重力　61,334

ふ

副交感神経系　32
不定愁訴　1
不登校　1,186,194,285
フルドロコルチゾン　128
吻側延髄腹外側部（rostral ventrolateral medulla：RVLM）　54
分時心拍出量　46
分離比　149

へ

ペースメーカー　128

ほ

保健室登校　193
乏突起神経膠細胞　171
ポルフィリン尿症　208

ま

末梢血管抵抗　106, 261
慢性疲労症候群　124, 256, 277, 285

み

味覚発汗試験　250
脈波　31

も

毛細血管透過性　51
網膜中心動脈圧　54
模擬微小重力　329

や

夜間多尿　269
薬物性起立性低血圧　324

ゆ

優性遺伝　146

れ

レセルピン　232
レニン　79
レニン・アンジオテンシン-アルドステロン系　50, 181
連続スペクトル　145

ろ

老人性起立性低血圧　228

わ

湾岸戦争症候群　281

欧文索引

A

α and β-adrenoceptor 28
alloxan 糖尿病 241,250
amezinium metilsulfate
 (Risumic) 344
amygdala 56
amyloidosis 322
anoxic anoxia 198
APOR 学会 3
arginine vasopressin (AVP) 87
asympathicotonic orthostatism
 101
autogenic-feedback training 334

B

baroreceptor 26
baroreceptor reflex sensitivity
 index (BRSI) 30
bio-psycho-socio-ethical 186
bradykinin 86
brain SPECT 206,302

C

carcinoid syndrome 311
cardiac-β-receptor 28

central autonomic network 251
clonidine hydrochloride
 (Catapres) 344
CMI 132
Coenzyme Q_{10} 88

D

DaCosta 症候群 256
DBH (dopamine-β-hydroxy-
 lase) 86
delayed orthostatic hypotension
 11
denervation hypersensitivity 306
Denopamine 314
desmopressin (DDAVP) 348
droxidopa (L-DOPS, Dops)
 314,344

E

erythropoietin 89,349

F

5-HIAA 83
FSS 135
Fabry's 病 322
fludrocortisone acetate

(Florinef) 346

G

GABA 56

H

handgrip test 34, 261
head-down tilt (HDT) 2, 61, 101, 162, 329, 332
head-up tilt 試験 118, 123, 260, 280
Holmes-Adie 症候群 28, 169
Horner 徴候 182
HVA 83
hyperbradykinism 86
Hypodyname Form (asympathicotonic orthostatism) 17, 41, 86, 205
Hypotone Form (symathicotonic orthostatism) 17, 86

I

IDDM 249
idiopathic orthostatic hypotension 3
indomethacin (Indacin) 346
instantaneous orthostatic hypotension：INOH 106
intermediolateral column 172
irritable heart 6, 166, 269, 274

K

K-SCT 139

L

lanugo 203
L-DOPA 325
levodopa (Dopaston, Dopasol) 345
Lewy-bodies 177
LF/HF 比 35, 120, 206, 250, 280
L' hypotension orthostatique 7
lithium クリアランス 80

M

Machado-Joseph 病 238
MAS 134
MDT 141
metoclopramide (Primperan) 346
MHPG 83, 89
MIBG 心筋シンチグラフィ 250
microneurography 309, 329
microvibration 検査 31
midodrine hydrochloride (Metligine) 344
mitochondrial DNA mutation 157
mitral valve prolapse (MVP) 289

MMPI 137
MPI 135

N

neurally mediated syncope 285, 345
neurocirculatory asthenia (NCA) 6, 166, 269
neurotensin 311
nialamide 348
NIDDM 249
norepinephrine transporter 157, 269, 306
norepinephrine (NE) 36, 89

O

octreotide acetate (Sandostatin) 348
ODの追跡調査 22
octreotide (somatostatin analog) 313
Ondine's course 183
orthostatic intolerance syndrome (vasoregulatory asthenia) 6, 7, 269

P

panic disorder 290, 329
P-F Study 138
pheochromocytoma 349

poor posture adjustment 239
postural hypotension 6
POTS (postural 〔orthostatic〕 tachycardia syndrome) 57, 118, 209, 256, 285, 313
progressive autonomic failure, PAF 321
propranolol hydrochloride (Inderal) 346
Prostaglandin 87
pure autonomic failure (PAF) と multiple system atrophy (MSA) 11

Q

QOL (quality of life) 的評価 142
QTc 31
quantitative sudomotor axon reflex test 262

R

Riley-Day syndrome 322
RPF (renal plasma flow) 51

S

Schellong の Grenzfälle 241
SDS 134
secondary orthostatic hypotension 3

Shy-Drager 症候群　3,58,159,
　　171,175
shock 症候群　40
somatostatin　312
SPECT　65
sub-clinical diabetic
　　neuropathy　239
subcortical arteriosclerotic
　　encephalopathy　252
substance P　83
SSRI　218
sympathicotonic orthostatism
　　101
symptomatic orthostatic
　　hypotension　3

T

tilt 試験　118
TRH (throtropin releasing
　　hormone)　314

V

Valsalva block　29
Valsalva maneuver　29,32
Valsalva ratio　29
vasomotor　26
vasopressin　50,87
vasovagal syncope　332
vegetative Dystonie　2
vitamin　348
vitamin-B_{12}　91
VMA　89
vO_2 max　330

W

WAIS　140
Wernicke's encephalopathy　3

Y

YG 試験　134
yohimbine　349

編著者略歴

本多和雄

1928 年	鳥取県に生まれる
1951 年	旧制米子医学専門学校卒業 鳥取大学医学部第一内科入局，同大薬理学教室にて薬理学を研究，松江赤十字病院の内科副部長などを経て
1963 年	鳥取県智頭病院内科部長兼検査部長
1968 年	益田赤十字病院内科部長兼検査部長 鳥取大学第一内科非常勤講師。
1990 年	総合会津中央病院副院長兼神経内科部長兼検査部長
1993 年	本多心身医学研究所設立 広江病院内科医長， 鳥取大学精神科非常勤講師 医学博士 日本自律神経学会・功労会員 日本心身医学会・功労会員 日本心療内科学会・元理事，評議員 日本発汗学会・理事
専攻	内科学，中枢の薬理学，人類遺伝学
著書	起立性調節障害（中外医学社）・共著，からだの不調（日本図書センター）・共著。心身医学の実地診療（医学書院）・共著。起立性低血圧（北隆館，第一版，第二版）。現代の起立性低血圧（日本医学館）・共著，改訂新版・現代の起立性低血圧（日本医学館）。Modern Orthosttic Hypotension (Edizioni Minerva Medica)。内観療法の臨床（新興医学出版社）・共著など

稲光哲明

1951 年	山口県に生まれる
1977 年	九州大学医学部卒業 九州大学心療内科入局
1984 年	九州大学医学部内科系博士課程終了後助手（臨床薬理学）
1985 年	麻生セメント飯塚病院循環器内科
1986 年	九州大学医学部循環器内科医員
1987 年	九州大学医学部心療内科助手
1993 年	九州大学医学部心療内科講師（循環器班主任）
1999 年	鳥取大学医学部保健学科地域精神看護学教授 九州大学心療内科非常勤講師 医学博士 日本心身医学会・評議員 日本心療内科学会・評議員 日本自律訓練学会・評議員 日本発汗学会・理事
	心身医学，自律神経学 循環器学
	"心身医学標準テキスト（医学書院）・共著 "自律神経失調症"（保健同人社）共著."不安の科学と健康"（朝倉書店）・共著."医学と医療の行動科学"（朝倉書店）・共著。"低血圧者のマネージメント"（医薬ジャーナル社）・共著."心臓病学・共著"（南江堂）など

© 2001　　　　　　　　　　　　　　　　第1版発行　平成13年10月20日

新・現代の起立性低血圧　　　　　　定価（本体 4,700円＋税）

編著者	本　多　和　雄
	稲　光　哲　明
発行者	服　部　秀　夫
発行所	株式会社新興医学出版社

検印省略

〒113-0033　東京都文京区本郷6-26-8
電　話　(03) (3816) 2 8 5 3

印刷　株式会社春恒社　　　ISBN 4-88002-441-4　　　郵便振替　00120-8-191625

- 本書の複製権・翻訳権・譲渡権・公衆送信権（送信可能化権を含む）は株式会社新興医学出版社が所有します。
- ＜㈱日本著作出版権管理システム委託出版物＞
  本書の無断複写は著作権法上での例外を除き禁じられています。複写される場合は、その都度事前に㈱日本著作出版権管理システム（電話03-3817-5670、FAX 03-3815-8199）の許諾を得て下さい。